临床医学规范化培训教材

临床技能操作指导手册

主　编　李　锋
副主编　范隆华　杜春玲　钱　进
主　审　余剑珍
编　者　王　莉　　王雪莲　卢芳芳　卢进昌　叶晓梅
　　　　付文芹　朱宝成　朱　婷　刘亮贤　许银辉　李占波
　　　　李　旭　李春华　李高峰　吴　晓　沈飞燕　沈育锋
　　　　陆　群　陆丽霞　陈铭吉　周伟清　孟亚红　胡立志
　　　　俞菊珍　费夏玮　高　振　倪倩雯　徐春兰　陶星光
　　　　崔恒官　尉文功　蒋伟青　董文平　徐春芳　沈丽萍
　　　　王富勇　龚东亮　韦金儒　郭志强

復旦大學出版社

编写委员会

主任委员 　李　锋

副主任委员　范隆华　杜春玲　钱　进

委　　员　白寿军（复旦大学附属青浦医院）

　　　　　　严　斌（复旦大学附属青浦医院）

　　　　　　罗　仪（复旦大学附属青浦医院）

　　　　　　马彩霞（复旦大学附属青浦医院）

　　　　　　汤　彦（复旦大学附属青浦医院）

　　　　　　蒋世峰（复旦大学附属青浦医院）

　　　　　　金伟魏（复旦大学附属青浦医院）

　　　　　　张丽红（青浦区金泽镇社区卫生服务中心）

　　　　　　赵锦江（青浦区华新镇社区卫生服务中心）

　　　　　　朱庆云（青浦区盈浦街道社区卫生服务中心）

　　　　　　徐渊辉（青浦区徐泾镇社区卫生服务中心）

　　　　　　曹　红（青浦区夏阳街道社区卫生服务中心）

　　　　　　高轩业（青浦区重固镇社区卫生服务中心）

　　　　　　张　军（青浦区赵巷镇社区卫生服务中心）

　　　　　　汪永锋（青浦区徐泾北大居社区卫生服务中心）

　　　　　　王健翠（青浦区香花桥街道社区卫生服务中心）

　　　　　　陈华星（青浦区白鹤镇社区卫生服务中心）

　　　　　　邹　云（青浦区练塘镇社区卫生服务中心）

　　　　　　左晓华（青浦区朱家角镇社区卫生服务中心）

编委会办公室　杨燕飞　谢建芳　孙维兰　吴莲叶　朱慧芳　李潇佳

序

医疗卫生事业高质量发展离不开高素质医学人才的支撑,而医学教育则肩负着培养人才的使命。党的十八大以来,我国医学教育取得了显著进展,为卫生健康事业输送了大批高素质医学人才,在疫情防控和医疗卫生服务中发挥了重要作用。根据国务院办公厅《关于加快医学教育创新发展的指导意见》(国办发〔2020〕34号)和中共中央国务院印发的《"健康中国2030"规划纲要》精神,医学教育面临新的任务和要求,任重而道远。临床医学教学是医学教学的重要环节,是医院培养人才的工作任务之一,也是提升医院整体医疗水平、推动医学发展的重要途径。

临床医学教育要坚持以习近平新时代中国特色社会主义思想为指导,全面贯彻党的二十大和十九届二中、三中、四中全会精神,落实立德树人根本任务,把医学教育摆在关系教育和卫生健康事业优先发展的重要地位。坚守"为党育人、为国育才"的职责和使命,把"仁心仁术"育人理念贯穿于临床医学教育教学和人才培养全过程,努力为社会培养医德高尚、医术精湛的人民健康守护者。为推进健康中国建设,保障人民健康提供德才兼备的医疗卫生人才。同时,临床医学教育需要以新理念谋划医学发展,将医学发展理念从疾病诊疗提升拓展为预防、诊疗和康养并重,加快以疾病治疗为中心向以健康促进为中心的转变,服务生命全周期、健康全过程。

培养合格的临床医师,须经历院校教育、毕业后教育、继续教育3个阶段。其中,毕业后教育,特别是住院医师的规范化培训,是实现学生向医生转变的关键环节。与院校教育不同,临床实践能力培养是毕业后医学教育的重点。因此,对住院医师的培养,从课程体系到培训内容、培训方法及基地建设都要严格规范。在临床医学教学中,要注重对住院医师职业素养和临床实践能力的培养,还要给他们提供足够的实践机会。最后,住院医师还须经过系统且严格的结业综合考核,包括临床业务能力、工作成绩、完成培训内容的时间和量等,把住"出口关"。

《临床技能操作指导手册》一书围绕临床实践教学这一关键环节,突出临床实践能力培养,针对医学生临床能力的要求,明确了临床各学科专业操作的步骤和流程,为临床教学和培训提供了规范性指导和标准,可作为医学生、医务人员和相关专业人员教学活动和日常工作的参考书。希望本书能帮助学生提高学习有效性的同时,也能帮助医院提高医疗质量。

复旦大学附属青浦医院党委书记

徐瑞芳

2025 年 7 月

前 言

医学是一门实践性极强的学科,临床操作技能是医疗实践的核心组成部分,直接关系到患者的诊疗质量和生命安全。随着医学技术的飞速发展和医疗需求的日益增长,临床技能的规范化、标准化操作显得尤为重要,已成为提升医疗质量、保障患者安全的必要举措。为此,复旦大学附属青浦医院组织区域内医联体一线专家,根据《住院医师规范化培训内容与标准(2022年版)》《住院医师规范化培训教学活动指南》等,结合临床实践,联合编写了《临床技能操作指导手册》,旨在为医务人员、临床实习生、住院医师规范化培训以及继续教育培训,提供一套科学、实用、规范、系统的操作教学指导,确保临床教学的同质化、临床诊疗操作的标准化、临床治疗的安全性和实践教与学的一致性。

本教材内容涵盖急诊急救科、内科、外科、妇产科、儿科、全科等64项临床操作技能。全书以人为本,以健康为中心,以专业技能为主线,以临床常用操作技能为主要内容;结构上,按学科分类,对各专科疾病诊疗的临床操作技能编写统一要求。每个项目包括操作目的、适应证、禁忌证、操作流程、注意事项,以及并发症处理等内容,同时匹配相关的操作流程、操作评价标准,强调知识的应用、操作技能的规范。

在编写过程中,我们也邀请了青浦区紧密型城市医疗集团的临床骨干医生及多位临床专家参与审阅和修订,确保内容的科学性、实用性和先进性。本书可作为各级医疗机构的医务人员(包括医生、护士、医学生及其他相关专业人员)的教学参考用书和日常工作指南。我们希望本书能够促进临床操作的规范化,提高医疗服务质量,推动医疗行业的持续发展。

最后,感谢所有参与编写和审阅的专家、学者及工作人员,他们的辛勤付出为本书的顺利完成提供了坚实保障。由于编写仓促,难免有不足之处,恳请专家、同行在使用中给予批评指正。

李 锋

2025年7月于上海

目 录

第一部分　急诊急救科操作技能

一、动脉血标本采集 ·· 003

二、静脉血标本采集 ·· 009

三、单人心肺复苏术 ·· 014

四、简易呼吸器的使用 ·· 019

五、除颤仪的使用 ··· 025

六、气管插管术 ·· 029

七、吸氧术 ··· 035

八、吸痰术 ··· 039

九、洗胃术 ··· 044

第二部分　内科操作技能

十、心脏体格检查 ··· 053

十一、肺部体格检查 ·· 058

十二、腹部体格检查 ·· 062

十三、神经系统体格检查 ··· 068

十四、甲状腺体格检查 ·· 081

十五、全身浅表淋巴结检查 ·· 087

十六、胸腔穿刺术 ··· 092

十七、腹腔穿刺术 ··· 099

十八、腰椎穿刺术 ········· 106

十九、骨髓穿刺术 ········· 114

二十、胃管置入术 ········· 122

二十一、女性导尿术 ········· 129

二十二、穿脱隔离衣 ········· 136

第三部分　外科操作技能

二十三、清创术 ········· 145

二十四、体表脓肿切开引流术 ········· 150

二十五、体表肿物切除术 ········· 154

二十六、切开、间断、8字缝合 ········· 158

二十七、换药 ········· 164

二十八、拆线 ········· 168

二十九、开放性伤口止血包扎 ········· 172

三十、肛门指诊 ········· 179

三十一、手术刷手法 ········· 183

三十二、穿脱手术衣与戴无菌手套 ········· 188

三十三、手术区消毒 ········· 194

三十四、手术区铺巾 ········· 200

三十五、三腔二囊插管术 ········· 206

三十六、乳房检查 ········· 214

三十七、脊柱检查 ········· 220

三十八、外周血管检查 ········· 226

三十九、脊柱损伤患者搬运法 ········· 231

四十、四肢骨折现场急救外固定 ········· 235

四十一、男性导尿术 ········· 241

第四部分　妇产科操作技能

四十二、四步触诊法 ········· 251

四十三、骨盆外测量 ········· 255

四十四、盆腔检查 ········· 261

四十五、阴道后穹窿穿刺术···267

第五部分　儿科操作技能

四十六、小儿生长发育评估···277
四十七、婴儿配奶···282
四十八、小儿心肺复苏术···286
四十九、小儿吸氧术···291

第六部分　全科操作技能

五十、心电图检查操作···297
五十一、注射法（皮内、皮下及肌内）··304
五十二、周围静脉输液法···310
五十三、雾化吸入法···314
五十四、咽拭子采集术···318
五十五、灌肠术···322
五十六、关节腔穿刺术（以膝关节为例）··326
五十七、局部封闭术···332
五十八、夹板固定术···338
五十九、石膏固定术···344
六十、结膜异物取出术···351
六十一、结膜囊冲洗术···355
六十二、眼底检查···359
六十三、耳鼻咽喉科基本检查···364
六十四、新生儿身高、体重、二围测量法··370

第一部分

急诊急救科操作技能

一、动脉血标本采集

操作规范

操作目的	（1）采集动脉血，进行血气分析。 （2）了解患者氧合状态，为治疗提供依据	
适 应 证	（1）各种疾病、创伤、手术所导致的呼吸功能障碍患者。 （2）呼吸衰竭的患者，使用机械辅助呼吸治疗时。 （3）抢救心肺复苏后，对患者的继续监测	
禁 忌 证	（1）有出血倾向者，穿刺部位皮肤有炎症或股癣等。 （2）动脉炎或血栓形成者。 （3）桡动脉穿刺前应进行艾伦（Allen）试验，侧支循环不良者不应做穿刺	
工作程序	操 作 要 求	
操作前准备	操作者准备	（1）按七步洗手法洗手，戴帽子、口罩，取病历。 （2）核对患者信息，了解病情，告知动脉血标本采集的目的及配合事项
	患者准备	（1）患者及家属了解动脉采血目的、意义、配合要点及注意事项。 （2）患者处于安静状态
	物品准备	（1）治疗车上层（治疗盘内） 动脉采血器、无菌手套、安尔碘消毒液、无菌棉签；一次性治疗巾、小垫枕、快速手消毒液。 （2）治疗车下层 生活垃圾桶、医疗垃圾桶、锐器盒。 （3）贴标签或条形码 核对标签及标本容器，无误后贴检验标签或条形码于标本容器外壁上
	环境准备	光线充足，环境安静，温、湿度适宜（温度22~24℃，湿度50%~60%）
操作步骤	体　位	协助患者取舒适卧位，充分暴露穿刺部位，做艾伦试验
	选择动脉	（1）选择合适动脉，首选桡动脉，将一次性垫巾置于穿刺部位下。 （2）拆开动脉采血器，将注射器、橡皮塞、安全针座帽放置于一次性垫巾一侧

（续表）

工作程序		操 作 要 求
操作步骤	消毒	(1) 穿刺部位消毒 触摸桡动脉位置，嘱患者腕部背曲30°，穿刺点距掌纹线2～3 cm，动脉搏动最强处。以动脉搏动最强点为圆心消毒，第一遍范围大于8 cm，第二遍消毒范围小于第一遍。 (2) 穿刺者消毒 穿刺者消毒左侧示指、中指大于2个关节，每根手指消毒2遍
	固定动脉	(1) 将注射器预设到1～2 mL处，除去护针套。 (2) 用已消毒手指触摸动脉搏动最强点，定位并固定动脉，绷紧皮肤
	穿刺采血	持注射器，在两指间与动脉走向成45°～90°角度方向进针，进入动脉后血液自然涌入注射器，血液达到预设量即可
	拔针	(1) 采血完毕，迅速拔出针头，用无菌棉签按压5～10 min。同时将针头立即垂直插入橡皮塞中，以隔绝空气。 (2) 拧下针头和针塞，丢入锐器盒，迅速拧上安全针座帽，如有气泡先排尽。
	标本混匀	采血器轻轻混匀5次，手搓5 s以保证抗凝剂完全发挥作用
操作后处置	观察	观察穿刺部位有无渗血、肿胀；标本有无异样
	患者安置	取下一次性垫巾，整理床单位，安置患者
	整理物品	(1) 可回收物品收集、归类，统一清洁、消毒后备用。 (2) 一次性针头等锐器投入锐器盒；其余废弃物品投入医疗垃圾桶。 (3) 标本及时送检。洗手
	记录	记录采血、送检时间
注意事项		(1) 洗澡、运动后，应休息30 min再采血。 (2) 标本应隔绝空气，避免混入气泡或静脉血。 (3) 凝血功能障碍者穿刺后应延长按压时间至少10 min。 (4) 采集标本后30 min内送检。 (5) 若选择桡动脉穿刺，穿刺前应进行艾伦(Allen)试验，检查患者侧支循环情况
相关知识点		评估穿刺部位皮肤及动脉搏动情况： (1) 术者用双手同时按压桡动脉和尺动脉，嘱患者反复用力握拳和张开手指5～7次至手掌变白。 (2) 松开对尺动脉的压迫，继续压迫桡动脉，观察手掌颜色变化。若手掌颜色10 s之内迅速变红或恢复正常，表明尺动脉和桡动脉间存在良好的侧支循环，可以经桡动脉进行动脉穿刺；相反，若10 s内手掌颜色仍为苍白，这表明手掌侧支循环不良，不应选择桡动脉行动脉穿刺。 采血部位的选择： (1) 参考《成人动脉血气分析临床操作实践标准》，原则上应选择位置表浅、易于触及、便于穿刺、具有丰富侧支循环的动脉，首选桡动脉。 (2) 一般不选股动脉。股动脉血管虽然相对较粗，但是股动脉周围神经、血管比较丰富，而且解剖位置复杂，操作不慎很容易造成周围神经损伤和皮下血肿等

操作流程

操作者准备
(1) 按七步洗手法洗手,戴帽子、口罩,取病历。
(2) 核对患者信息,了解病情,告知动脉血标本采集的目的及配合事项。

患者准备
(1) 患者及家属了解动脉采血目的、意义、配合要点及注意事项。
(2) 患者处于安静状态。

物品准备
(1) 治疗车上层 （治疗盘内）动脉采血器、无菌手套、安尔碘消毒液、无菌棉签;一次性治疗巾、小垫枕、快速手消毒液。
(2) 治疗车下层 生活垃圾桶、医疗垃圾桶、锐器盒。
(3) 贴标签或条形码 核对标签及标本容器,无误后贴检验标签或条形码于标本容器外壁。

环境准备
光线充足,环境安静,温、湿度适宜(温度 22~24℃,湿度 50%~60%)。

操作步骤
1. 体位 协助患者取舒适卧位,充分暴露穿刺部位,做艾伦试验。
2. 选择动脉 首选桡动脉,将一次性垫巾置于穿刺部位下;拆开动脉采血器包装,将注射器、橡皮塞、安全针座放置于一次性垫巾一侧。
3. 消毒
   (1) 穿刺部位消毒 触摸桡动脉位置,嘱患者腕部背曲 30°,穿刺点距掌纹线 2~3 cm、动脉搏动最强处。以动脉搏动最强点为圆心消毒第一遍,范围大于 8 cm,第二遍小于第一遍消毒范围。
   (2) 穿刺者消毒 左侧示指、中指大于 2 个关节,每根手指消毒 2 遍或佩戴无菌手套。
4. 固定动脉 将注射器推至底部再拉至预设位置(1~2 mL),除去护针套。用已消毒手指触摸动脉搏动最强点,定位并固定动脉,绷紧皮肤。
5. 穿刺采血 持注射器,在两指间与动脉走向成 45°~90°角进针,进入动脉后血液自然涌入注射器,空气迅速经过排气孔石排出,血液液面达到预设量即可。
6. 拔针 采血完毕,迅速拔出针头,无菌棉签按压 5~10 min。同时将针头立即垂直插入橡皮塞中,以隔绝空气。拧下针头和针塞,丢入锐器盒。如有需要排除气泡,迅速拧上安全针座帽,如有气泡先排尽。
7. 标本混匀 采血器轻轻混匀 5 次,手搓 5 s,以保证抗凝剂完全发挥作用。

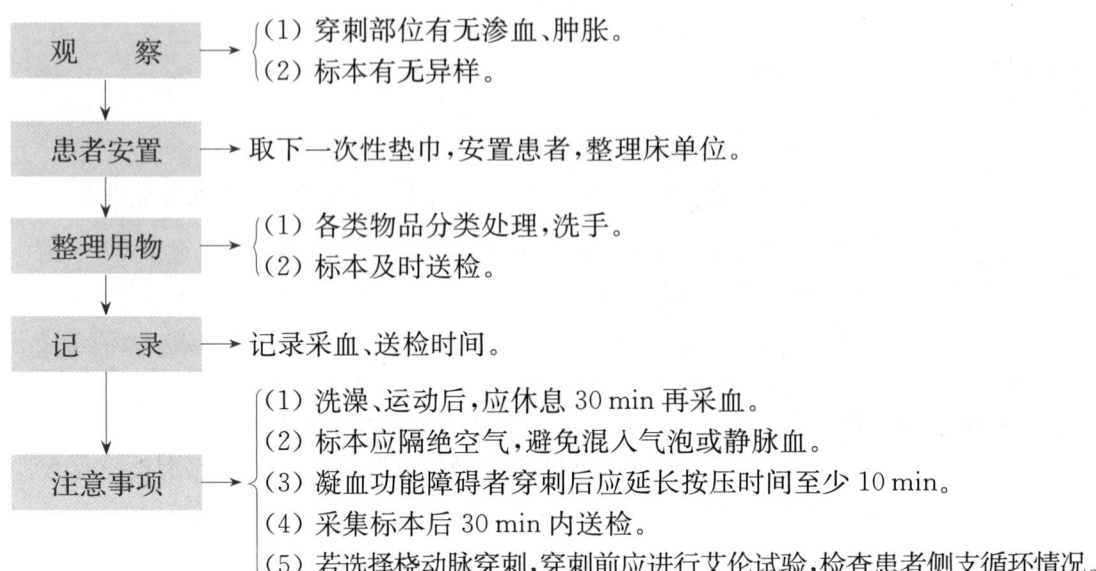

> 操作评分表

操作步骤	操作内容	操作质量要求	分值	得分	备注
操作准备（10分）	操作者	按要求做自身准备，了解病史，与患者沟通	2		
	患者	患者了解操作目的、要求	2		
	物品	用物准备齐全，有序放置在合理位置；贴标签或条形码	4		
	环境	光线充足，环境安静，温、湿度适宜	2		
操作步骤（60分）	体位	协助患者取舒适卧位，充分暴露穿刺部位，做艾伦试验	5		
	选择动脉	选择合适动脉，首选桡动脉，将一次性垫巾置于穿刺部位下，拆开动脉采血器包装，将注射器、橡皮塞、安全针座放置于无菌治疗巾一侧	5		
	消毒	（1）穿刺部位消毒　以动脉搏动最强点为圆心消毒第一遍，范围大于8 cm，第二遍消毒范围小于第一遍	8		
		（2）穿刺者消毒　左侧手指消毒2遍	8		
	固定动脉	将注射器拉至预设位置（1～2 mL），除去护针套；用已消毒手指触摸动脉搏动最强点，固定动脉，绷紧皮肤	10		
	穿刺采血	持注射器采血针，在两指间与动脉走向成45°～90°角进针，进入动脉后血液自然涌入注射器，血液达到预设量	10		
	拔针	采血完毕，迅速拔出针头，无菌棉签按压5～10 min。同时立即将针头垂直插入橡皮塞中，以隔绝空气；拧下针头和针塞丢入锐器盒。如有需要排除气泡，迅速拧上安全针座帽	8		
	标本混匀	采血器颠倒混匀5次，手搓5 s，以保证抗凝剂完全发挥作用	6		
操作后处置（30分）	观察	观察穿刺部位有无渗血、肿胀，标本有无异样	5		

（续表）

操作步骤	操作内容	操作质量要求	分值	得分	备注
操作后处置 （30分）	患者安置	取下一次性垫巾，整理床单位，安置患者	5		
	整理用物	(1) 可回收物品收集归类，统一清洁、消毒后备用。 (2) 一次性针头等锐器投入锐器盒；其余废弃物品投入医疗垃圾桶。 (3) 标本及时送检	5		
	记录	记录采血、送检时间	5		
	总体评价	体现人文关怀，操作熟练，动作规范	10		
总 分			100		

注意事项
(1) 洗澡、运动后，应休息 30 min 后再采血。
(2) 标本应隔绝空气，避免混入气泡或静脉血。
(3) 凝血功能障碍者穿刺后应延长按压时间至少 10 min。
(4) 采集标本后 30 min 内送检。
(5) 若选择桡动脉穿刺，穿刺前应进行艾伦试验，检查患者侧支循环情况。

二、静脉血标本采集

> 操作规范

操作目的	监测病情，协助临床诊断，为治疗提供依据
适应证	（1）全血标本　测红细胞沉降率、血糖、尿素氮、肌酐、尿酸、肌酸、血氨含量等。 （2）血清标本　测定肝功能、血清酶、血脂、电解质等。 （3）血培养　培养检测血液中的病原菌。 （4）血液常规检查　判断感染类型、血小板异常、贫血等疾病
禁忌证	（1）凝血功能障碍。 （2）血管疾病，如动脉硬化、静脉曲张等。 （3）穿刺部位存在感染，如炎症、红肿等

工作程序		操作要求
操作前准备	操作者准备	（1）按七步洗手法洗手，戴帽子、口罩，取病历。 （2）核对患者信息，了解病情，告知患者静脉血标本采集的目的及配合事项
	患者准备	（1）患者及家属了解静脉采血目的、意义、配合要点及注意事项。 （2）患者保持空腹状态。 （3）患者处于安静状态
	物品准备	（1）治疗车上层（治疗盘内）　采血针、安尔碘消毒液、棉签、止血带、一次性垫巾；血液标签单、采血试管、小垫枕、快速手消毒液。 （2）治疗车下层　生活垃圾桶、医疗垃圾桶、锐器盒。 （3）贴标签或条形码　核对标签及标本容器，无误后贴检验标签或条形码于标本容器外壁
	环境准备	光线充足，环境安静，温、湿度适宜（温度22～24℃，湿度50%～60%）
操作步骤	体位	患者取舒适体位，充分暴露穿刺部位
	选择静脉	取四肢浅静脉，将一次性垫巾置于穿刺部位下。
	扎止血带	穿刺点上方5～7.5cm处扎止血带；嘱患者握拳，使静脉充盈
	消毒皮肤	用安尔碘消毒液棉签由内而外螺旋式消毒皮肤，直径5cm以上；待干，消毒第二遍皮肤，范围小于第一遍

(续表)

工作程序		操 作 要 求
操作后步骤	穿　　刺	取下真空采血针保护帽,手持采血针,保持针头斜面向上,使采血针与穿刺点呈30°左右的角度刺入静脉
	采　　血	见回血,固定针柄,将采血针另一端刺入采血试管,采血至需要量
	拔针、按压	采血毕,迅速拔出针头,用棉签按压局部5 min
	观　　察	穿刺结束后观察穿刺部位有无渗血、肿胀
	患者安置	取下一次性垫巾,协助患者取舒适体位,整理床单位
	整理物品	(1) 可回收物品收集、归类,统一清洁、消毒后备用。 (2) 一次性针头等锐器投入锐器盒,其余废弃物品投入医疗垃圾桶。洗手。 (3) 标本及时送检
	记　　录	记录采血、送检时间
注意事项		(1) 在安静状态下采集血标本。采血前24 h,患者不宜剧烈运动,采血当天患者应避免情绪激动,采血前宜休息至少5 min。若需运动后采血,则遵循医嘱,并告知检验人员。 (2) 空腹期间可少量饮水。空腹要求至少禁食8 h,以12~14 h为宜,但不宜超过16 h。宜安排在上午7:00~9:00采血。 (3) 宜在输液结束3 h后采血;对于输注成分代谢缓慢且严重影响检测结果(如脂肪乳剂)的,宜在下次输注前采血。若有紧急情况必须在输液时采血,应选择输液的对侧肢体或同侧肢体输液点的远端为穿刺点,并告知检验人员
注意事项		(4) 按压穿刺点5 min(止血功能异常的患者宜适当延长时间),直至出血停止。不宜曲肘按压。 (5) 同时采集多种血标本时,应根据采血管说明书要求依次采集血标本。 (6) 标本采集后尽快送检,含有抗凝剂的采血管在血液采集后立即轻柔颠倒混匀,混匀次数需按照产品说明书的要求。不可剧烈振荡混匀,避免溶血
相关知识点 (不同采血管的 采集顺序)		(1) 血培养瓶。 (2) 柠檬酸钠抗凝采血管。 (3) 血清采血管,包括含有促凝剂和(或)分离胶的。 (4) 含有(不含)分离胶的肝素抗凝采血管。 (5) 含有(不含)分离胶的EDTA抗凝采血管。 (6) 葡萄糖酵解抑制采血管

二、静脉血标本采集

▶ 操作流程

| 操作者准备 | (1) 按七步洗手法洗手，戴帽子、口罩，取病历。
(2) 核对患者信息，了解病情，告知静脉血标本采集的目的及配合事项。 |

| 患者准备 | (1) 患者及家属了解静脉采血目的、意义、配合要点及注意事项。
(2) 需空腹取血者保持空腹状态。
(3) 患者处于安静状态。 |

| 物品准备 | (1) 治疗车上层（治疗盘内） 采血针、安尔碘消毒液、棉签、止血带、一次性垫巾；血液标签单、采血试管、小垫枕、快速手消毒液。
(2) 治疗车下层 生活垃圾桶、医疗垃圾桶、锐器盒。
(3) 贴标签或条形码 核对标签及标本容器，无误后贴检验标签或条形码于标本容器外壁。 |

| 环境准备 | 光线充足，环境安静，温、湿度适宜（温度22~24℃，湿度50%~60%）。 |

| 操作步骤 | 1. 体位 患者取舒适体位，充分暴露穿刺部位。
2. 选择静脉 选择四肢浅静脉；将一次性垫巾置于穿刺部位下。
3. 系止血带 穿刺点上方5~7.5 cm处扎止血带；嘱患者握拳，使静脉充盈。
4. 消毒皮肤 用安尔碘消毒液棉签由内而外螺旋式消毒皮肤，直径5 cm以上；待干，消毒第二遍皮肤，范围小于第一遍。
5. 穿刺 取下采血针保护帽，手持采血针，保持针头斜面向上，使采血针与穿刺点呈30°左右的角度刺入静脉。
6. 采血 见回血，固定针柄，将采血针另一端刺入采血试管，采血至需要量。
7. 拔针、按压 采血毕，迅速拔出针头，用棉签按压局部5 min。 |

| 观察 | 观察穿刺部位有无渗血、肿胀，标本有无异样。 |

| 患者安置 | 取下一次性垫巾，整理床单位，协助患者取舒适体位。 |

| 整理用物 | (1) 各类物品分类处理，洗手。
(2) 标本及时送检。 |

| 记录 | 记录采血、送检时间。 |

注意事项

(1) 在安静状态下采集血标本。采血前 24 h,患者不宜剧烈运动,采血当天患者应避免情绪激动,采血前宜安静休息至少 5 min。若需运动后采血,则遵循医嘱,并告知检验人员。

(2) 空腹期间可少量饮水。空腹要求至少禁食 8 h,以 12~14 h 为宜,但不应超过 16 h。宜安排在上午 7:00~9:00 采血。

(3) 宜在输液结束 3 h 后采血;对于输注成分代谢缓慢且严重影响检测结果(如脂肪乳剂)的,应在下次输注前采血。若有紧急情况必须在输液时采血,应选择输液的对侧肢体或同侧肢体输液点的远端为穿刺点,并告知检验人员。

(4) 按压穿刺点 5 min(止血功能异常的患者应适当延长时间),直至出血停止。不宜曲肘按压。

(5) 同时采集多种血标本时,根据采血管说明书要求依次采集血标本。

(6) 标本采集后尽快送检,含有添加剂的采血管在血液采集后应立即轻柔颠倒混匀,混匀次数需按照产品说明书的要求。不可剧烈振荡混匀,避免溶血。

> 操作评分表

操作步骤	操作内容	操作质量要求	分值	得分	备注
操作准备 （10分）	操作者	按要求做自身准备，了解病史，与患者沟通	2		
	患者	患者了解操作目的、要求	2		
	物品	用物准备齐全，有序放置在合理位置	4		
	环境	室内光线充足，环境安静，温、湿度适宜	2		
操作步骤 （60分）	体位	患者取舒适体位，充分暴露穿刺部位	6		
	选择静脉	通常选择四肢浅静脉；将一次性垫巾置于穿刺部位下	8		
	扎止血带	穿刺点上方5~7.5 cm处扎止血带；嘱患者握拳，使静脉充盈	8		
	消毒皮肤	用安尔碘消毒液棉签由内而外螺旋式消毒皮肤，直径5 cm以上；待干，消毒第二遍皮肤，范围小于第一遍	10		
	穿刺	取下采血针保护帽，手持采血针，保持针头斜面向上，使采血针与穿刺点呈30°左右的角度刺入静脉	10		
	采血	见回血，固定针柄，将采血针另一端刺入采血试管，采血至需要量	10		
	拔针按压	采血完毕，迅速拔出针头，用棉签按压局部5 min	8		
操作后处置 （30分）	观察	观察穿刺部位有无渗血、肿胀；标本有无异样	5		
	操作后安置	取下一次性垫巾，整理床单位，协助患者取舒适体位	5		
	整理物品	（1）可回收物品收集、归类，统一清洁、消毒后备用。 （2）一次性针头等锐器投入锐器盒，其余废弃物品投入医疗垃圾桶。 （3）标本及时送检	5		
	记录	记录采血、送检时间	5		
	总体评价	体现人文关怀，操作熟练，动作规范	10		
总　　分			100		

注意事项

（1）严格遵循无菌操作原则，空腹采血，要求至少禁食8h。

（2）若有紧急情况必须在输液时采血，应选择输液的对侧肢体或同侧肢体输液点的远端作为穿刺点。

（3）在抽取不同种类的血标本时，先注入血培养瓶，再注入抗凝试管，最后注入干燥试管。

三、单人心肺复苏术

操作规范

	操作目的	维持有效的血液循环,保证血液供应和供氧,满足人体重要器官的供血和供氧
	适应证	心脏骤停,无正常呼吸或完全无呼吸,并伴有大动脉搏动消失的患者
	禁忌证	无绝对禁忌证。在下列情况下可不实施心肺复苏: (1) 周围环境可能对施救者产生严重或致命的损害,且被抢救者无法移动。 (2) 被抢救者已经出现不可逆死亡的明显临床特征(尸僵、尸斑等)。 (3) 被抢救者有有效的"不进行心肺复苏"的生前遗嘱
工作程序		操 作 要 求
操作准备	操作者	发现周围有心脏骤停、无正常呼吸患者,立即进入抢救状态
	患者	处于无意识平卧位状态(心肺复苏模拟人)
	物品	一次性呼吸保护膜、自动体外除颤仪(AED)
	环境	现场安全
操作步骤	判断意识	双手轻拍患者双肩,并大声呼唤患者,判断患者意识丧失
	呼救	立即呼救,喊人帮助抢救,请求帮助拨打120,并获取AED(一旦发现患者意识丧失,立即启动应急反应系统)
	检查	(1) 检查呼吸 观察患者胸廓有无起伏。 (2) 检查脉搏 施救者用一手的示指及中指指尖触及甲状软骨,向近抢救者一侧滑动约2 cm,在肌间沟处感受颈动脉搏动。呼吸及脉搏检查同时进行,用时至少5 s,但不超过10 s
	体位	(1) 患者 将患者平放地上或仰卧于硬板床上,双手放于身体两侧;立即解开腰带、衣领。 (2) 操作者 立于或双膝跪地于患者一侧,靠近患者头侧,大腿与患者肩平齐
	胸外按压	(1) 定位 胸骨中下1/3处,相当于两乳头连线中点。 (2) 方法 一手掌根部紧贴按压部位,另一手重叠其上,两手交叉互扣,手指向上翘起,避免接触胸壁;身体前倾,两臂伸直并与患者胸部垂直;用上半身重量及肩臂肌力量向下用力均匀按压,使胸骨下陷至少5 cm,不超过6 cm。每次按压后使胸廓完全回复,但掌根部不离开定位点。按压与放松时间相等,节律规整,频率至少100次/分钟,不超过120次/分钟,连续按压30次

(续表)

工作程序		操作要求
操作步骤	开放气道	(1) 去除口鼻腔异物。 (2) 仰头举颏法开放气道：一手的小鱼际置于患者前额，手掌向后下方施力，使头向后倾；另一手示指和中指托住下颏的骨性部分，举起下颏，使患者下颌尖颏部向前抬起；使患者下颌尖、耳垂线与地面垂直
	人工呼吸	连续2次口对口人工呼吸。用一次性呼吸保护膜覆盖患者口唇。在开放气道的情况下，用按前额手的拇指与示指捏紧患者鼻孔，操作者吸气后，将患者的口完全包在操作者的口中，将气吹入患者肺内，使患者胸廓抬举。一次吹气完毕后，松开捏鼻的手指，离开患者的口。见到患者胸部向下回弹后，接着做第二次吹气。每次人工呼吸时间不少于1s
	5个循环后评估	评估患者反应、意识、呼吸、颈动脉搏动。若患者心率、呼吸仍未恢复，立即进行下一个循环的复苏。评估用时至少5s，但不超过10 s
操作后处置	观察	患者呼吸、心率恢复，神志好转，提示复苏成功
	患者安置	(1) 患者恢复心率、呼吸，等待120急救车，送医院。 (2) 帮助患者穿好衣物，安抚情绪
	整理物品	整理AED备用，处理一次性使用物品。洗手。
	记录	记录现场抢救情况，及时向120医务人员反馈
注意事项		任何时候AED到达现场，即可进行心律检查。如果是可除颤心律，应当立即除颤。除颤后立即开始下一个循环的复苏
相关知识点		1. 心肺复苏的有效指征与终止条件 有效指征： (1) 触到颈动脉搏动。 (2) 瞳孔逐渐缩小。 (3) 口唇转红。 (4) 开始有自主呼吸 终止条件： (1) 患者已恢复自主呼吸和心跳。 (2) 心肺复苏已历时30 min，且出现瞳孔散大、对光反射消失、呼吸仍未恢复、深反射活动消失、心电图成直线等情形。 (3) 环境危及施救者 2. 风险与并发症 (1) 胸骨、肋骨骨折。 (2) 胸部挫伤、灼伤。 (3) 呼吸道堵塞。 (4) 胃内容物反流导致的吸入性肺炎。 (5) 腹部压迫导致的脏器损伤

> 操作流程

操作者准备 → 发现周围有心脏骤停、无正常呼吸患者,立即进入抢救状态。

患者准备 → 处于无意识平卧位状态(心肺复苏模拟人)。

物品准备 → 一次性呼吸保护膜、AED。

环境准备 → 现场安全。

操作步骤 →

1. 判断意识　双手轻拍患者双肩,并大声呼唤患者,判断患者意识丧失。
2. 呼救　立即呼救,喊人帮助抢救,请求帮助拨打 120,并获取 AED。
3. 检查呼吸和脉搏
   (1) 检查呼吸　观察患者胸廓有无起伏。
   (2) 检查脉搏　施救者用一手的示指及中指指尖触及甲状软骨,并向近抢救者一侧滑动约 2 cm,在肌间沟处感受颈动脉搏动。呼吸及脉搏检查同时进行,用时至少 5 s,但不超过 10 s。
4. 体位
   (1) 患者　将患者平放地上或仰卧于硬板床上,双手放于身体两侧;立即解开腰带、衣领。
   (2) 操作者　立于或双膝跪地于患者一侧,靠近患者头侧,大腿与患者肩平齐。
5. 胸外按压
   (1) 定位　胸骨中下 1/3 处,相当于两乳头连线中点。
   (2) 方法　一手掌根部紧贴按压部位,另一手重叠其上,两手交叉互扣,手指向上翘起,避免接触胸壁,身体前倾,两臂伸直并与患者胸部垂直,用上半身重量及肩臂肌力量向下用力均匀按压,使胸骨下陷至少 5 cm,不超过 6 cm。每次按压后使胸廓完全回复,但掌根部不离开定位点,按压与放松时间相等,节律规整,频率至少 100 次/分钟,不超过 120 次/分钟,连续按压 30 次。
6. 开放气道
   (1) 去除口鼻腔异物。
   (2) 仰头举颏法开放气道。一手的小鱼际置于患者前额,手掌向后下方施力,使头向后倾;另一手示指和中指托住下颏的骨性部分,举起下颏,使患者下颌尖颏部向前抬起;下颌尖、耳垂线与地面垂直。

操作步骤	7. 人工呼吸　口对口人工呼吸。用一次性呼吸保护膜覆盖患者口唇，连续2次口对口人工呼吸，每次人工呼吸时间不少于1 s。 8. 5个循环后评估　评估患者反应、意识、呼吸、颈动脉搏动。若患者心律、呼吸仍未恢复，立即进行下一个循环的复苏（用时至少5 s，但不超过10 s）。
观　　察	患者心率、呼吸恢复，神志好转，提示复苏成功。
患者安置	患者恢复心率、呼吸，等待120，送医院。帮助患者穿好衣物，安抚情绪。
整理物品	整理AED备用，各类物品分类处理，洗手。
记　　录	记录现场抢救情况，及时向120反馈。
注意事项	任何时候除颤仪到达现场，即可进行心律检查。如果是可除颤心律，应当立即除颤。除颤后立即进行下一个循环的复苏。

操作评分表

操作步骤	操作内容	操作质量要求	分值	得分	备注
操作准备（10分）	操作者	按要求做自身准备；发现周围有心脏骤停，无正常呼吸、脉搏患者，立即进入抢救状态	2		
	患者	处于无意识平卧位状态（心肺复苏模拟人）	2		
	物品	一次性呼吸保护膜，AED	4		
	环境	现场安全	2		
操作过程（60分）	判断意识	双手轻拍患者双肩，并大声呼唤患者，判断患者意识丧失	5		
	呼救	立即呼救，喊人帮忙抢救，请求帮忙拨打120，并获取AED	5		
	检查	（1）检查呼吸 观察患者胸部有无起伏。 （2）检查脉搏 检查患者颈动脉搏动，用时至少5 s，但不超过10 s	10		
	体位	患者仰卧于硬质地面或硬板床上，解开衣领、腰带	5		
	胸外按压	（1）定位 胸骨中下1/3处，两乳头连线中点。 （2）方法 深度：使胸骨下陷至5～6 cm；频率：100～120次/分钟，连续按压30次	15		
	开放气道	去除口鼻腔异物，用仰头举颏法开放气道	5		
	人工呼吸	用一次性呼吸保护膜覆盖患者口唇，按压通气比例30∶2，连续2次口对口人工呼吸，每次人工呼吸时间不少于1s	10		
	5个循环后评估	评估患者反应、意识、呼吸、颈动脉搏动。若患者心率、呼吸仍未恢复，立即进行下一个循环的复苏	5		
操作后处置（30分）	观察	患者心率、呼吸恢复，神志好转，提示复苏成功	5		
	患者安置	患者恢复心率、呼吸，等待120，送医院。帮助患者穿好衣物，安抚情绪	10		
	整理物品	AED整理备用，处理一次性使用物品	5		
	记录	记录现场抢救情况，及时向120反馈	5		
	总体评价	体现人文关怀，操作熟练，动作规范	5		
总 分			100		

注意事项 任何时候除颤仪到达现场，即可进行心律检查。如果是可除颤心律，应当立即除颤。除颤后立即进行下一个循环的复苏。

四、简易呼吸器的使用

> 操作规范

<table>
<tr><td colspan="2">操作目的</td><td>（1）通过简易呼吸器达到人工通气，增加或辅助机体自主呼吸，改善气体交换功能。
（2）纠正低氧血症，缓解组织缺氧状态，为抢救争取时间</td></tr>
<tr><td colspan="2">适应证</td><td>（1）无自主呼吸患者或自主呼吸微弱患者的紧急抢救。
（2）麻醉期间的呼吸管理</td></tr>
<tr><td colspan="2">禁忌证</td><td>（1）中等及以上程度的活动性咯血。
（2）急性心肌梗死。
（3）面部严重创伤等</td></tr>
<tr><td colspan="2">工作程序</td><td>操作要求</td></tr>
<tr><td rowspan="4">操作准备</td><td>操作者准备</td><td>（1）按七步洗手法洗手，戴口罩、帽子，取病历。
（2）与家属沟通，了解患者口、鼻有无异常</td></tr>
<tr><td>患者准备</td><td>（1）家属明确呼吸器使用目的，配合操作。
（2）患者处于无自主呼吸或自主呼吸微弱状态</td></tr>
<tr><td>物品准备</td><td>（1）治疗车上层　大治疗盘内放简易呼吸器（含呼吸囊、面罩、呼吸活瓣、衔接管、储氧袋），一次性治疗碗，消毒纱布，无菌手套1副。
（2）治疗车下层　生活垃圾桶、医疗垃圾桶。
（3）另备氧气装置，含流量表、湿化瓶（含蒸馏水）、氧气连接管</td></tr>
<tr><td>环境准备</td><td>安全整洁，光线明亮、柔和，温、湿度适宜（温度22～24℃，湿度50%～60%）</td></tr>
<tr><td rowspan="4">操作步骤</td><td>体位</td><td>协助患者取去枕仰卧位，解开衣领；
操作者戴手套，检查患者口腔，用纱布清理口腔异物，有义齿须取出放治疗碗中</td></tr>
<tr><td>呼吸器管路连接</td><td>将呼吸器阀门连接面罩、呼吸囊，氧连接管连接氧气。调节氧气流量至8～10 L/min，供氧浓度为40%～60%，使储氧袋充盈</td></tr>
<tr><td>开放气道</td><td>操作者站于患者头顶后方，使患者头后仰，托起患者下颌，使气道开放</td></tr>
<tr><td>面罩罩住口鼻</td><td>用简易气囊心肺复苏法（EC手法）将面罩罩住患者口鼻，按紧面罩不漏气。若为气管插管患者或气管切开患者使用简易呼吸器，应先将患者痰液吸净，呼吸囊充气后再应用</td></tr>
</table>

(续表)

工作程序		操作要求
操作步骤	挤压呼吸囊	另一手捏住呼吸囊中间部分,用力均匀挤压呼吸囊,待呼吸囊重新膨起后开始下一次挤压。一般潮气量为 8~12 mL/kg(通常成人吸入 500~1 000 mL 空气就足以使胸壁抬起),以通气适中为好。成人呼吸频率为 16~20 次/分钟,吸气、呼气时间比可保持在 1∶1 或 1∶1.5。挤压气囊时,应注意气囊的频次和患者呼吸的协调性
	患者恢复呼吸	患者恢复自主呼吸或麻醉结束后停止使用简易呼吸器
操作后处置	观察	密切观察患者对呼吸器的适应性,观察患者的胸腹起伏、皮肤颜色、听诊呼吸音、生命体征、氧饱和度读数
	患者安置	(1) 若患者神志清楚,注意安抚情绪,卧床休息。 (2) 若后续需紧急气管插管等操作,及时向家属解释病情,签署知情同意书
	整理物品	(1) 简易呼吸器放回指定位置,统一清洗、消毒。 (2) 一次性用物投入医疗垃圾桶,洗手
	记录	及时书写抢救记录,记录患者神志、呼吸、血压、氧饱和度、心率变化
注意事项		动作均匀平稳,切勿暴力;操作中发现患者有自主呼吸时,应同步挤压气囊以免影响患者的自主呼吸;面罩大小要合适;对清醒患者做好心理护理和解释工作,使其保持安静
相关知识点 (简易呼吸器工作原理)		(1) 挤压气囊,鸭嘴阀自动打开,呼气阀、进气阀关闭,气囊内氧气压入患者肺内,完成一次吸气。 (2) 松开气囊,鸭嘴阀关闭,进气阀打开,氧气进入气囊内,呼气阀自动打开,肺内气体通过呼气阀排出,完成一次呼气

四、简易呼吸器的使用

操作流程

操作者准备
(1) 按七步洗手法清洗双手,戴口罩、帽子,取病历。
(2) 与家属沟通,了解患者口、鼻有无异常。

患者准备
(1) 家属明确呼吸器使用目的,配合操作。
(2) 患者处于无自主呼吸或自主呼吸微弱状态。

物品准备
(1) 治疗车上层　大治疗盘内放简易呼吸器(含呼吸囊、面罩、呼吸活瓣、衔接管、储氧袋),一次性治疗碗,消毒纱布,无菌手套1副。
(2) 治疗车下层　生活垃圾桶、医疗垃圾桶。
(3) 另备氧气装置,内含流量表、湿化瓶(含蒸馏水)、氧气连接管。

环境准备
安全整洁,光线明亮柔和,温、湿度适宜(温度22~24℃,湿度50%~60%)。

操作步骤
1. 体位　患者取去枕仰卧位,解开衣领;操作者戴手套,检查患者口腔,用纱布清理口腔异物,有义齿须取出放治疗碗中。
2. 呼吸器管路连接　将呼吸器阀门连接面罩、呼吸囊,氧气连接管连接氧气。调节氧气流量为8~10 L/min,供氧浓度为40%~60%,使储气袋充盈。
3. 开放气道　操作者站于患者头顶后方,使患者头后仰,托起下颌,使气道开放。
4. 面罩罩住口鼻　一手用EC手法将面罩罩住患者口鼻,按紧面罩不漏气。若气管插管或气管切开患者使用简易呼吸器,应先将痰液吸净,气囊充气后再应用。
5. 挤压呼吸囊　另一手捏住呼吸囊中间部分,用力均匀挤压呼吸囊,待呼吸囊重新膨起后开始下一次挤压。一般潮气量8~12 mL/kg(通常成人500~1000 mL空气就足以使胸壁抬起),以通气适中为好。成人呼吸频率为16~20次/分钟,吸气、呼气时间比可保持在1:1或1:1.5,挤压气囊时,应注意气囊的频次和患者呼吸的协调性。
6. 患者恢复呼吸　患者恢复自主呼吸或麻醉结束后停止使用简易呼吸器。

观察
密切观察患者对呼吸器的适应性,观察患者的胸腹起伏、皮肤颜色、听诊呼吸音、生命体征、氧饱和度读数。

患者安置
(1) 若患者神志清楚,注意安抚情绪,卧床休息。
(2) 若后续需紧急气管插管等操作,及时向家属解释病情,签署知情同意书。

整理用品
各类物品分类处理,洗手。

| 记　　录 | → 及时书写抢救记录，记录患者神志、呼吸、血压、氧饱和度、心率变化。 |

| 注意事项 | → 动作均匀平稳，切勿暴力；操作中发现患者有自主呼吸时，应同步挤压气囊以免影响患者的自主呼吸；面罩大小要合适；对清醒患者做好心理护理和解释工作，使其保持安静。 |

四、简易呼吸器的使用

> 操作评分表

操作步骤	操作内容	操作质量要求	分值	得分	备注
操作准备 （10分）	操作者	按要求做自身准备；了解病史，与患者沟通	2		
	患者	家属了解操作目的、要求。患者处于无自主呼吸或自主呼吸微弱状态	2		
	物品	治疗车、简易呼吸器、氧气装置等物品齐全，合理放置	4		
	环境	室内环境清洁，温、湿度适宜	2		
操作过程 （60分）	体位	助患者取去枕仰卧位，解开衣领；操作者戴手套，检查口腔，清理异物及义齿	10		
	呼吸器管路连接	呼吸器阀门连接面罩、呼吸囊，氧气连接管连接氧气。调节氧气流量 8～10 L/min，使储气袋充盈	10		
	开放气道	抢救者位于患者头顶后方，使患者头后仰，并托起下颌使其朝上，使气道保持通畅	10		
	面罩罩住口鼻	一手用EC手法，适当用力使面罩紧贴患者口鼻	10		
	挤压呼吸囊给氧	另外一手挤压呼吸囊，将气体送入肺中，潮气量500～1 000 mL，规律性地挤压呼吸囊以提供足够的吸气/呼气时间，成人呼吸频率为16～20次/分钟	15		
	患者恢复呼吸	患者恢复自主呼吸或麻醉结束后停止使用简易呼吸器	5		
操作后处置 （30分）	观察	观察患者呼吸、氧饱和度等，患者症状缓解，提示治疗有效	5		
	患者安置	（1）帮助患者整理衣物，注意安抚情绪。 （2）若后续需紧急气管插管等操作，及时向家属解释病情，签署知情同意书	5		
	整理物品	（1）清洗、消毒简易呼吸器后，将其归位。 （2）一次性使用物品投入医疗垃圾桶	5		

(续表)

操作步骤	操作内容	操作质量要求	分值	得分	备注
操作后处置 （30分）	记录	记录抢救过程，观察患者神志、呼吸、血压、氧饱和度、心率变化	5		
	总体评价	体现人文关怀，操作熟练，动作规范	10		
总　分			100		

注意事项

（1）挤压气囊时，压力适中，挤压气囊的1/3～2/3为宜，节律均匀，勿时快时慢，以免损伤肺组织，或造成呼吸中枢紊乱，影响呼吸功能恢复。

（2）发现患者有自主呼吸时，应同步挤压气囊。

（3）面罩大小要合适，婴儿及小孩避免使用成人型简易呼吸器，且应具备能自动调整压力的安全阀装置，以确保患儿安全。

（4）对清醒患者做好心理护理和解释工作，使其保持安静。

五、除颤仪的使用

操作规范

操作目的		迅速终止致死性室性心律失常,挽救患者生命
适应证		心室颤动、心室扑动、无脉性室性心动过速
禁忌证		(1) 洋地黄中毒所致的心律失常。 (2) 心脏静止
工作程序		操作要求
操作前准备	操作者准备	(1) 按七步洗手法洗手,戴帽子、口罩;了解病史。 (2) 病房里患者突发室颤,呼叫患者无反应,立即进入抢救状态
	患者准备	患者处于仰卧位、无意识状态,护士正在进行心肺复苏(CPR)
	物品准备	除颤仪、导电胶、抢救车等
	环境准备	整洁,光线明亮柔和,温、湿度适宜(温度22~24℃,湿度50%~60%)
操作步骤	体位	患者取仰卧位,充分暴露胸部
	准备除颤仪	立即将除颤仪推至患者床旁,连接电源
	设置除颤仪	打开除颤仪电源开关,调至"除颤"挡,将按钮设置为"非同步"位置,除颤仪充电能量为单相波360J,或双相波200J
	放置电极板	取出两个电极板,在电极板上均匀涂上导电胶,电极板分别放置于胸骨右缘锁骨下区(心底部)及左腋前线第五肋间(心尖部)。适当用力按压电极板,使其紧贴皮肤
	电极板充电	按下"充电"按钮,提示音响起表明充电完毕
	电极板放电	确认操作者及其他抢救人员与患者无接触,同时按下"放电"按钮
	除颤后评估	除颤后继续做5个CPR,心电图评估是否除颤成功,并为下一次除颤做准备;患者恢复窦性心律,意识恢复,提示除颤成功
操作后处置	观察评估	动态监测患者心律、神志、血压等生命体征
	患者安置	(1) 擦除皮肤上的导电胶,帮助患者穿好衣物,安抚患者情绪。 (2) 及时向家属交代病情,必要时签署相关知情同意书

(续表)

操作后处置	整理物品	(1) 清洁、消毒除颤仪后充电备用。 (2) 整理、回收物品,一次性使用物品投入医疗垃圾桶。洗手
	记 录	及时记录抢救过程,记录患者生命体征
注意事项		(1) 电极板放电时,抢救人员切勿与患者接触,避免触电。 (2) 导电胶需均匀涂满电极板板面,避免患者皮肤灼伤
相关知识点 (电复律工作原理)		在严重快速型心律失常时,利用外加较强的脉冲电流,通过心脏,使各部分心肌细胞在瞬间同时除极,终止异位心律,使自律性最高的窦房结重新主导心跳节律,恢复窦性心律

操作流程

操作者准备 → (1) 按七步洗手法洗手,戴帽子、口罩;了解病史。
(2) 病房里患者突发室颤,呼叫患者无反应,立即进入抢救状态。

患者准备 → 患者处于仰卧位、无意识状态,护士正在进行CPR。

物品准备 → 除颤仪、导电胶、抢救车等。

环境准备 → 整洁,光线明亮柔和,温、湿度适宜。

操作步骤 →
1. 准备除颤仪　立即将除颤仪推至患者床旁,连接电源。
2. 设置除颤仪　打开除颤仪电源开关,调至"除颤"挡,将按钮设置为"非同步"位置,除颤仪充电能量为单相波360 J,或双相波200 J。
3. 放置电极板　取出两个电极板,在电极板上均匀涂上导电胶,电极板分别放置于胸骨右缘锁骨下区(心底部)及左腋前线第五肋间(心尖部)。适当用力按压电极板,使其紧贴皮肤。
4. 电极板充电　按下"充电"按钮,提示音响起表明充电完毕。
5. 电极板放电　确认操作者及其他抢救人员与患者无接触,按下"放电"按钮。
6. 除颤后评估　除颤后继续做5个CPR,心电图评估是否除颤成功,并为下一次除颤做准备;患者恢复窦性心律,意识恢复,提示除颤成功。

观察评估 → 动态监测心律、神志、血压等生命体征。

患者安置 → (1) 擦除皮肤导电胶,帮助患者穿好衣物,安抚患者情绪。
(2) 及时向家属交代病情,必要时签署相关知情同意书。

整理物品 → 各类物品分类处理,洗手。

记　　录 → 及时记录抢救过程;记录患者生命体征。

注意事项 → (1) 电极板放电时,抢救人员切勿与患者接触,避免触电。
(2) 导电胶需均匀涂满电极板板面,避免患者皮肤灼伤。

操作评分表

操作步骤	操作内容	操作质量要求	分值	得分	备注
操作准备（10分）	操作者	(1) 按要求做自身准备；了解病史。 (2) 病房里患者突发室颤，呼叫患者无反应，立即进入抢救状态	2		
	患者	患者处于仰卧位、无意识状态，护士正在进行CPR	2		
	物品	除颤仪、导电胶、抢救车等	4		
	环境	室内环境清洁，温、湿度适宜	2		
操作步骤（60分）	体位	助患者取仰卧位，充分暴露胸部	5		
	准备除颤仪	立即将除颤仪推至患者床旁，连接电源	5		
	设置除颤仪	打开除颤仪电源开关，调至"除颤"挡，将按钮设置为"非同步"位置，除颤仪充电能量为单相波360J，或双相波200J	10		
	放置电极板	取出两个电极板，在电极板上均匀涂上导电胶，电极板分别放置于胸骨右缘锁骨下区（心底部）及左腋前线第五肋间（心尖部）。适当用力按压电极板，使其紧贴皮肤	10		
	电极板充电	按下"充电"按钮，提示音响起表明充电完毕	10		
	电极板放电	确认操作者及其他抢救人员与患者无接触，同时按下"放电"按钮	10		
	除颤后评估	除颤后继续做5个CPR，心电图评估是否除颤成功，并为下一次除颤做准备。患者恢复窦性心律，意识恢复，提示除颤成功	10		
操作后处置（30分）	观察评估	动态监测心律、神志、血压等生命体征	5		
	患者安置	(1) 擦除皮肤上的导电胶，帮助患者穿好衣物，安抚患者情绪。 (2) 及时向家属交代病情，必要时签署相关知情同意书	10		
	整理物品	清洁、消毒除颤仪后充电备用	5		
	记录	及时记录抢救过程、患者生命体征	5		
	总体评价	操作完整、流畅，体现人文关怀	5		
总 分			100		

注意事项
(1) 电极板放电时，参与抢救人员切勿与患者接触，避免触电。
(2) 导电胶均匀涂满电极板，避免患者皮肤灼伤。

六、气管插管术

操作规范

操作目的		(1) 开放气道,保证有效的人工或机械通气。 (2) 保护气道,防止异物(如胃内容物)误入呼吸道。 (3) 及时吸出气道内分泌物或血液。 (4) 提供气管内给药(如全身性麻醉时给药)的途径
适应证		(1) 呼吸、心跳骤停或窒息患者。 (2) 呼吸衰竭患者需进行机械通气。 (3) 气道梗阻或分泌物过多。 (4) 全身麻醉或静脉复合麻醉。 (5) 呼吸保护反射(咳嗽、吞咽反射)迟钝或消失
禁忌证		(1) 喉水肿。 (2) 急性喉炎。 (3) 喉头黏膜下血肿。 (4) 创伤引起的严重出血。 (5) 相对禁忌:呼吸道不完全梗阻,出血倾向,主动脉瘤压迫或侵蚀气管壁,颈椎骨折、脱位(颈部固定后可以插管),咽喉部烧灼伤、肿瘤等
工作程序		操 作 要 求
操作前准备	操作者准备	(1) 按七步洗手法洗手,戴好帽子、口罩,取病历。 (2) 核对患者信息,了解病情,向患者或家属解释,签署知情同意书
	患者准备	(1) 患者及家属了解操作目的,及配合的事项。 (2) 有义齿的患者应取出义齿,清理口腔异物及分泌物。 (3) 患者处于心电监护状态
	物品准备	(1) 治疗车上层 面罩、简易呼吸器或呼吸机、不同规格气管导管3根、导丝、喉镜、听诊器、手套、润滑剂、牙垫、10 mL注射器、胶带。 (2) 选择合适导管,检查气囊是否漏气;插入导丝后塑型,润滑导管前端及气囊;正确连接喉镜并检查光源。 (3) 治疗车下层 医疗垃圾桶
	环境准备	整洁,光线明亮柔和,温、湿度适宜(温度22~24℃,湿度50%~60%)
操作步骤	体 位	患者取仰卧位,必要时肩部垫一薄枕,解开衣领
	开放气道	操作者位于患者头侧,用仰头抬颏法使患者口、咽、喉三轴尽量呈一致走向

(续表)

工作程序		操 作 要 求
操作步骤	加压给氧	使用简易呼吸器或呼吸机连接面罩,吸入纯氧 2~3 min,使指尖氧饱和度达到 95% 以上
	暴露声门	用右手拇指和示指呈"剪刀手"交叉打开口腔。将镜片从患者右侧口角送入,镜片前端放置在会厌与舌根之间,以肘部用力向前、向上提拉喉镜,间接提起会厌,暴露声门
	插入气管导管	从患者右侧口角将导管沿镜片插入口腔,对准声门将导管插入气管内。见气囊过声门后,请助手帮助将导丝拔出,调整深度,使导管距门齿 21~23 cm
	插入牙垫	气管导管插入气管后立即放置牙垫,然后退出喉镜
	气囊充气	使用 10 mL 注射器给气囊充气,触摸气囊弹性,当气囊似鼻尖硬度后,立即将导管连接简易呼吸器或呼吸机
	确认导管位置	观察患者胸廓起伏,听诊双肺呼吸音,若呼吸音存在且对称,可确认气管导管的位置正确
	固定导管	用胶带将牙垫和气管导管固定于面颊,然后将患者头部复位
操作后处置	观察	动态监测患者神志、呼吸、氧饱和度等生命体征变化
	安置患者	安置合适体位,安抚患者与家属,有不适及时告知医生
	整理用物	(1) 喉镜等可回收物品清洁、消毒后放入抢救车。 (2) 将一次性物品扔进医疗垃圾桶,洗手
	记 录	及时记录插管病程,记录患者生命体征
注意事项		(1) 插管操作动作必须轻柔,切勿暴力,避免损伤患者牙齿、口咽部及气道。 (2) 保持气管导管通畅,及时吸出分泌物。 (3) 定期检查导管位置及气囊,有条件时可拍胸部 X 线片显示导管位置,并了解肺部情况
相关知识点		气管内插管按插管路径不同分为经口气管内插管和经鼻气管内插管两种类型,临床上可根据不同情况选择不同的插管方法。 (1) 经口气管内插管操作简单、易于掌握,能够在紧急情况下迅速建立可靠的人工气道,是临床急救的最常用方法。 (2) 经鼻气管内插管主要适用于预期留管时间相对较长的患者,如严重哮喘、COPD、充血性心力衰竭等,或颜面部严重创伤无法张口的患者,或各种原因经口插管困难者。经鼻气管内插管较经口气管内插管更容易耐受,但经鼻气管内插管相对困难,反复插管易导致鼻咽部充血、水肿

操作流程

操作者准备
(1) 按七步洗手法洗手,戴口罩、帽子;核对患者信息,了解病史。
(2) 向患者或家属解释病情;签署知情同意书。

患者准备
(1) 患者及家属了解操作目的及配合事项,取出义齿,清理口腔异物及分泌物。
(2) 患者处于心电监护状态。

物品准备
(1) 治疗车上层 面罩、简易呼吸器或呼吸机、不同规格气管导管3根、导丝、喉镜、听诊器、手套、润滑剂、牙垫、10 mL注射器、胶带。
(2) 选择合适导管,检查气囊是否漏气;插入导丝后塑型,润滑导管前端及气囊;正确连接喉镜并检查光源。
(3) 治疗车下层 医疗垃圾桶。

环境准备 → 整洁,光线明亮柔和,温、湿度适宜。

操作步骤
1. 体位 助患者取仰卧位,必要时肩部垫一薄枕,解开衣服。
2. 开放气道 操作者位于患者头侧,用仰头抬颏法使患者口、咽、喉三轴尽量呈一致走向。
3. 加压给氧 使用简易呼吸器或呼吸机接面罩,吸入纯氧2~3 min,使指尖氧饱和度达95%以上。
4. 暴露声门 用右手拇指和示指呈"剪刀手"交叉打开口腔。将镜片从患者右侧口角送入,镜片前端放置在会厌与舌根之间,以肘部用力向前、向上提拉喉镜,间接提起会厌,暴露声门。
5. 插入气管导管 从患者右侧口角将导管沿镜片插入口腔,对准声门将导管插入气管内。见气囊过声门后,助手帮助将导丝拔出,调整深度,距门齿21~23 cm。
6. 插入牙垫 气管导管插入气管后立即放置牙垫,然后退出喉镜。
7. 气囊充气 使用10 mL注射器给气囊充气,触摸注气端气囊弹性似鼻尖硬度后,立即将导管连接简易呼吸器或呼吸机。
8. 确认导管位置 观察患者胸廓起伏,听诊双肺呼吸音存在且对称,可确认气管导管的位置正确。
9. 固定导管 用胶带将牙垫和气管导管固定于面颊,然后将患者头部复位。

观察 → 动态监测患者神志、呼吸、氧饱和度等生命体征变化。

患者安置 → 安置合适体位,安抚患者与家属,有不适及时告知医生。

整理用物 → 各类物品分类处理,洗手。

| 记　　录 | → 及时记录插管过程；记录患者生命体征情况。 |

| 注意事项 | → (1) 插管操作动作必须轻柔，切勿暴力，避免损伤患者牙齿、口咽部及气道。
(2) 保持气管导管通畅，及时吸出分泌物。
(3) 定期检查导管位置及气囊，有条件时可拍胸部 X 线片显示导管位置，并了解肺部情况。

操作评分表

操作步骤	操作内容	操作质量要求	分值	得分	备注
操作准备 （10分）	操作者	按要求做自身准备；了解病史，向患者或家属解释病情，签署知情同意书	2		
	患者	患者仰卧位，取出义齿，清理口腔异物及分泌物	2		
	物品	用物准备齐全，有序放置在合理位置	4		
	环境	室内环境清洁，温、湿度适宜	2		
操作步骤 （60分）	体位	助患者取仰卧位，必要时肩部垫一薄枕，解开衣领	5		
	开放气道	操作者位于患者头侧，用仰头抬颏法使患者口、咽、喉三轴尽量呈一致走向	5		
	加压给氧	使用简易呼吸器或呼吸机接面罩，吸入纯氧 2～3 min，使指尖氧饱和度达 95% 以上	5		
	暴露声门	用右手拇指和示指呈"剪刀手"交叉打开口腔。将镜片从患者右侧口角送入，镜片前端放置在会厌与舌根之间，以肘部用力向前、向上提拉喉镜，间接提起会厌，暴露声门	10		
	插入气管导管	从患者右侧口角将导管沿镜片插入口腔，对准声门将导管插入气管内。见气囊过声门后，助手帮助将导丝拔出，调整深度，距门齿 21～23 cm	15		
	插入牙垫	气管导管插入气管后立即放置牙垫，然后退出喉镜	5		
	气囊充气	使用 10 mL 注射器给气囊充气，触摸注气端气囊弹性似鼻尖硬度后，立即将导管连接简易呼吸器或呼吸机	5		
	确认导管位置	观察患者胸廓起伏，听诊双肺呼吸音存在且对称，可确认气管导管的位置正确	5		
	固定导管	用胶带将牙垫和气管导管固定于面颊，然后将患者头部复位	5		

(续表)

操作步骤	操作内容	操作质量要求	分值	得分	备注
操作后处置（30分）	观察	动态监测患者神志、呼吸、氧饱和度等生命体征变化	5		
	患者安置	安置合适体位，安抚患者与家属，有不适及时告知医生	5		
	整理物品	（1）喉镜等可回收物品清洁、消毒后放入抢救车。 （2）将一次性物品扔进医疗垃圾桶	5		
	记录	及时记录插管过程，记录患者生命体征	5		
	总体评价	操作过程完整、流畅，体现人文关怀	10		
总　　分			100		

注意事项

(1) 插管操作动作必须轻柔，切勿暴力，避免损伤患者牙齿、口咽部及气道。

(2) 保持气管导管通畅，及时吸出分泌物。

(3) 定期检查导管位置及气囊，有条件时可拍胸部X线片显示导管位置，并了解肺部情况。

七、吸 氧 术

操作规范

操作目的		(1) 通过供给患者氧气,提高血氧含量及血氧饱和度。 (2) 纠正各种原因引起的缺氧状态,促进组织新陈代谢,维持机体生命活动
适 应 证		(1) 呼吸系统　哮喘、重症肺炎、肺水肿、肺源性心脏病等。 (2) 心血管系统　严重心律失常、心力衰竭、心源性休克、心肌梗死等。 (3) 中枢神经系统　颅脑外伤及各种原因引起的昏迷等。 (4) 其他　失血性休克、严重贫血、一氧化碳中毒、麻醉药物及氰化物中毒、大手术后、产程过程等
禁 忌 证		无绝对禁忌证,但对严重呼吸功能衰竭者,应考虑呼吸机等治疗措施
工作程序		操 作 要 求
操作前准备	操作者准备	(1) 按七步洗手法洗手,戴好帽子、口罩,取病历。 (2) 核对患者信息,了解病情,告知患者及家属氧气吸入的目的及注意事项。 (3) 检查患者鼻腔状况,有无鼻息肉、鼻中隔偏曲或分泌物阻塞等
操作前准备	患者准备	(1) 患者及家属了解氧气吸入的目的、注意事项及操作配合。 (2) 患者处于安静状态
操作前准备	物品准备	(1) 治疗车上层　一次性双侧鼻导管、氧气表或流量表、湿化瓶(内装 1/3 或 1/2 灭菌注射用水)、治疗碗(内盛冷开水)、棉签、纱布、中央供氧装置(或氧气瓶)、弯盘、手电筒、消毒液、用氧记录单、笔。 (2) 治疗车下层　医疗垃圾桶
操作前准备	环境准备	(1) 整洁,光线明亮柔和,温、湿度适宜(温度 22~24℃,湿度 50%~60%)。 (2) 环境安全,周围无火源
操作步骤	体　位	协助患者取舒适体位
操作步骤	检查清洁鼻腔	(1) 用手电筒检查患者鼻腔。 (2) 用湿棉签清理患者鼻腔
操作步骤	安装吸氧装置	安装氧气表、通气管和湿化瓶并检查是否漏气
操作步骤	吸　氧	(1) 连接吸氧管,调节氧流量,湿润吸氧管前端并检查是否通畅。 (2) 将双侧鼻导管轻轻插入患者鼻孔内,插入深度约为 1.5 cm

(续表)

工作程序		操 作 要 求
操作步骤	固定吸氧管	将双侧鼻导管绕挂于双侧耳廓,调节吸氧管长度并在颏下固定
操作后处置	观 察	观察患者用氧效果,如精神状态、面色、口唇、甲床颜色及指尖氧饱和度情况
	患者安置	(1) 清洁患者面部及整理床单位。 (2) 向患者及家属交代用氧安全,禁烟、禁明火、禁带各种电取暖器等设备。进行适当健康教育,宣传呼吸道疾病的预防保健知识
	用物处理	(1) 一次性使用物品投入医疗垃圾桶。 (2) 可回收物品收集归类,统一清洁消毒备用,洗手
	记 录	洗手,记录用氧起始时间、氧流量、呼吸困难改善情况
注意事项		(1) 吸氧过程中如需调节氧流量,应当先将吸氧管取下,调节好流量后再与患者连接;停止吸氧时,先取下吸氧管,再关闭氧气。 (2) 持续吸氧的患者,应当保持管道通畅,必要时更换
相关知识点 (吸氧管的 使用方法)		(1) 单侧鼻导管法 连接鼻导管,打开流量表开关,调节氧流量;将鼻导管头端放入水中,检查鼻导管是否通畅,并湿润鼻导管。用胶布将鼻导管固定在鼻梁和面颊部,观察吸氧情况。 (2) 双侧鼻导管法 连接双侧鼻导管,调节氧流量,将双侧鼻导管插入双鼻孔内,深约1.5 cm,固定。 (3) 鼻塞法 连接鼻塞导管,调节氧流量,将鼻塞塞入一侧鼻孔内给氧。鼻塞大小以正好能塞住鼻孔为宜,切勿深入鼻孔。 (4) 面罩法 连接面罩,调节氧流量,一般需 6~8 L/min。将面罩置于患者口鼻部供氧,氧气自下端输入,呼出的气体从面罩两侧孔排出

操作流程

操作者准备	(1) 按七步洗手法洗手,戴好帽子、口罩,取病历。 (2) 核对患者信息,了解病情,告知吸氧目的、注意事项。 (3) 评估鼻腔状况:有无鼻息肉、鼻中隔偏曲或分泌物阻塞等。
患者准备	(1) 患者了解氧气吸入的目的、注意事项及操作配合。 (2) 患者处于安静状态。
物品准备	(1) 治疗车上层 一次性双侧鼻导管、氧气表或流量表、湿化瓶(内装 1/3 或 1/2 灭菌注射用水)、治疗碗(内盛冷开水)、棉签、纱布、中央供氧装置(或氧气瓶)、弯盘、手电筒、消毒液、用氧记录单、笔。 (2) 治疗车下层 医疗垃圾桶。
环境准备	(1) 整洁,光线明亮柔和,温、湿度适宜(温度 22～24℃,湿度 50%～60%)。 (2) 环境安全,周围无火源。
操作步骤	1. 体位 协助患者取舒适体位。 2. 检查、清洁鼻腔 用手电筒检查患者鼻腔,用湿棉签清理患者鼻腔。 3. 安装吸氧装置 安装氧气表、通气管和湿化瓶并检查是否漏气。 4. 吸氧 连接双侧鼻导管,调节氧流量,湿润鼻导管前端并检查是否通畅;将双侧鼻导管轻轻插入患者鼻孔内,插入深度约为 1.5 cm。 5. 固定吸氧管 将鼻导管绕挂于双侧耳廓,调节鼻导管长度并在颌下固定。
观察	观察患者用氧效果,如精神状态、面色、口唇、甲床颜色及指尖氧饱和度情况。
患者安置	(1) 清洁患者面部及整理床单位。 (2) 向患者及家属交代用氧安全,禁烟、禁明火、禁带各种电取暖器等设备。进行适当健康教育,宣传呼吸道疾病的预防保健知识。
用物处理	各类物品分类处理,洗手。
记录	洗手,记录用氧起始时间、氧流量、呼吸困难改善情况。
注意事项	(1) 吸氧过程中如需调节氧流量,应当先将吸氧管取下,调节好流量后再与患者连接;停止吸氧时,先取下吸氧管,再关闭氧气。 (2) 持续吸氧的患者,应当保持管道通畅,必要时更换。

操作评分表

操作步骤	操作内容	操作质量要求	分值	得分	备注
操作准备 （10分）	操作者	按要求做自身准备，了解病史，与患者沟通	2		
	患者	患者了解吸氧目的、方法、注意事项及配合要点	2		
	物品	用物准备齐全，有序放置在合理位置	4		
	环境	整洁，光线明亮柔和，温、湿度适宜；环境安全，周围无火源	2		
操作步骤 （60分）	体位	助患者取舒适体位	10		
	检查、清洁鼻腔	用手电筒检查患者鼻腔，用湿棉签清洁两侧鼻孔	10		
	安装吸氧装置	安装氧气表、通气管和湿化瓶并检查是否漏气	15		
	吸氧	连接鼻导管，调节氧流量，湿润鼻导管前端并检查是否通畅；将双侧鼻导管轻轻插入患者鼻孔内，插入深度约为1.5 cm	15		
	固定吸氧管	将鼻导管绕挂于双侧耳廓，调节吸氧管长度并在颌下固定	10		
操作后处置 （30分）	观察	观察患者用氧效果，如精神状态、面色、口唇、甲床颜色及指尖氧饱和度情况	5		
	患者安置	清洁患者面部及整理床单位；告知患者及家属用氧安全	10		
	用物处理	一次性使用物品投入医疗垃圾桶；可回收物品收集归类，统一清洁、消毒备用	5		
	记录	洗手，记录用氧起始时间、氧流量、呼吸困难改善情况	5		
	总体评价	体现人文关怀，操作熟练，动作规范	5		
总　　分			100		

注意事项

（1）吸氧时先调节氧流量，再插鼻导管；停止吸氧时，先取下吸氧管，再关闭氧气。

（2）持续吸氧的患者，应当保持管道通畅，必要时更换。

八、吸痰术

操作规范

操作目的	（1）清除呼吸道分泌物、保持呼吸道通畅，防止肺部感染，提高患者的呼吸功能。 （2）获取未受污染的痰液标本做细菌培养，为临床用药提供诊疗依据	
适应证	（1）呼吸困难，无力咳嗽、排痰的患者。 （2）肺部感染、炎症：呼吸道分泌物过多导致呼吸道阻塞，影响患者正常呼吸。 （3）气管插管或切开术后，为确保呼吸道清洁，预防感染，常需经口鼻腔吸痰。 （4）误吸呕吐物或痰液，导致吸入性肺炎等严重并发症	
禁忌证	（1）颅底骨折导致脑脊液漏，严禁经口鼻腔吸痰。 （2）鼻咽部肿瘤导致局部组织脆弱，易出血。 （3）凝血功能障碍患者，在凝血功能未得到有效纠正前，应避免吸痰。 （4）高血压危象患者，在血压未得到有效控制前，应慎重考虑吸痰。 （5）心力衰竭患者，未得到有效控制前，应尽量避免吸痰	

工作程序		操作要求	
操作前准备	操作者准备	（1）按七步洗手法洗手，戴帽子、口罩，取病历。 （2）核对患者信息，了解病情，告知操作目的及配合事项	
	患者准备	（1）患者及家属了解吸痰的目的、意义、配合要点及注意事项。 （2）体位舒适，情绪稳定	
	物品准备	治疗车上层	（1）治疗盘　内置听诊器、手电筒、无菌治疗巾、一次性无菌吸痰管、吸痰管收集器、无菌手套、快速手消毒液。 （2）吸痰无菌盘　两个治疗碗（试吸碗和冲洗碗，内盛无菌生理盐水）。 （3）吸引装置　一个吸引瓶、两根连接管、一个吸引表头
		治疗车下层	生活垃圾桶、医疗垃圾桶
		必要时备压舌板、张口器、舌钳等	
	环境准备	光线充足，环境安静，温、湿度适宜（温度22～24℃，湿度50%～60%）	
操作步骤	体位	患者仰卧，头转向一侧，面向操作者	
	调节负压	连接吸痰装置，调节负压：成人40～53.3 kPa，儿童<40 kPa	

(续表)

工作程序		操作要求
操作步骤	试吸	(1) 打开无菌盘；准备试吸碗和冲洗碗，内盛无菌生理盐水。 (2) 洗手、戴无菌手套，将吸痰管盘绕在右手。 (3) 连接吸痰管，在试吸碗中试吸少量生理盐水
	吸痰	一手夹紧吸痰管末端，另一手持吸痰管前端，插入口咽部 10～15 cm，然后放松导管末端，边旋转边向上提拉吸痰。先吸口咽部分泌物，再吸气管分泌物。必要时行鼻腔吸痰
	冲洗	退出吸痰管，在冲洗碗中用生理盐水冲洗
	洗手	吸痰结束，脱手套，顺势将吸痰管包裹在手套内，洗手
	关闭负压	调节负压为"0"，撤去吸痰装置
操作后处置	观察	(1) 观察患者生命体征及血氧饱和度。 (2) 观察痰液色、质、量
	患者安置	(1) 用无菌治疗巾清洁患者面部，安置患者，整理床单位。 (2) 指导患者深呼吸、有效咳嗽和咳痰。 (3) 指导患者多饮水，有能力者多活动
	整理物品	(1) 治疗盘、治疗碗等可回收物品，收集、归类，统一消毒后备用。 (2) 一次性用物投入医疗垃圾桶，痰液倒入医疗污物处理池，洗手。 (3) 留痰标本并及时送检
	记录	(1) 记录痰液的性质、颜色、量。 (2) 记录吸痰时间、患者情况及吸痰效果
注意事项		(1) 按照无菌操作原则，每次吸痰应更换吸痰管。 (2) 吸痰动作轻、稳，防止呼吸道黏膜损伤。 (3) 吸痰前后应给予高流量吸氧，吸痰时间不宜超过 15 s。如痰液过多，需要再次吸引，应间隔 3～5 min，待患者耐受后再进行。更换吸引部位时，应更换吸痰管。 (4) 如患者痰稠，可以先给予患者翻身扣背、雾化吸入；若患者出现缺氧症状如口唇发绀、心率下降等，应当立即停止吸痰，休息后再行吸痰操作
相关知识点 (常见并发症及处理)	呼吸道黏膜损伤的处理	(1) 口腔黏膜损伤，可根据病情给予复方氯己定含漱液或碳酸氢钠溶液等清洁口腔。 (2) 鼻腔黏膜损伤，可选用金霉素软膏。 (3) 气管黏膜损伤，遵医嘱使用抗生素雾化吸入
	低氧血症的处理	(1) 停止吸痰。 (2) 立即加大氧流量或给予面罩加压吸氧，必要时予以机械通气。 (3) 已经发生低氧血症者，立即加大氧流量或给予面罩加压吸氧，酌情适时静脉注射阿托品、氨茶碱、地塞米松等药物，必要时进行机械通气
	感染的处理	(1) 局部感染者，对症处理。 (2) 全身感染者，使用抗生素治疗
	心律失常的处理	(1) 发生心律失常，立即停止吸引，给予吸氧或加大氧流量。 (2) 出现心跳骤停，立即通知医生进行抢救
	气道痉挛的处理	气道痉挛发作时，应立即暂停气道吸引，给予 β_2 受体激动剂吸入

八、吸痰术

◎ 操作流程

操作者准备
(1) 按七步洗手法洗手,戴帽子、口罩,取病历。
(2) 核对患者信息,了解病情,告知操作目的及配合事项。

患者准备
(1) 患者及家属了解吸痰的目的、意义、配合要点及注意事项。
(2) 体位舒适,情绪稳定。

物品准备
1. 治疗车上层
   (1) 治疗盘　内置听诊器、手电筒、无菌治疗巾、吸痰管若干、吸痰管收集器、无菌手套若干、压舌板、张口器、快速手消毒液。
   (3) 吸痰无菌盘　两个治疗碗(试吸碗和冲洗碗,内盛无菌生理盐水)。
   (2) 吸引装置　一个吸引瓶、两根连接管、一个吸引表头。
2. 治疗车下层　生活垃圾桶、医疗垃圾桶。

环境准备
光线充足,环境安静,温、湿度适宜(温度22~24℃、湿度50%~60%)。

操作步骤
1. 体位　患者仰卧头转向一侧,面向操作者。
2. 调节负压　连接吸痰装置,调节负压:成人 40~53.3 kPa,儿童 <40 kPa。
3. 试吸　打开无菌盘;试吸碗和冲洗碗,内盛无菌生理盐水;洗手,戴无菌手套,将吸痰管盘绕在右手;连接吸痰管,在试吸碗中试吸少量生理盐水。
4. 吸痰　左手拇指关闭吸痰管末端开关,右手持吸痰管前段,插入口咽部 10~15 cm,然后放松导管吸痰管末端开关,边旋转边向上提拉吸痰。先吸口咽部分泌物,再吸气管分泌物。必要时行鼻腔吸痰。
5. 冲洗　退出吸痰管,在冲洗碗中用生理盐水冲洗。
6. 脱手套　吸痰结束,将吸痰管包裹在手套内,同时脱掉手套,洗手。
7. 关闭负压　调节负压为"0",撤去吸痰装置。

观察
(1) 观察患者生命体征及指尖氧饱和度。
(2) 观察痰液色、质、量。

患者安置
(1) 清洁患者面部,安置患者,整理床单位。
(2) 吸痰过程中鼓励并指导患者深呼吸、有效咳嗽和咳痰。
(3) 结束后,指导患者多饮水,有能力者多活动。

整理物品
(1) 各类物品分类处理,洗手。
(2) 留痰标本并及时送检。

| 记　　录 | (1) 记录痰液的性质、颜色、量。
(2) 记录吸痰时间、患者情况及吸痰效果。 |

| 注意事项 | (1) 按照无菌操作原则,每次吸痰应更换吸痰管。
(2) 吸痰动作轻、稳,防止呼吸道黏膜损伤。
(3) 吸痰前后应给予高流量吸氧,吸痰时间不宜超过 15 s。如痰液过多,需要再次吸引,应间隔 3～5 min,待患者耐受后再进行。更换吸引部位时,应更换吸痰管。
(4) 如患者痰稠,可以先给予患者翻身扣背、雾化吸入;若患者出现缺氧症状如口唇发绀、心率下降等,应立即停止吸痰,休息后再行吸痰操作。 |

操作评分表

操作步骤	操作内容	操作质量要求	分值	得分	备注
操作准备 (10分)	操作者	按要求做自身准备，了解病史，与患者沟通	2		
	患者	患者了解操作目的、要求	2		
	物品	用物准备齐全，有序放置在合理位置	4		
	环境	室内环境清洁，温、湿度适宜	2		
操作步骤 (60分)	体位	患者仰卧，头转向一侧，面向操作者	6		
	调节负压	连接吸痰装置，调节负压：成人 40～53.3 kPa，儿童＜40 kPa	6		
	试吸	(1) 打开无菌盘；准备试吸碗和冲洗碗，内盛无菌生理盐水。 (2) 洗手，戴无菌手套，将吸痰管盘绕在右手；连接吸痰管，在试吸碗中试吸少量生理盐水	10		
	吸痰	一手夹紧吸痰管末端，另一手持吸痰管前端，插入口咽部（10～15 cm），吸痰。先吸口咽部分泌物，再吸气管分泌物	20		
	冲洗	退出吸痰管，在冲洗碗中用生理盐水冲洗	6		
	脱手套	吸痰结束，将吸痰管包裹在手套内，同时脱掉手套，洗手	6		
	关闭负压	调节负压为"0"，撤去吸痰装置	6		
操作后处置 (30分)	观察	(1) 患者生命体征及指尖氧饱和度。 (2) 观察痰液色、质、量	5		
	患者安置	清洁患者面部，安置患者，整理床单位；指导患者有效咳嗽	5		
	整理物品	一次性用物投入医疗垃圾桶；可回收物品收集、归类，统一清洁消毒备用；痰液倒入医疗污物处理池；留痰标本并送检	5		
	记录	(1) 记录痰液的性质、颜色、量。 (2) 记录吸痰时间、患者情况及吸痰效果	10		
	总体评价	体现人文关怀，操作熟练，动作规范	5		
总 分			100		

注意事项

(1) 按照无菌操作原则，吸痰动作轻、稳，防止呼吸道黏膜损伤。

(2) 吸痰前后应给予高流量吸氧，吸痰时间不宜超过 15 s。如痰液过多，需要再次吸引，应间隔 3～5 min，待患者耐受后再进行。更换吸引部位时，应更换吸引管。

(3) 如患者痰稠，可以先给予患者翻身扣背、雾化吸入；若患者出现缺氧症状如口唇发绀、心率下降等，应立即停止吸痰。

九、洗 胃 术

操作规范

	操作目的	(1) 抢救中毒患者,清除胃内容物,减少毒物吸收。 (2) 减轻胃黏膜水肿。 (3) 为手术或某些检查做准备
	适应证	(1) 清除胃内各种毒物。 (2) 胃部手术、检查术前准备
	禁忌证	(1) 腐蚀性胃炎(服用强酸或强碱)。 (2) 食管或胃底静脉曲张。 (3) 食管或贲门狭窄、梗阻。 (4) 近期有上消化道出血、消化道穿孔、胃癌病史
	工作程序	操 作 要 求
操作前准备	操作者准备	(1) 按七步洗手法洗手,戴口罩、帽子,取病历。 (2) 核对患者信息,了解病情(中毒情况),告知患者及家属洗胃的目的及注意事项,检查患者口鼻腔黏膜情况、鼻中隔有无弯曲,签署知情同意书
	患者准备	(1) 患者及家属了解洗胃目的及配合要求。 (2) 患者及家属提供中毒物品及时间
	物品准备	(1) 全自动洗胃机1台,包含药管、胃管连接管、污水管。 (2) 治疗车上层 洗胃包(无菌弯盘2个、治疗巾1块、纱布2块、血管钳1把、镊子1把)。 (3) 消毒治疗盘包括胃管1根、水温计1支、石蜡油棉球2个、手电筒1个、胶布、无菌手套1副、60 mL 冲洗器1个、听诊器1个、标有刻度的水桶2个、检验标本容器1个。 (4) 洗胃机处于备用状态。 (5) 洗胃液准备:配好所用洗胃液,测量温度(25～38℃),洗胃液10 000～20 000 mL(根据病情需要),将配好的洗胃液放入塑料桶内。 (6) 用物准备齐全,有序放置在合理位置。 (7) 治疗车下层 医疗垃圾桶
	环境准备	光线充足,环境清洁,温、湿度适宜(温度22～24℃,湿度50%～60%)
操作步骤	体位	取左侧卧位,昏迷者去枕平卧,头偏向一侧,取下义齿
	确定胃管插入长度	打开洗胃包,戴无菌手套,颌下铺治疗巾,置弯盘;测量胃管长度,从前发际至剑突或由鼻尖经耳垂到剑突处,一般为45～55 cm

(续表)

工作程序		操作要求
操作步骤	插胃管	用石蜡油棉球润滑胃管前端,用镊子夹住胃管前端,经选定侧鼻孔插入;插入会厌部(10~15 cm)稍停,嘱患者吞咽,随吞咽送管至预定长度
	判断胃管位置	用以下方法判断胃管位置:抽吸胃液法、气过水声法、气泡溢出法。除以上方法外,还有刻度确定法、pH值测试法、X线放射法(金标准)
	固定胃管	确定胃管在胃内后,用血管钳夹闭胃管末端,用胶布妥善固定好胃管,并保持其通畅和外端清洁。必要时留取毒物标本
	洗胃	(1) 自动洗胃机操作方法:再次确认药管的另一端放入灌洗液桶内(管口必须在液面以下),污水管的另一端放入空塑料桶内。胃管连接管的一端和患者洗胃管相连接并固定。松开血管钳,按洗胃机"自动键"开始洗胃,每次向胃内灌入溶液300~500 mL。反复冲洗至洗出液澄清为止,按"自动键"停止。 (2) 洗胃过程中,随时观察洗出液量(出入液平衡)、颜色、性质以及患者情况
	洗毕拔管	洗胃结束,将胃管反折迅速拔出,避免误吸
操作后处置	观察	(1) 观察患者反应及面色、血压、脉搏、呼吸的变化。 (2) 观察患者有无呕吐,避免误吸,必要时监测指尖氧饱和度
	患者安置	(1) 告知患者操作完毕,协助患者漱口、洗脸。 (2) 整理床单位,帮助患者取舒适卧位,嘱卧床休息
	整理物品	(1) 胃管连接管、药管、污水管和可回收物品收集归类统一清洁、消毒备用。 (2) 一次性用物投入医疗垃圾桶;洗胃机内的水及废液倒入医疗污物处理池。洗手
	记录	记录洗胃液名称及液量,洗出液的颜色、性质和气味,患者目前情况;标本送检
注意事项		(1) 插管时动作要轻柔,切勿损伤患者食管或误入气管。 (2) 患者中毒物质不明时,及时抽取胃内容物送检,用温开水或生理盐水洗胃。 (3) 吞服强酸、强碱等腐蚀性毒物患者,切忌洗胃,以免造成胃穿孔。 (4) 患者如有肝硬化伴食管静脉曲张、主动脉瘤、近期上消化道出血、消化道穿孔、消化道溃疡、食管狭窄或阻塞,不宜洗胃。 (5) 洗胃过程中出现血性液体,立即停止。 (6) 洗胃液的温度以微温为宜,不宜过热或过冷;每次灌入量以300~500 mL为宜。 (7) 及时准确记录灌注液名称、液量,洗出液量及其颜色、性质。 (8) 保证洗胃机性能完好,处于备用状态。 (9) 洗胃要迅速、尽早、彻底;在服毒后6 h内洗胃,效果最好。 (10) 如中毒严重,最好保留胃管24 h,必要时再次洗胃。 (11) 若患者昏迷,已经出现意识障碍、气道保护能力消失,告知家属误吸风险,必要时建立高级气道

相关知识点(常见毒物种类、洗胃溶液及禁忌药物)	毒物种类	常用洗胃溶液	禁忌药物
	酸性物	镁乳、蛋清水、牛奶	无
	碱性物	5%醋酸、白醋、蛋清水、牛奶	无
	氰化物	3%过氧化氢溶液引吐,1∶15 000~1∶20 000高锰酸钾溶液洗胃	无
	敌敌畏	2%~4%碳酸氢钠溶液、1%盐水,1∶15 000~1∶20 000高锰酸钾溶液	无

(续表)

	毒物种类	常用洗胃溶液	禁忌药物
相关知识点（常见毒物种类、洗胃溶液及禁忌药物）	1605、1059、4049（乐果）	2%~4%碳酸氢钠溶液	高锰酸钾溶液
	敌百虫	1%盐水或清水、1∶15 000~1∶20 000 高锰酸钾溶液	碱性药物
	DDT（灭害灵）666	温开水或生理盐水洗胃，50%硫酸镁溶液导泻	油性药物
	酚类	温开水或植物油洗胃至无酚味为止，洗胃后多次服用牛奶、蛋清水，保护胃黏膜	液体石蜡
	河豚碱、生物碱	1%~3%鞣酸	无
	苯酚（石炭酸）	1∶15 000~1∶20 000 高锰酸钾溶液	无
	巴比妥类（安眠药）	1∶15 000~1∶20 000 高锰酸钾溶液、硫酸钠溶液导泻	硫酸镁溶液
	异烟肼（雷米封）	1∶15 000~1∶20 000 高锰酸钾溶液、硫酸钠溶液导泻	无
	灭鼠药 磷化锌	1∶15 000~1∶20 000 高锰酸钾溶液、0.1%碳酸铜溶液洗胃、0.5%~1%硫酸铜溶液每次10 mL，每5~10 min 口服一次，配合用压舌板等刺激舌根引吐	鸡蛋、牛奶、脂肪及其他油类食物
	灭鼠药 抗凝血类（敌鼠钠等）	催吐，温水洗胃，硫酸钠溶液导泻	碳酸氢钠溶液
	灭鼠药 有机氟类（氟乙酰胺等）	0.2%~0.5%氯化钙溶液或淡氢氧化钙溶液（石灰水）洗胃，硫酸钠溶液导泻，饮用豆浆、蛋清水、牛奶等	无
	灭鼠药 发芽马铃薯（龙葵素）	温水、盐水、食用醋、1%活性炭悬浮液等	无

操作流程

操作者准备
(1) 按七步洗手法清洗双手后,戴口罩、帽子,取病历。
(2) 核对患者信息,了解病情(中毒情况),告知患者洗胃目的及注意事项,检查患者口鼻腔黏膜情况、鼻中隔有无弯曲。
(3) 签署知情同意书。

患者准备
(1) 患者及家属了解洗胃目的及配合要求。
(2) 患者及家属提供中毒物品及时间。

物品准备
(1) 全自动洗胃机1台,处于备用状态。
(2) 治疗车上层 洗胃液;洗胃管包,内盛无菌弯盘2个、治疗巾1块、纱布2块、血管钳1把、镊子1把;消毒治疗盘,内盛胃管1根、水温计1支、石蜡油棉球2个、手电筒1个、胶布、无菌手套1副、60 mL冲洗器1个、听诊器1个;标有刻度的水桶2个、检验标本容器1个。用物准备齐全,有序放置在合理位置。
(3) 治疗车下层 医疗垃圾桶。

环境准备 光线充足,环境清洁,温、湿度适宜(温度22~24℃,湿度50%~60%)。

操作步骤
1. 体位 取左侧卧位,昏迷者去枕平卧,头偏向一侧,取下义齿。
2. 确定胃管插入长度 打开洗胃包,戴无菌手套,颌下铺治疗巾,置弯盘;测量胃管长度,从前发际至剑突或由鼻尖经耳垂到剑突处,一般为45~55 cm。
3. 插胃管 用石蜡油棉球润滑胃管前端,用镊子夹住胃管前端,经选定侧鼻孔插入,插入会厌部(10~15 cm)稍停,嘱患者吞咽,随吞咽送管至预定长度。
4. 判断胃管位置 常用抽吸胃液法、气过水声法、气泡溢出法。除以上方法外,还有刻度确定法、pH值测试法、X线放射法(金标准)。
5. 固定胃管 确定胃管在胃内后,血管钳夹闭胃管末端,用胶布妥善固定好胃管,并保持其通畅和外端清洁(必要时留取毒物标本)。
6. 洗胃(自动洗胃机) 再次确认药管的另一端放入灌洗液桶内(管口必须在液面以下),污水管的另一端放入空塑料桶内。胃管连接管的一端和患者胃管相连接并固定。松开血管钳,按洗胃机"自动键"开始洗胃,每次向胃内灌入溶液300~500 mL,反复冲洗至洗出液澄清为止,按"自动键"停止。洗胃过程中随时观察洗出液量(出入液平衡)、颜色、性质以及患者情况。
7. 洗毕拔管 洗胃结束,将胃管反折迅速拔出,避免误吸。

观察 观察患者反应及面色、血压、脉搏、呼吸的变化;观察患者有无呕吐,避免误吸,必要时监测指尖氧饱和度。

患者安置 → (1) 告知患者操作完毕,协助患者漱口、洗脸。
(2) 整理床单位,帮助患者取舒适卧位,嘱卧床休息。

用物处理 → 各类物品分类处理,洗手。洗胃机内的水及废液倒入医疗污物处理池。

记　　录 → 记录洗胃液名称及液量,洗出液的颜色、性质和气味,患者目前情况及标本送检。

注意事项 →
(1) 插管时动作要轻柔,切勿损伤患者食管或误入气管。
(2) 患者中毒物质不明时,及时抽取胃内容物送检,用温开水或生理盐水洗胃。
(3) 吞服强酸、强碱等腐蚀性毒物患者,切忌洗胃,以免造成胃穿孔。
(4) 患者如有肝硬化伴食管静脉曲张、主动脉瘤、近期上消化道出血、消化道穿孔、消化道溃疡、食管狭窄或阻塞,不宜洗胃。
(5) 洗胃过程中出现血性液体,应立即停止洗胃。
(6) 洗胃液的温度以微温为宜,不宜过热或过冷;每次灌入量以 300～500 ml 为宜。
(7) 及时准确记录洗胃液名称、液量,洗出液量及其颜色、性质。
(8) 保证洗胃机性能完好,处于备用状态。
(9) 洗胃要迅速、及早、彻底,在服毒后 6 h 内洗胃,效果最好。
(10) 如中毒严重,最好保留胃管 24 h,必要时再次洗胃。
(11) 如遇昏迷患者,已经出现意识障碍、气道保护能力消失,告知家属误吸风险,必要时建立高级气道。

> 操作评分表

操作步骤	操作内容	操作质量要求	分值	得分	备注
操作准备 （10分）	操作者	按要求做自身准备，了解病史，与患者沟通，签署知情同意书	2		
	患者	患者了解操作目的、要求，提供中毒物品及时间	2		
	物品	用物准备齐全，有序放置在合理位置	4		
	环境	光线充足，环境清洁，温、湿度适宜	2		
操作步骤 （60分）	体位	助患者取左侧卧位，昏迷者去枕平卧，头偏向一侧，取下义齿	5		
	确定胃管插入长度	打开洗胃包，戴无菌手套，颌下铺治疗巾，置弯盘；从前发际至剑突或由鼻尖经耳垂到剑突处，测量胃管长度	5		
	插胃管	润滑胃管前端，用镊子夹住胃管前端，经鼻孔插入，插入会厌部稍停，嘱患者吞咽，送管至预定长度	10		
	判断胃管位置	用以下方法判断胃管位置：抽吸胃液法、气过水声法、气泡溢出法。除以上方法外，还有刻度确定法、pH值测试法、X线放射法（金标准）	8		
	固定胃管	确定胃管在胃内后，血管钳夹闭胃管末端，用胶布妥善固定好胃管，并保持其通畅和外端清洁（必要时留取毒物标本）	6		
	洗胃	再次确认药管的另一端放入灌洗液桶内（管口必须在液面以下），污水管的另一端放入空塑料桶内。胃管连接管的一端和患者胃管相连接并固定。松开血管钳，按洗胃机"自动键"开始洗胃，每次向胃内灌入溶液300～500 mL，反复冲洗至洗出液澄清为止，按"自动键"停止。 洗胃过程中随时观察洗出液量（出入液平衡）、颜色、性质以及患者情况	20		
	洗毕、拔管	洗胃结束，将胃管反折迅速拔出，避免误吸	6		

(续表)

操作步骤	操作内容	操作质量要求	分值	得分	备注
操作后处置（30分）	观察	（1）观察患者反应及面色、血压、脉搏、呼吸的变化。 （2）观察患者有无呕吐，避免误吸，必要时监测指尖氧饱和度	5		
	患者安置	（1）告知患者操作完毕，协助患者漱口、洗脸。 （2）整理床单位，帮助患者取舒适卧位，嘱卧床休息。	10		
	整理物品	（1）可回收物品及胃管连接管、药管和污水管统一收集、归类、清洁、消毒后备用。 （2）一次性用物投入医疗垃圾桶；洗胃机内的水及废液倒入医疗污物处理池	5		
	记录	记录洗胃液名称及液量，洗出液的颜色、性质和气味，患者目前情况及标本送检	5		
	总体评价	体现人文关怀，操作熟练，动作规范	5		
总　　分			100		

注意事项
（1）患者中毒物质不明时，应用温开水或生理盐水洗胃。
（2）吞服强酸、强碱等腐蚀性毒物患者切忌洗胃，以免造成胃穿孔。
（3）若患者有肝硬化伴食管静脉曲张、主动脉瘤、近期上消化道出血、消化道穿孔、消化道溃疡、食管狭窄或阻塞，不宜洗胃。
（4）洗胃液每次灌入量以 300～500 mL 为宜。
（5）在服毒后 6 h 内洗胃，效果最好。

第二部分

内科操作技能

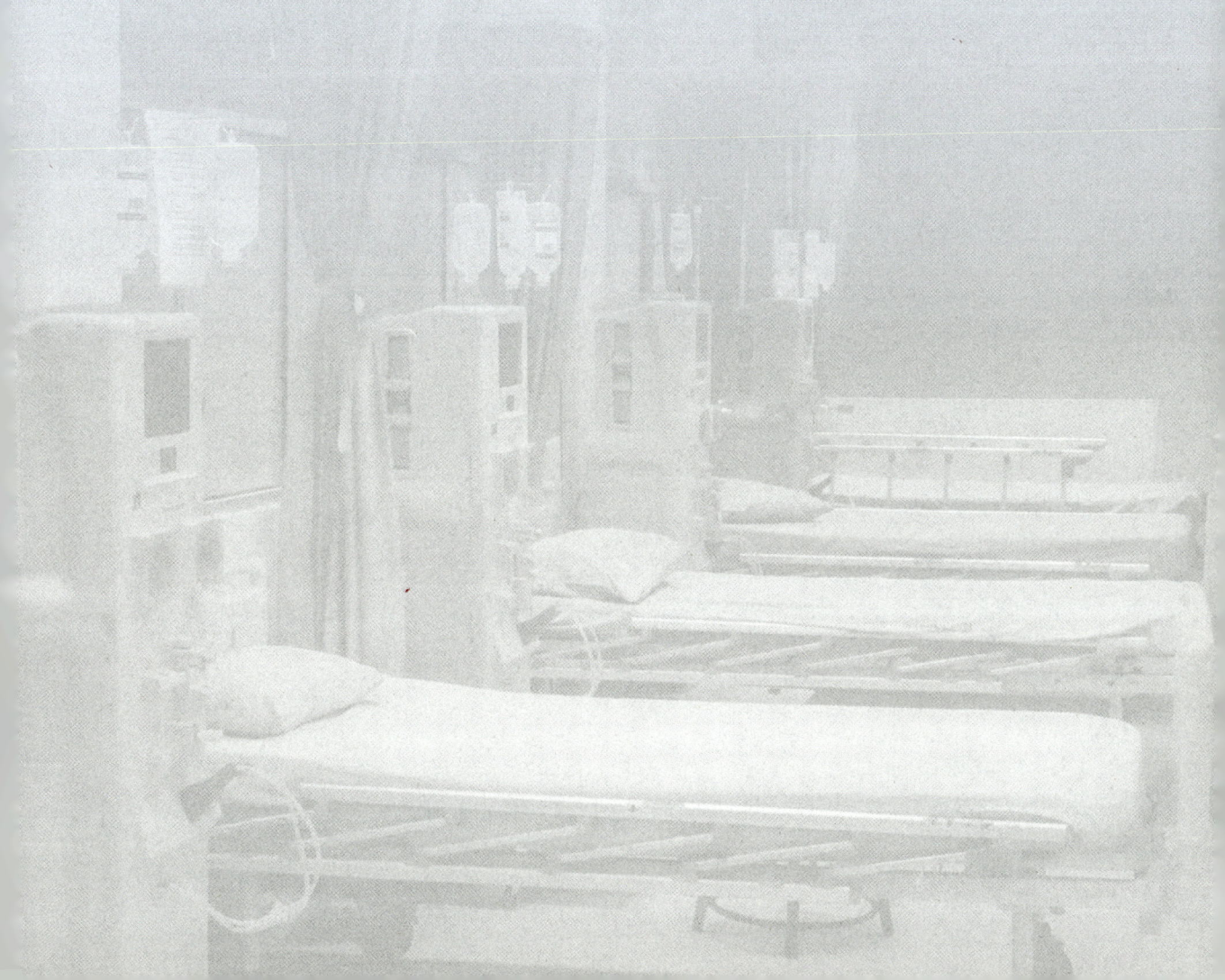

十、心脏体格检查

操作规范

操作目的		初步明确心脏的结构和功能是否正常
适 应 证		心力衰竭、心肌梗死、冠状动脉粥样硬化性心脏病、慢性阻塞性肺疾病、支气管哮喘等
禁 忌 证		严重心律失常、严重心绞痛、严重肺动脉高压以及无法平卧的患者
工作程序		操 作 要 求
操作前准备	操作者准备	(1) 按七步洗手法洗手,戴口罩、帽子,取病历。 (2) 核对患者信息,了解病情,告知心脏体格检查的目的、注意事项
	患者准备	(1) 明确检查目的,配合操作。 (2) 充分暴露被检查部位,未被检查部位要适当地遮盖
	物品准备	听诊器、2把直尺(精确到毫米)、体表标记笔、手表
	环境准备	整洁,光线明亮柔和,温、湿度适宜(温度22~24 ℃,湿度50%~60%)
操作步骤	体 位	患者仰卧位或坐位,暴露胸部
	视 诊	视诊时患者取仰卧位,操作者站在患者的右侧,先俯视,后平视与胸廓同高,切线位观察。观察心前区有无隆起或凹陷,心尖搏动的位置,心前区有无异常搏动
	触 诊	用右手全手掌感受心脏最强搏动点的位置,再用右手示指及中指指腹确定心尖搏动位置;然后用右手掌小鱼际肌在各个瓣膜区触诊感受有无震颤;最后嘱患者屏住呼吸,用全手掌紧贴心前区感受有无心包摩擦感
	叩 诊	首先用左手中指作扳指,右手中指作叩诊指,由心尖搏动外2~3 cm处开始,从外到内,从清音变浊音处做标记;从下到上,逐个肋间向上直至第2肋间完成左侧叩诊;之后再做右胸叩诊,右侧叩诊先叩出肝上界,在其上一肋间逐个肋间向上,直至第2肋间,分别做标记。先找出前正中线,用一把直尺固定,用另一把直尺测量前正中线至各标记点的垂直距离,再测量左锁骨中线至前正中线的距离,根据测量结果判断左右心界的大小
	听 诊	包括心率、心律、心音、杂音、额外心音、心包摩擦音。按逆时针方向依次听诊:二尖瓣听诊区(心尖部)→肺动脉瓣听诊区→主动脉瓣听诊区→主动脉瓣第二听诊区→三尖瓣听诊区。最后屏住呼吸,在心前区听心包摩擦音

（续表）

工作程序		操作要求
操作后安置	评　估	体格检查后,说明心界大小、心率、心律、杂音等情况
	患者安置	帮助整理衣物,安置患者休息,告知检查结果
	整理物品	整理用物,物品归位,洗手
	记　录	记录心脏检查结果如心界大小、锁骨中线至前正中线的距离等
注意事项		(1) 被检部位充分暴露,其他部位适当遮盖。 (2) 加强人文关怀,注意保护隐私
相关知识点		(1) 通过心脏视诊或叩诊初步了解心脏大小。 (2) 通过触诊有否震颤,了解心脏瓣膜或心室壁有否器质性病变。 (3) 通过听诊有否杂音,了解心脏瓣膜情况。 (4) 通过检查有否心包摩擦音或摩擦感,了解心包情况

操作流程

- **操作者准备** → 按七步洗手法洗手,戴口罩、帽子,取病历。
- **患者准备** → 明确检查目的,配合操作;患者处于安静状态。
- **物品准备** → 听诊器、2把直尺(精确到毫米)、体表标记笔(蓝色或黑色)、手表。
- **环境准备** → 整洁,光线明亮柔和,温湿度适宜(温度22~24℃,湿度50%~60%)。
- **操作过程** →
  1. 体位　患者仰卧位或坐位,暴露胸部,不能隔衣检查。
  2. 视诊　包括3个内容:心前区(隆起或凹陷)、心尖搏动、心前区有无异常搏动。
  3. 触诊　包括3个内容:心尖与心前区搏动、震颤、心包摩擦感。
  4. 叩诊　按左右胸分别叩出心界大小并做标记,测出心界大小及左锁骨中线至前正中线的距离。
  5. 听诊　包括6个内容:心率、心律、心音、额外心音、杂音、心包摩擦音。
- **评估** → 经体格检查后,说明心界大小、心率、心律、杂音等情况。
- **患者安置** → 帮助整理衣物,安置患者配合休息,告知检查结果。
- **整理物品** → 各类物品分类处理,洗手。
- **记　　录** → 记录心脏检查结果如心界大小、锁骨中线至前正中线的距离等。
- **注意事项** →
  (1) 被检部位充分暴露,其他部位适当遮盖。
  (2) 加强人文关怀,注意保护隐私。

操作评分表

操作步骤	操作内容	操作质量要求	分值	得分	备注
操作准备 （10分）	操作者	按要求做自身准备；了解病史，与患者沟通	2		
	患者	患者了解操作目的、要求	2		
	物品	用物准备齐全，有序放置在合理位置	4		
	环境	室内环境清洁，温、湿度适宜	2		
操作步骤 （60分）	体位	患者取平卧或坐位，暴露胸部	2		
	视诊	操作者站在患者的右侧，先俯视，后平视与胸廓同高，切线位观察。观察心前区有无隆起或凹陷，心尖搏动的具体位置，心前区有无异常搏动	12		
	触诊	用右手全手掌贴近心前区感受心脏最强搏动点，用右手示指及中指指腹确定心尖搏动位置；用右手掌小鱼际肌按逆时针方向在各个瓣膜区触诊感受有无震颤；嘱患者屏住呼吸，用全手掌紧贴心前区感受有无心包摩擦感	16		
	叩诊	由心尖搏动外 2~3 cm 处开始从外到内，从清音变浊音处做标记，从下到上，逐个肋间向上直至第 2 肋间，完成左侧叩诊；右侧叩诊先叩出肝上界，在其上一肋间逐个肋间向上，直至第 2 肋间，分别做标记。先找出前正中线，用一把直尺固定，用另一把直尺测量前正中线至各标记点的垂直距离，再测量左锁骨中线至前正中线的距离，根据测量结果判断左右心界的大小	18		
	听诊	包括心率、心律、心音、杂音、额外心音、心包摩擦音，时间 1 min；听诊时按逆时针方向依次听诊；最后屏住呼吸，在心前区听心包摩擦音	12		

（续表）

操作步骤	操作内容	操作质量要求	分值	得分	备注
操作后处置 （30分）	评估	体格检查后，说明心界大小、心率、心律、杂音等情况	5		
	患者安置	帮助整理衣物，感谢患者配合，手消毒	10		
	整理物品	整理用物，物品归位	5		
	记录	记录心脏检查结果如心界大小、锁骨中线至前正中线的距离等	5		
	总体评价	体现人文关怀，操作熟练，动作规范	5		
总　　分			100		

注意事项
(1) 加强人文关怀，注意隐私保护。
(2) 被检部分要充分暴露，其他部位适当遮盖。

十一、肺部体格检查

操作规范

操作目的	明确肺脏的结构和功能是否正常
适应证	肺部感染、支气管哮喘、胸腔积液、慢性阻塞性肺疾病、气胸等疾病
禁忌证	重症哮喘、心力衰竭以及无法平卧的患者相对禁忌

工作程序		操作要求
操作前准备	操作者准备	(1) 按七步洗手法洗手,戴口罩、帽子,取病历。 (2) 核对患者信息,了解病情,告知肺部体格检查的目的及配合事项
	患者准备	(1) 患者及家属了解肺部体格检查目的、意义、配合要点及注意事项。 (2) 患者处于安静状态
	物品准备	治疗车,听诊器、直尺(精确到毫米)、体检记录表、体表标记笔(蓝色或黑色)、免洗消毒液
	环境准备	整洁,光线明亮柔和,温、湿度适宜(温度 22~24℃,湿度 50%~60%)
操作步骤	体位	患者取仰卧位或坐位,被检查部位充分暴露,未被检查部位要适当的遮盖
	视诊	患者取仰卧位。操作者站在患者的右侧,先俯视,后视线与胸廓同高,切线位观察。观察呼吸运动、呼吸频率和呼吸节律
	触诊	(1) 洗手 (2) 胸廓扩张度 双手置于胸廓前下侧胸部,左、右拇指分别沿两侧肋缘指向剑突,嘱患者深呼吸,感受胸廓扩张度。 (3) 胸膜摩擦感 双手掌置于前下侧胸壁,嘱患者深吸气,感受胸膜摩擦感。 (4) 触觉语颤 双手掌尺侧缘或掌面轻放两侧胸壁对称部位,嘱患者发"yi"长音,自上而下,从内到外,比较感受语颤是否对称或异常
	叩诊	(1) 对比叩诊 用左手中指作板指,右手中指作叩诊指,叩诊前胸时,患者胸部前挺。从锁骨上窝→第一肋间→肋缘,左右对称,从外侧到内侧,从上到下,每个肋间叩诊2~3处;叩诊侧胸时,患者双手抱枕,从腋窝→肋缘;叩诊背部时,患者双手交叉抱肘,头前低,从肺尖→肺底。

(续表)

工作程序		操作要求
操作步骤	叩诊	(2) 肺界叩诊 ① 肺上界：又称为 Kronig 峡，其内侧为颈肌，外侧为肩胛带。肺尖的宽度正常为 4～6 cm。 ② 肺前界：左侧达胸骨旁线第 4～6 肋间，右侧达胸骨线。 ③ 肺下界：锁中线第 6 肋间，腋中线第 8 肋间，肩胛线第 10 肋间。叩诊肺下界时嘱患者平静呼吸，沿不同垂直线（锁骨中线、腋中线、肩胛线），自上而下叩诊，当清音转变浊音时定点、标记。 ④ 肺下界移动度：肩胛线 6～8 cm。叩诊背部肺下界移动度时嘱患者深呼气或深吸后屏气，迅速叩诊肺上下界
	听诊	自上而下，左右对称，从前胸部→侧胸部→背部进行比较。 (1) 呼吸音　支气管呼吸音"ha"，分布在喉部、胸骨上窝、颈椎 6 部（C6 水平）；肺泡呼吸音"fu-fu"，分布在肺野；支气管肺泡呼吸音分布在胸骨两侧第 1～2 肋间、肩胛间区、胸椎 3/4（T3/T4 水平）、肺尖前后。 (2) 附加音　啰音。 (3) 语音共振　一般在气管和大支气管附近听到的声音最强，在肺底则较弱。 (4) 胸膜摩擦音　在前下侧胸壁
操作后处置	观察	观察患者有无着凉和不适反应
	患者安置	(1) 帮助整理衣物，嘱患者休息。 (2) 告知检查基本情况，进行健康宣教
	整理物品	物品整理归位，消毒处理，洗手
	记录	及时记录肺部体格检查结果
注意事项		(1) 检查前患者保持安静，加强沟通，避免紧张和焦虑。 (2) 检查时，听从医生指导，患者深呼吸，放松身体。 (3) 操作者保持手温暖，手法要温柔，循序渐进。 (4) 告知患者避免在检查中出现移动或咳嗽，以免影响检查效果
相关知识点		肺部体格检查是通过对患者肺的视诊、触诊、叩诊、听诊等 4 步，了解患者肺结构和功能是否正常。可以在暂时不通过仪器检查（或在无条件检查）的情况下，尽早帮助我们了解患者疾病的病因，尽早做出判断和处理

操作流程

操作者准备 → (1) 按七步洗手法洗手,戴口罩、帽子,取病历。
(2) 核对患者信息,了解病情,告知肺部体格检查的目的及配合事项。

患者准备 → (1) 患者及家属了解肺部体格检查目的、意义、配合要点及注意事项。
(2) 患者处于安静状态。

物品准备 → 治疗车、听诊器、直尺(精确到毫米)、体检记录表、标记笔(蓝色或黑色)。

环境准备 → 整洁,光线明亮柔和,温、湿度适宜(温度22~24℃,湿度50%~60%)。

操作步骤 →
1. 体位 患者仰卧位或坐位,被检查部位充分暴露,未被检查部位要适当的遮盖。
2. 视诊 看呼吸运动、呼吸频率和呼吸节律。
3. 触诊 胸廓扩张度、胸膜摩擦感和触觉语颤。
4. 叩诊 按照左右对称、从上到下的顺序,分别在前胸、侧胸和后背叩诊肺的边界,最后叩诊背部肺下界移动度。
5. 听诊 听支气管呼吸音、支气管肺泡呼吸音、肺泡呼吸音、语音共振,最后在前下侧壁听诊胸膜摩擦音。

观察 → 观察患者有无着凉和不适反应

患者安置 → (1) 帮助患者整理衣物,感谢患者配合。
(2) 告知检查基本情况,进行健康宣教。

整理用物 → 各类物品分类处理,洗手。

记录 → 及时记录肺部体格检查结果。

注意事项 →
(1) 检查前患者保持安静,加强沟通,避免紧张和焦虑。
(2) 检查时,听从操作者指导,患者深呼吸,放松身体。
(3) 操作者手温暖,手法要温柔,循序渐进地检查。
(4) 告知患者避免在检查中出现移动或咳嗽,以免影响检查效果。

操作评分表

操作步骤	操作内容	操作质量要求	分值	得分	备注
操作准备 （10分）	操作者	按要求做自身准备，了解病情	2		
	患者	患者处于安静状态	2		
	物品	用物准备齐全，放置在合理位置	4		
	环境	整洁，光线明亮柔和，温、湿度适宜	2		
操作步骤 （60分）	体位	患者仰卧位或坐位，被检查部位充分暴露	4		
	视诊	胸廓外形、呼吸运动、呼吸频率和呼吸节律	4		
	触诊	胸廓扩张度、语音震颤、胸膜摩擦感	12		
	叩诊	（1）对比叩诊 左右对称，从外侧到内侧，从上到下。叩诊侧胸时患者双手抱枕，从腋窝→肋缘。叩诊背部时患者双手交叉抱肘、头前低，从肺尖→肺底。 （2）肺界叩诊 包括肺上界、肺前界、肺下界、肺下界移动度。 ① 肺下界：嘱患者平静呼吸，沿不同垂直线，自上而下叩诊，当清音转变浊音时定点、标记。 ② 肺下界移动度：嘱患者深呼气或深吸后屏气，迅速叩诊肺上下界	20		
	听诊	（1）呼吸音 支气管呼吸音、肺泡呼吸音、支气管肺泡呼吸音。 （2）啰音。 （3）语音共振。 （4）胸膜摩擦音	20		
操作后处置 （30分）	观察	观察患者有无着凉和不适反应	5		
	患者安置	（1）帮助患者整理衣物，嘱休息。 （2）告知检查基本情况，进行健康宣教	5		
	整理物品	整理用物，物品归位	5		
	记录	及时记录肺部体格检查结果	5		
	总体评价	关爱患者，动作规范、轻柔，保护患者隐私	10		
总　　分			100		

注意事项

(1) 检查前患者保持安静，加强沟通，避免紧张和焦虑。

(2) 检查时，听从医生指导，患者深呼吸，放松身体。

(3) 医生要保持手温暖，手法要温柔，循序渐进。

(4) 告知患者避免在检查中出现移动或咳嗽，以免影响检查效果。

十二、腹部体格检查

操作规范

操作目的	了解腹部脏器的阳性体征、病变部位,为疾病的诊断和治疗提供依据
适应证	适用于各种腹部疾病的诊断,如肝病、胆道疾病、胰腺疾病、胃肠疾病等
禁忌证	严重心肺疾病不能平卧、极度不能配合的患者

工作程序		操作要求
操作前准备	操作者准备	(1) 按七步洗手法洗手、戴口罩、帽子,取病历。 (2) 核对患者信息,了解病情,告知腹部体格检查的目的及配合事项
	患者准备	(1) 患者及家属了解腹部体格检查目的、配合要点及注意事项。 (2) 患者排空膀胱,处于安静状态
	物品准备	测腹围的皮尺、听诊器
	环境准备	整洁,光线明亮柔和,温、湿度适宜(温度 22～24℃,湿度 50%～60%)
操作步骤	体 位	低枕仰卧位,双腿屈曲;暴露的部位为上至剑突、下至耻骨联合
	视 诊	操作者站在患者的右侧,视线降低至腹平面,从侧面切线方向观察腹部外形、呼吸运动、腹部浅表静脉、胃肠型和蠕动波、腹壁其他情况(皮疹、色素、腹纹、瘢痕、疝、上腹部搏动)
	听 诊	(1) 肠鸣音听诊部位 第一个位置在脐与右锁骨中线连线处下一横指。第二个位置在脐与左锁骨中线连线处下一横指。正常 4～5 次/分钟。 (2) 血管杂音 ① 腹主动脉:位于上腹中部腹正中线,脐与剑突连线的中点。 ② 肾动脉:位于上腹两侧,脐与剑突连线中点,与腹直肌外缘相交点。 ③ 髂动脉:位于下腹两侧,脐与耻骨联合连线中点略上 2cm,与腹直肌外缘相交点。 ④ 股动脉:位于腹股沟韧带中点。 ⑤ 静脉性杂音:常在脐周或上腹部

(续表)

工作程序		操 作 要 求
操作步骤	叩 诊	首先用左手中指作板指,右手中指作叩诊指,从左下腹开始,以逆时针方向叩诊。 (1) 移动性浊音 患者仰卧,自腹中部开始,向两侧腹部叩诊。出现浊音时,板指手不离开腹壁,被检查者右侧卧位,用板指手在腹壁最高点再叩诊,呈鼓音;当向腹下部叩诊时,叩音又为浊音;被检查者左侧卧,同样方法叩击。这种因不同体位而出现的浊音区变动现象称为移动性浊音阳性。 (2) 肝上界 沿右锁骨中线,由胸骨第2肋间向下叩诊至腹部,当由清音转为浊音时即为肝上界。 (3) 膀胱叩诊 在耻骨联合上方,当膀胱充盈时,自脐向下叩诊,当鼓音变为浊音时即为膀胱浊音界,排尿后可转为鼓音。 (4) 胆囊区叩痛 左手掌平放于胆囊区,紧贴皮肤,右手握空心拳,以其尺侧叩击左手背部,观察有无疼痛感。 (5) 肋脊角叩痛 找到脊柱和第12肋缘交点,右手握拳,用轻到中等的力量叩击左手背部,观察有无疼痛感
	触 诊	操作者位于被检查者右侧,面对被检查者。前臂与其腹部表面在同一水平。检查时手要温暖,动作应轻柔。 (1) 浅触诊和深部触诊 由浅入深,先健侧后患侧;一般自左下腹开始滑行触诊,沿逆时针方向移动(腹壁紧张度、压痛及包块);触诊腹部各区,边检查边观察患者的反应与表情;触及肿块需注意部位、大小、形态、压痛、搏动和活动度。 (2) 肝触诊(单手或双手) 在前正中线触诊肝脏。一般从脐部开始,自下向上滑行,与呼吸运动配合,测量肝缘与剑突根部间的距离。在右锁骨中线上,自右髂前上棘水平沿右锁骨中线,与呼吸配合,向肋缘滑行移动,直至触及肝缘或肋缘。正常人在右锁骨中线上肝上下径之间距离为9~11 cm。 (3) 脾触诊 左手掌置于左腰部第7~10肋处,右手掌从两侧髂前上棘连线与前正中线交点开始,两手配合,随呼吸运动向深部滑行,向肋弓方向触诊脾脏,直至触及脾缘或左肋缘。触诊不清晰时,患者右侧卧位,右下肢伸直,左下肢屈曲,再触诊。 (4) 墨菲(Murphy)征 以左拇指勾压腹直肌外缘与肋弓交界处,其余4指与肋骨交叉,嘱患者深吸气,同时注意患者的面部表情,询问有无疼痛。 (5) 肾压痛点触诊 双手拇指依次深压季肋点、上输尿管点和中输尿管点。 ① 季肋点:第10肋骨前端,右侧位置稍低,相当于肾盂位置。 ② 上输尿管点:在脐水平线上,腹直肌外缘。 ③ 中输尿管点:在髂前上棘水平线上,腹直肌外缘。 (6) 阑尾麦氏点触诊 手指轻压脐与右髂前上棘连线的中外1/3交点处,询问患者有无疼痛(压痛、反跳痛)。 (7) 液波震颤 患者平卧,用一手的掌面轻贴于腹壁一侧,以另一手的手指迅速叩击腹壁另一侧。如腹腔内有大量游离腹水存在,贴于腹壁的手掌就有波动冲击的感觉。为防止腹壁震动造成的错觉,可让另一人将手掌尺侧轻压于被检查者的腹部正中线上,即可阻止腹壁震动的传导。一般有3 000~4 000 mL以上液体才能查出。 (8) 震水音 听诊器置于被检者上腹部,操作者的另一手自患者腹部一侧摇震患者身体,或者在患者胃部做冲击震动动作,如果听到类似气液冲撞的声音,即为震水音阳性
	观 察	观察患者有无不适反应
	患者安置	(1) 帮助整理衣物,嘱患者休息。 (2) 告知检查基本情况,进行健康宣教

(续表)

工作程序		操 作 要 求
操作步骤	整理物品	整理用物,物品归位,洗手
	记　　录	及时记录腹部体格检查结果
注意事项		关爱患者,动作轻柔,保护患者隐私
相关知识点 (腹部分区)		(1) 四分区法　通过脐画一条水平线与一条垂直线,两线相交将腹部分为 4 个区:左右上腹部和左右下腹部。 (2) 九分区法　由两侧的肋弓下缘和髂前上棘的连线画两条水平线,左右髂前上棘和腹中线连线的中点画两条垂直线,四线相交将腹部划分为左右上腹部、左右侧腹部、左右下腹部、上中下腹部

操作流程

- **操作者准备**
  - (1) 按七步洗手法洗手,戴口罩、帽子,取病历。
  - (2) 核对患者信息,了解病情,告知腹部体格检查的目的及配合事项。

- **患者准备**
  - (1) 患者及家属了解腹部体格检查目的、意义、配合要点及注意事项。
  - (2) 患者排空膀胱,处于安静状态。

- **物品准备** → 听诊器、测腹围的皮尺。

- **环境准备** → 整洁,光线明亮柔和,温、湿度适宜(温度22～24℃,湿度50%～60%)。

- **操作步骤**
  1. 体位　低枕仰卧位,双腿屈曲,暴露的部位为上至剑突,下至耻骨联合。
  2. 视诊　腹部外形、呼吸运动、腹部浅表静脉、胃肠型和蠕动波、腹壁其他情况(皮疹、色素、腹纹、瘢痕、疝、上腹部搏动)。
  3. 听诊　肠鸣音、血管杂音(动脉性杂音、静脉性杂音)。
  4. 叩诊　移动性浊音、肝上界、膀胱、胆囊区叩痛、肋脊角叩痛。
  5. 触诊　浅触诊和深部触诊、肝脾触诊、墨菲征、肾压痛点、阑尾麦氏点触诊、液波震颤、震水音。

- **观察** → 观察患者有无不适反应。

- **患者安置**
  - (1) 帮助整理衣物,嘱患者休息。
  - (2) 告知检查基本情况,宣教。

- **整理物品** → 各类物品分类处理,洗手。

- **记录** → 及时记录腹部体格检查结果。

- **注意事项** → 关爱患者,动作轻柔,保护患者隐私。

操作评分表

操作步骤	操作内容	操作质量要求	分值	得分	备注
操作准备 （10分）	操作者	按要求做自身准备，了解病史，与患者沟通	2		
	患者	患者了解操作目的、要求	2		
	物品	用物准备齐全，有序放置在合理位置	4		
	环境	室内环境清洁，温、湿度适宜	2		
操作步骤 （60分）	体位	协助患者取低枕仰卧位，双腿屈曲。暴露的部位为上至剑突，下至耻骨联合	2		
	视诊	（1）视诊站位与视线角度正确。 （2）视诊内容：腹部外形、皮肤、呼吸、浅表静脉、腹型、胃肠型、蠕动波、疤痕等	8		
	听诊	（1）肠鸣音听诊位置和时间正确。 （2）血管杂音（腹主动脉、肾动脉、髂动脉、股动脉）	8		
	叩诊	（1）移动性浊音　患者仰卧位，自腹中部开始，向两侧腹部叩诊；出现浊音时，板指手不离开腹壁，被检查者右侧卧位，用板指手在腹部最高点再叩诊，呈鼓音，当向腹下部叩诊时，叩音又为浊音。 （2）肝上界　沿右锁骨中线，由胸骨第2肋间向下叩诊至腹部，当由清音转为浊音时即为肝上界。 （3）膀胱叩诊　叩诊在耻骨联合上方进行。当膀胱充盈时，自脐向下叩诊，当鼓音变为浊音时即为膀胱浊音界，排尿后可转为鼓音。 （4）胆囊区叩痛　左手掌平放于胆囊区，紧贴皮肤，右手握空心拳，叩击左手背部，观察有无疼痛感。 （5）肋脊角叩痛　找到脊柱和第12肋缘交点，右手握拳叩击左手背部，观察有无疼痛感	20		
	触诊	（1）浅触诊和深部触诊　由浅入深，自左下腹开始滑行触诊，沿逆时针方向移动（腹壁紧张度、压痛及包块）。 （2）肝触诊（单手或双手）　配合患者的呼吸运动，沿锁骨中线及前正中线单手法或双手法触诊肝脏。	22		

(续表)

操作步骤	操作内容	操作质量要求	分值	得分	备注
操作步骤 (60分)		(3) 脾触诊 配合患者的呼吸运动,双手触诊脾脏。 (4) 墨菲征 以左拇指勾压腹直肌外缘与肋弓交界处,其余4指与肋骨交叉,嘱患者深吸气,询问患者有无疼痛。 (5) 肾压痛点触诊 双手拇指依次深压季肋点、上输尿管点和中输尿管点。 (6) 阑尾麦氏点触诊 手指轻压脐与右髂前上棘连线的中外1/3交点处,询问患者有无疼痛(压痛、反跳痛)。 (7) 液波震颤 患者平卧,用一手的掌面轻贴于腹壁一侧,以另一手的手指迅速叩击腹壁另一侧,贴于腹壁的手掌感受有无波动冲击的感觉。 (8) 震水音 听诊器置于被检者上腹部,操作者的另一手自患者腹部一侧摇震患者身体,或者在患者胃部做冲击震动动作,是否能听到类似气液冲撞的声音			
操作后处置 (30分)	观察	观察患者有无不适反应	5		
	患者安置	(1) 帮助整理衣物,嘱患者休息。 (2) 告知检查基本情况,进行健康宣教	10		
	整理物品	整理用物,物品归位	5		
	记录	及时记录腹部体格检查结果	5		
	总体评价	体现人文关怀,操作熟练,动作规范	5		
总　　分			100		

注意事项　关爱患者,动作轻柔,保护患者隐私。

十三、神经系统体格检查

操作规范

操作目的	(1) 获得神经系统(包括骨骼肌)疾病的定位与定性诊断信息。 (2) 连续的神经系统体格检查用于观察病情及疗效变化
适应证	存在神经系统(包括骨骼肌)病变可能的患者均应进行神经系统体格检查
禁忌证	休克、严重呼吸循环衰竭等危重症患者,应先抢救生命,待患者生命体征平稳后再进行神经系统体格检查

工作程序		操作要求
操作前准备	操作者准备	(1) 按七步洗手法洗手,戴口罩、帽子,取病历。 (2) 核对患者信息,了解病情。 (3) 作自我介绍,告知检查目的、配合事项
	患者准备	(1) 了解检查目的,配合检查。 (2) 患者处于安静状态
	物品准备	(1) 治疗车上层 叩诊锤、棉签、笔式电筒、大头针、压舌板、128 Hz 音叉、视力表、检眼镜等。 (2) 治疗车下层 医疗垃圾桶
	环境准备	整洁,光线明亮柔和,温、湿度适宜(温度 22~24℃,湿度 50%~60%)
操作步骤	体位	取仰卧位,检查过程中按需要变换其他体位
	一般情况检查	(1) 精神状态 观察面容表情,皮肤、黏膜、毛发与指甲、发育和体型、营养状态,体位。通过简单对答,初步了解语言、构音、思维和精神状态。 (2) 意识状态 ① 清醒:能够正确理解言语,准确回答问题,按吩咐做动作,行为和情绪正常,对刺激的反应敏捷。 ② 嗜睡:睡眠状态,轻微刺激(轻拍肩膀或轻声呼唤)可唤醒。 ③ 昏睡:熟睡状态,较强刺激(掐捏皮肤、压眼眶或大声呼唤)可唤醒,可简单答话。 ④ 昏迷:任何刺激不能唤醒。 浅昏迷:对疼痛刺激(掐捏皮肤或压眼眶有痛苦表情或回避反射)有反应,生理反射存在,生命体征多无改变。 中昏迷:强刺激(掐捏皮肤或压眼眶有痛苦表情或回避反射)反应减弱,生理反射减弱,生命体征轻度改变。 深昏迷:对各种刺激无反应,生理反射和病理反射消失,生命体征明显改变。 ⑤ 意识模糊:清醒度下降,注意力减退,情感反应淡漠,理解、定向障碍,对问题理解与应答常有错误。

(续表)

工作程序		操作要求
操作步骤	高级皮质功能检查	⑥ 谵妄：清醒度下降，意识模糊，感觉错乱，躁动不安，言语杂乱，甚至有冲动和攻击行为 包括定向力（时间、地点、人物定向力）、记忆力（瞬时记忆、短时记忆、长时记忆）、计算力、语言能力（失语）、运用能力（失用）、辨认能力（失认）、视空间技能和执行功能的检查（口述）；检查语言能力包括口语表达、听理解、复述、命名、阅读、书写6个方面。 (1) 运动性失语（Broca失语）　显著的口语表达障碍（能听懂，能发音，但无法正确表达），或能理解，但无法复述，命名困难，多伴右偏瘫。 (2) 感觉性失语（Wernicke失语）　听力正常，不能理解言语，不能执行口头指令。 (3) 传导性失语　复述不成比例受损。 (4) 经皮质失语　复述功能好，包括经皮质运动性失语、经皮质感觉性失语、经皮质混合性失语。 (5) 命名性失语　不能说出物体名称。 (6) 失读症　严重的阅读障碍。 (7) 失写症　书写困难。 (8) 全面性失语　所有语言功能严重障碍
	脑神经检查	嗅神经（Ⅰ）：观察鼻腔是否通畅，排除局部病变。嘱患者闭目，用手指按压一侧鼻孔，用如香皂、牙膏、香烟等置于另一侧鼻孔，嘱患者说出嗅到的气味
		视神经（Ⅱ）： (1) 视力　利用国际标准视力表、标准近视力表分别检查两眼远近视力。 (2) 视野　手试对比检查法粗略测定视野，必要时做视野计测定。正常范围：鼻侧60°，上方55°，颞侧90°，下方70°。 (3) 眼底　检查视神经乳头的形状、大小、边缘、颜色、血管和有无出血点等。正常眼底的视神经乳头为圆形或卵圆形，边缘清楚，色淡红，生理凹陷清晰。动脉色红，静脉色暗，其比例为2∶3
		动眼（Ⅲ）、滑车（Ⅳ）、展神经（Ⅵ）： (1) 外观　观察两侧眼裂大小，是否对称，有无眼睑下垂、眼球凹陷、斜视。 (2) 眼球运动　嘱按左、左上、左下、右、右上、右上、下8个方向运动，最后检查辐辏动作，观察有无眼球运动受限、复视、眼球震颤。 (3) 瞳孔及反射　观察瞳孔大小（正常直径3～4 mm）、形状、位置及是否对称；检查直接/间接对光反射；调节和辐辏反射：两眼平视远处时，再突然注视近处，出现两眼会聚（辐辏反射），瞳孔缩小（调节反射）
		三叉神经（Ⅴ）： (1) 咀嚼肌运动　观察有无颞肌、咬肌萎缩；嘱患者张口，以上下门齿中缝为标准，判定下颌有无偏斜，如下颌偏斜提示该侧翼状肌瘫痪。 (2) 感觉　检查三叉神经分布区痛觉、触觉及温度觉3种感觉，两侧及内外对比，观察有无过敏、减退或消失。 (3) 反射 ① 角膜反射：用棉絮轻触角膜外缘，双眼瞬目动作。 ② 下颌反射：患者微张口，轻叩置于患者下颌中央检查者拇指，观察下颌有无上提

(续表)

工作程序			操 作 要 求
操作步骤	脑神经检查	面神经（Ⅶ）	(1) 面肌运动 ① 观察患者额纹、鼻唇沟是否变浅对称，眼裂大小是否对称，口角有无低垂歪斜； ② 嘱患者做皱眉、蹙额、睁闭眼、示齿、鼓腮、吹哨、微笑等动作，观察面肌有无瘫痪及是否对称。 (2) 味觉（舌前 2/3）　用棉签蘸醋、食糖、奎宁、食盐溶液检查酸、甜、苦、咸味觉。 (3) 角膜反射　同三叉神经
		听神经 （前庭蜗神经） （Ⅷ）	(1) 蜗神经 ① Rinne 试验：比较气导和骨导。 ② Weber 试验：将振动音叉置于患者额顶正中，比较两侧骨导。 (2) 前庭神经　冷热水试验、转椅试验
		舌咽神经（Ⅸ）、 迷走神经（Ⅹ）	(1) 运动　有无声音嘶哑、饮水呛咳、吞咽困难；嘱患者发"啊"音，观察双侧软腭抬举是否一致，腭垂是否偏斜。 (2) 味觉（舌后 1/3）　检查方法同面神经。 (3) 感觉　棉签轻触软腭和咽后壁，观察患者有无反应。 (4) 反射 ① 咽反射：用压舌板分别轻触两侧咽后壁，应有作呕反应。 ② 眼心反射：中指与示指压眼球 20～30 s，脉搏减少 10～12 次/分钟。 ③ 颈动脉窦反射：中指与示指轻压一侧颈总动脉分叉处，可引起心率减慢
		副神经（Ⅺ）	嘱对抗阻力向两侧转颈和耸肩，检查胸锁乳突肌及斜方肌功能
		舌下神经（Ⅻ）	观察有无伸舌偏斜、舌肌萎缩和肌束颤动
	运动系统检查	肌容积和营养	观察、比较两侧对称部位肢体、躯干及颜面的肌肉外形及体积，有无肌萎缩、假性肥大，观察其分布范围
		肌张力	患者肌肉放松，触摸感受其肌肉硬度，并被动屈伸肢体感知其阻力
		肌力	肌力指患者主动运动时肌肉的收缩力，一般以关节为中心检查肌群的伸、屈、内收、外展、旋前和旋后等功能。采用 6 级（0～5 级）肌力记录法。 (1) 0 级　完全瘫痪，肌肉无收缩。 (2) 1 级　肌肉可收缩，但不能产生动作。 (3) 2 级　肢体能在床面上移动，但不能抵抗自身重力、抬离床面。 (4) 3 级　肢体能抵抗重力抬离床面，但不能抵抗阻力。 (5) 4 级　肢体能做抗阻力动作，但不完全。 (6) 5 级　正常肌力。 检查时须排除因疼痛、关节强直或肌张力过高所致的活动受限；轻度瘫痪时可行轻瘫试验

(续表)

工作程序			操 作 要 求
操作步骤	运动系统检查	共济运动	(1) 指鼻试验　嘱患者外展伸直一侧上肢,用示指尖触碰自己的鼻尖,用不同方向、速度、睁眼与闭眼反复进行,两侧比较。 (2) 快速轮替试验　嘱患者前臂快速旋前和旋后,或一手用手掌、手背连续交替拍打对侧手掌。 (3) 跟-膝-胫试验　患者取仰卧位,抬起一侧下肢至一定高度,将足跟置于对侧膝盖上,再沿胫骨前缘下移。 (4) 闭目难立(Romberg)征　嘱患者双足并拢站立,双手向前平伸,同时闭目。 ① 后索病变:出现感觉性共济失调,睁眼站立稳,闭眼时不稳,称为闭目难立征阳性 ② 小脑病变:睁眼闭眼均不稳,闭眼更明显
		不自主运动	观察患者有无不能随意控制的舞蹈样动作、手足徐动、肌束颤动、肌痉挛、震颤(静止性、动作性和姿势性)和肌张力障碍等
		姿势和步态	观察患者坐位、平卧、站立和行走有无异常。共济运动除与小脑有关外,尚有视觉和深感觉参与,故检查时应睁眼、闭眼各做一次;肌张力异常、肌力减退和不自主运动者,此项检查意义不大
	感觉系统检查	浅感觉	(1) 痛觉　用大头针的尖端和钝端交替轻刺皮肤,询问患者是否疼痛。 (2) 触觉　用棉签轻触皮肤,询问患者有无感觉。依次检查左右侧、肢体近端与远端。 (3) 温度觉　用装有冷水(0~10℃)和热水(40~50℃)的试管交替接触患者皮肤,嘱患者辨别冷热感。 发现感觉减退时,为确定其范围,一般从感觉减退区向正常区检查,若为痛觉过敏则从正常区向过敏区检查。一般痛、触觉无异常可不做温度觉检查
		深感觉	(1) 运动觉　患者闭目,检查者轻轻夹住手指或脚趾两侧使其屈曲或背伸,令患者说出运动方向,即"向上"或"向下"。先小幅运动,若患者不能识别,再加大运动幅度。 (2) 位置觉　患者闭目,检查者将其肢体摆放成某一姿势,请患者描述该姿势或让其用另一侧肢体模仿。 (3) 振动觉　将振动的音叉柄末端置于骨突起处(如手指、桡尺骨茎突、鹰嘴、足趾、内外踝、胫骨、膝、髂前上棘和肋骨等处),询问有无振动感,比较左右两侧感觉强弱及持续时间
		复合感觉（口述）	包括实体觉、图形觉、定位觉、两点辨别觉
	反射检查	浅反射	(1) 腹壁反射　患者仰卧位,双膝半屈,放松腹肌,检查者用棉签或钝竹签分别沿肋弓下缘、平脐及腹股沟上缘的方向,由外向内轻而快速划过腹壁皮肤,分别称上、中、下腹壁反射。反射表现为同侧腹肌收缩,脐向同侧牵拉。 (2) 跖反射　用棉签由后向前划足底外侧,至小趾根部转向内侧划过足掌,反射效应为足趾跖屈。 (3) 提睾反射(口述) (4) 肛门反射(口述)

(续表)

工作程序			操 作 要 求
操作步骤	反射检查	深反射	(1) 肱二头肌腱反射　患者取坐位或卧位,肘部屈曲,检查者以左拇指置于患者肘部肱二头肌腱上,右手持叩诊锤叩击左拇指,可使肱二头肌收缩,前臂屈曲。 (2) 肱三头肌腱反射　患者取坐位或卧位,上臂外展,肘部半屈,检查者用左手托住其上臂,右手持叩诊锤叩击肱三头肌腱(鹰嘴上方),可使肱三头肌收缩,引起前臂伸展。 (3) 桡骨膜反射　患者取坐位或卧位,肘部半屈半旋前位,检查者用一手托住其前臂(坐位时),另一手持叩诊锤叩击桡侧下端,可引起肱桡肌收缩,发生屈肘和前臂旋前动作。 (4) 膝反射　患者取坐位,小腿自然下垂与大腿成直角;卧位检查,检查者左手托住腘窝使膝关节成约 135° 屈曲,右手持叩诊锤叩击股四头肌肌腱(髌骨下方),可引起小腿伸展。 (5) 踝反射(跟腱反射)　患者取仰卧位、屈膝成约 90°,下肢外旋外展,检查者左手将患者足部背屈成直角,右手持叩诊锤叩击跟腱,可使腓肠肌和比目鱼肌收缩,足向跖面屈曲。 (6) 阵挛 ① 髌阵挛:患者仰卧,下肢伸直,检查者用拇、示两指捏住髌骨上缘,突然而迅速地向下方推动,阳性反应为髌骨发生连续节律性上下颤动。 ② 踝阵挛:患者仰卧,检查者用左手托住患者腘窝,使膝关节半屈曲,右手握住足前部突然用力背屈踝关节并维持背屈位,阳性反应为跟腱发生节律性收缩,使足部呈现交替性屈伸动作。 (7) 深反射强度分 5 级 ① 消失(-):无肌肉收缩反应。 ② 减弱(+):较正常反应弱。 ③ 正常(++):反应正常。 ④ 活跃(+++):较正常反应增强但无阵挛。 ⑤ 亢进(++++):伴有阵挛或腱反射重复反应(叩击肌腱 1 次引起多次肌收缩)
		病理反射	(1) 巴宾斯基(Babinski)征　取仰卧位,用钝竹签轻划足底外侧,由足跟向前至小趾根部转向内侧。 ① 阴性(正常):表现为所有足趾跖屈。 ② 阳性:表现为踇趾背屈,其余各趾扇形展开,提示锥体束病变。 (2) 查多克(Chaddock)征　取仰卧位,用竹签轻划足背外下缘,由后向前,结果判断同巴宾斯基征。 (3) 奥本海姆(Oppenheim)征　取仰卧位,检查者示指和中指关节用力沿胫骨前缘自上向下推压至踝上方,结果判断同巴宾斯基征。 (4) 戈登(Gordon)征　检查者用手捏腓肠肌,结果判断同巴宾斯基征。 (5) 霍夫曼(Hoffmann)征　取坐位或仰卧位,检查者左手握住患者腕上方,右手示指和中指夹住患者中指第二指节,使腕部略背屈,拇指向下快速弹刮患者中指指甲。阳性表现为除中指外其余各指屈曲,提示锥体束损害

(续表)

工作程序			操 作 要 求
操作步骤	脑膜刺激征检查	颈项强直	取仰卧位,撤去枕头,双下肢伸直,检查者托起患者枕部使头部前屈,感受有无颈项抵抗。 (1) 阴性(正常) 无颈项强直。 (2) 阳性 颈项部有抵抗感,下颌不能触及胸骨柄,强直程度用下颌与胸骨柄间距离(几横指)表示。 有颈椎病或肌张力增高时此项检查不准确
		凯尔尼格(Kernig)征	取仰卧位,检查者托起患者一侧大腿,使髋、膝关节屈曲成约90°。左手固定膝关节,右手握住足跟,使小腿慢慢上抬,被动伸展膝关节。 ① 阴性(正常) 患者大腿与小腿间夹角可达到135°,无大腿后侧及腘窝疼痛。 ② 阳性 患者大腿与小腿间夹角不到135°就阻力明显,伴有大腿后侧及腘窝疼痛
		布鲁金斯基(Brudzinski)征	取仰卧位,撤去枕头,双下肢伸直,检查者托起患者枕部使头部前屈,观察下肢反应。 (1) 阴性(正常) 双侧髋、膝关节无不自主屈曲反应。 (2) 阳性 患者颈部有抵抗及颈后疼痛感,双侧髋、膝关节不自主屈曲
	自主神经功能检查		(1) 询问肛门括约肌功能、性功能是否正常。 (2) 自主神经反射 眼心反射、颈动脉窦反射、卧立位试验、竖毛反应、皮肤划痕试验(口述)。
操作后处置	观 察		神经系统重要阴性体征和阳性体征反应
	患者安置		(1) 整理患者衣物,保护隐私,询问有无不适。 (2) 简要告知神经系统体格检查结果,抚慰患者
	整理物品		检查用物分类处理和放置:大头针等尖锐检查工具用酒精棉球擦拭后置于保护套内;检眼镜置于工具箱内。一次性物品放医疗垃圾桶
	记 录		及时记录神经系统体格检查结果(阳性体征和重要阴性体征)
注意事项			(1) 检查者应熟悉神经系统解剖和生理,掌握各种检查方法和技巧。 (2) 检查时要保持手温暖,以免手凉引起患者肌肉紧张。对于异常结果,应结合患者的病史和临床表现进行综合分析。 (3) 对于需要进一步检查或治疗的患者,应及时安排并告知相关要求。 (4) 对于检查过程中出现的紧急情况,应立即采取必要的急救措施并及时上报。 (5) 通过检查不同神经区域的功能状况,帮助确定病变部位

(续表)

相关知识点	特殊类型意识障碍	(1) 去皮质综合征 又称为去皮质状态。患者常表现为无意识地睁眼、闭眼和眼球活动,无自发语言及有目的动作,无意识活动,存在觉醒-睡眠周期,但觉醒及睡眠时间缺乏规律。大小便失禁。四肢肌张力增大,双侧锥体束征阳性。身体姿势为上肢屈曲内收,腕及手指屈曲,双下肢伸直,足屈曲,称为去皮质强直。 (2) 去大脑强直 一种伴有特殊姿势的意识障碍,表现为角弓反张、牙关紧闭、双上肢伸直内旋内、双下肢伸直跖屈,病理征阳性,多有双侧瞳孔散大固定。 (3) 无动性缄默 患者可睁眼及注视检查者,并能随之转动眼球,有时对声音刺激有注视反应,貌似清醒。其他心理活动缺乏,表情极为淡漠,不言不语,无肢体活动,大小便失禁,肌肉松弛,无锥体束征,存在觉醒-睡眠周期。 (4) 植物状态 患者对自身和外界的认知功能丧失,呼之不应,不能与外界交流,有自发或反射性睁眼,偶可发现视物追踪,可有无意义哭笑,存在吸吮、咀嚼和吞咽等原始反射,有觉醒-睡眠周期,大小便失禁
	轻瘫试验	(1) 上肢 ① 上肢平伸试验:双上肢平举,掌心向上,轻瘫侧上肢逐渐下垂和旋前(掌心向内)。 ② 巴利(Barre)分指试验:相对分开双手五指并伸直,轻瘫侧手指逐渐并拢屈曲。 ③ 小指征:双上肢平举,手心向下,轻瘫侧小指常轻度外展。 (2) 下肢 ① 外旋征:仰卧位双腿伸直,轻瘫侧下肢常呈外旋位。 ② 下肢轻瘫试验:俯卧位,双膝关节均屈曲成直角,轻瘫侧小腿逐渐下落。 ③ 下肢下垂试验:仰卧位,双下肢膝、髋关节均屈曲成直角,轻瘫侧下肢逐渐下落
	复合感觉	(1) 实体觉 患者闭目,让其触摸熟悉的物件,如钥匙、笔和牙刷等,再令其说出物件的形状和名称。分别测试两手辨别力并进行比较。 (2) 图形觉 患者闭目,检查者用手指或竹签在其皮肤画写简单的图形、阿拉伯数字和英文字母等符号,令其说出书写的内容,左右比较。 (3) 定位觉 患者闭目,用手指或棉签轻触其皮肤,让其指出刺激部位。正常误差手部<0.35 cm,躯干<1 cm。 (4) 两点辨别觉 患者闭目,用钝脚规的两脚轻轻刺激皮肤上两点,请其报告是一点还是两点。若能正确区别,逐渐缩短两脚间距离,重复刺激,直至患者感觉为一点时,测其间距,两侧比较。正常身体各处最小两点刺激辨别距离不一,其中指尖0.2~0.4 cm、手掌1.5~2 cm、手背2~3 cm、小腿前面4 cm、后背6~7 cm

(续表)

相关知识点	自主神经反射	(1) 眼心反射　患者卧位放松,测脉率,检查者用示指和中指对双侧眼球逐渐施加压力,以患者不痛为限,加压 20～30 s,再测脉率。正常人前后每分钟脉搏数减少 10～12 次,迷走神经损害者无反应。若每分钟脉搏数减少 12 次以上,提示迷走神经功能亢进;若压迫后脉率不减少反而增加,提示交感神经功能亢进,又称为倒错反应。因压迫眼球可能引起视网膜脱离,该项检查应慎重。 (2) 颈动脉窦反射　检查者用示指和中指压迫一侧颈总动脉分叉处(平甲状软骨上缘的胸锁乳突肌内缘处)10～15 s,可使脉率减慢,异常结果及意义同眼心反射。该反射可能诱发心动过缓、血压过低,甚至晕厥,不宜同时按压双侧颈动脉窦,有心脏病、颅内压增高者不宜做此项检查。检查中若发现面色苍白、出虚汗和晕厥,应及时终止压迫。 (3) 卧立位试验　分别测卧位、直立位心率和血压。若直立位心率增加 12 次以上,提示交感神经功能亢进。由卧位变为立位 5 min 内,直立位收缩压较卧位下降 20 mmHg 以上,舒张压下降 10 mmHg 以上,而心率加快与卧位相比小于 10 次/分钟,考虑为神经源性直立性低血压,提示心血管肾上腺素能交感神经纤维损害。如果血压下降小于 20/10 mmHg,而心率较卧位增加大于 30 次/分钟,或心率大于 120 次/分钟,提示体位性心动过速,原因之一是副交感神经的功能减低或者交感神经功能相对亢进。 (4) 竖毛反应　当皮肤受到寒冷及疼痛刺激时可反射性引起竖毛肌收缩(由交感神经支配),表现为毛裂处隆起,状如鸡皮,并逐渐向周围扩散,称竖毛反应。脊髓横贯性损害时,以冰块刺激颈后或腋窝皮肤,竖毛反应在损害平面以下消失。节段性或周围性自主神经损害,以冰块刺激或搔刮病变神经支配的局部皮肤不能引起竖毛反应。 (5) 皮肤划痕试验　用竹签等钝器在皮肤上适度用力划出一条白线,正常反应为数秒后变为一条红线并增宽,带有红晕,宽度一般不超过 0.6 cm。若白线持续时间较久,提示交感神经兴奋性升高;若红线持续较久,并明显增宽甚至隆起,提示副交感神经兴奋性升高或交感神经麻痹

操作流程

操作者准备
(1) 按七步洗手法洗手,戴口罩、帽子,取病历。
(2) 核对患者信息,了解病情,告知检查目的与配合事项。

患者准备 → 了解检查目的,配合检查,体位合适,处于安静状态。

物品准备
(1) 治疗车上层 叩诊锤、棉签、笔式电筒、大头针、压舌板、128 Hz 音叉、视力表、检眼镜等。
(2) 治疗车下层 医疗垃圾桶。

环境准备 → 整洁,光线明亮柔和,温、湿度适宜(温度 22～24℃,湿度 50%～60%)。

操作步骤
患者取仰卧位,检查过程中按需要变换其他体位。
1. 一般检查 一般情况(面容表情、皮肤黏膜、毛发、指甲、发育、体型、营养状态、体位、语言、构音、思维和精神状态),意识状态包括清醒、嗜睡、昏睡、昏迷(浅昏迷、中昏迷、深昏迷)、意识模糊、谵妄。
2. 高级皮质功能检查 定向力、记忆力、计算力、语言能力(失语)、运用能力(失用)、辨认能力(失认)、视空间技能和执行功能。
3. 脑神经检查 Ⅰ嗅、Ⅱ视、Ⅲ动眼、Ⅳ滑车、Ⅴ三叉、Ⅵ外展、Ⅶ面、Ⅷ位听、Ⅸ舌咽、Ⅹ迷走、Ⅺ副、Ⅻ舌下神经。
4. 运动系统检查 肌容积和营养、肌张力、肌力、共济运动、不自主运动、姿势和步态。
5. 感觉系统检查 浅感觉(痛觉、触觉、温度觉)、深感觉(运动觉、位置觉、振动觉)、复合感觉(实体觉、图形觉、定位觉、两点辨别觉)。
6. 反射检查 浅反射(腹壁反射、跖反射、提睾反射、肛门反射)、深反射(肱二头肌腱反射、肱三头肌腱反射、桡骨膜反射、膝反射、踝反射、髌阵挛、踝阵挛)、病理反射(巴宾斯基征、查多克征、奥本海姆征、戈登征、霍夫曼征)。
7. 脑膜刺激征检查 颈项强直、凯尔尼格征、布鲁金斯基征。
8. 自主神经功能检查 肛门括约肌功能、性功能、自主神经反射(眼心反射、颈动脉窦反射、卧立位试验、竖毛反应、皮肤划痕试验)。

观察 → 神经系统重要阴性体征和阳性体征。

患者安置 → 整理患者衣物,保护隐私。告知检查结果,嘱休息。

整理物品 → 各类物品分类处理,洗手。

| 记　　录 |→| 及时记录神经系统体格检查结果（阳性体征和重要阴性体征）。

| 注意事项 |→ (1) 检查者应熟悉神经系统解剖和生理，掌握各种检查方法和技巧。
(2) 检查时要保持手温暖，以免手凉引起患者肌肉紧张。对于异常结果，应结合患者的病史和临床表现进行综合分析。
(3) 对于需要进一步检查或治疗的患者，应及时安排并告知相关要求。
(4) 对于检查过程中出现的紧急情况，应立即采取必要的急救措施并及时上报。
(5) 通过检查不同神经区域的功能状况，帮助确定病变部位。

> 操作评分表

操作步骤	操作内容	操作质量要求	分值	得分	备注
操作准备 （10分）	操作者	按要求做自身准备；了解病史，与患者沟通	2		
	患者	了解操作目的、要求，处于安静状态	2		
	物品	用物准备齐全，有序放置在合理位置	4		
	环境	室内环境清洁，温、湿度适宜，光线明亮柔和	2		
操作步骤 （60分）	体位	助患者取仰卧位，根据需要变换体位	2		
	一般检查	（1）面容表情、皮肤黏膜、毛发、指甲、发育、体型、营养状态、体位、语言、构音、思维和精神状态。 （2）意识状态	5		
	高级皮层功能检查	（1）定向力、记忆力、计算力、失语、失用、失认、视空间技能和执行功能（口述）。 （2）失语	3		
	脑神经检查	（1）嗅神经 嗅觉。 （2）视神经 视力、手试对比法检查视野、眼底。 （3）动眼神经、滑车神经、外展神经 ① 外观。 ② 眼球运动：是否受限及程度和方向、复视、眼球震颤。 ③ 瞳孔：大小、形状、直接对光反射、间接对光反射、辐辏反射和调节反射。 （4）三叉神经 咀嚼肌运动、面部感觉、角膜反射。 （5）面神经 ① 面肌运动：观察额纹、眼裂、鼻唇沟、口角，然后做皱额、蹙眉、睁闭眼、示齿、鼓腮、吹哨、微笑动作。 ② 舌前2/3味觉。 ③ 角膜反射：同三叉神经。 （6）位听神经 ① 听力：骨导气导比较（Rinne）试验、双侧骨导比较（Weber）试验。 ② 前庭觉：冷热水试验、转椅试验。	20		

(续表)

操作步骤	操作内容	操作质量要求	分值	得分	备注
操作步骤（60分）	脑神经检查	(7) 舌咽神经、迷走神经 ① 运动：发"啊"音，观察软腭抬举、腭垂是否偏斜。 ② 感觉：棉签轻触软腭和咽后壁黏膜，询问感觉。 ③ 舌后 1/3 味觉。 ④ 咽反射。 (8) 副神经　转颈、耸肩。 (9) 舌下神经　伸舌有无偏斜、舌肌萎缩、肌束颤动	20		
	运动系统检查	(1) 肌容积和营养 (2) 肌张力 (3) 肌力 (4) 共济运动 ① 指鼻试验。 ② 跟-膝-胫试验。 ③ 闭目难立征。 (5) 不自主运动。 (6) 姿势步态	5		
	感觉系统检查	(1) 浅感觉　痛觉、触觉、温度觉。 (2) 深感觉　运动觉、位置觉、振动觉。 (3) 复合感觉　实体觉、图形觉、定位觉、两点辨别觉	5		
	反射检查	(1) 浅反射　腹壁反射、跖反射。 (2) 深反射　肱二头肌腱反射、肱三头肌腱反射、桡骨膜反射、膝反射、踝反射、髌阵挛和踝阵挛。 (3) 病理反射　巴宾斯基征、查多克征、奥本海姆征、戈登征、霍夫曼征	15		
	脑膜刺激征	颈项强直、凯尔尼格征、布鲁金斯基征	3		
	自主神经功能检查	肛门括约肌功能、性功能；自主神经反射(眼心反射、颈动脉窦反射、卧立位试验、竖毛反应、皮肤划痕试验)(口述)	2		

(续表)

操作步骤	操作内容	操作质量要求	分值	得分	备注
操作后处置（30分）	观察	神经系统重要阴性体征和阳性体征反应	5		
	患者安置	整理患者衣物,保护隐私。告知检查结果,嘱休息	5		
	整理物品	整理用物,分类处理	5		
	记录	及时记录神经系统体格检查结果（阳性体征和重要阴性体征）	5		
	总体评价	体现人文关怀,操作熟练,动作规范	10		
总 分			100		

注意事项

(1) 检查者应熟悉神经系统解剖和生理,掌握各种检查方法和技巧。

(2) 检查时要保持手温暖,以免手凉引起患者肌肉紧张。对于异常结果,应结合患者的病史和临床表现进行综合分析。

(3) 对于需要进一步检查或治疗的患者,应及时安排并告知相关要求。

(4) 对于检查过程中出现的紧急情况,应立即采取必要的急救措施并及时上报。

(5) 通过检查不同神经区域的功能状况,帮助确定病变部位。

十四、甲状腺体格检查

操作规范

操作目的		(1) 初步判断甲状腺是否有肿大、结节等情况。 (2) 初步了解肿大结节的大小、质地、与周围组织有无粘连
适应证		(1) 正常人群的常规体检。 (2) 有颈部肿大、呼吸不畅、吞咽困难等症状,怀疑与甲状腺疾病相关者
禁忌证		无绝对禁忌证
工作程序		操作要求
操作前准备	操作者准备	(1) 按七步洗手法洗手,戴口罩、帽子,取病历。 (2) 核对患者信息,了解病情,告知甲状腺检查目的及配合事项
	患者准备	(1) 患者了解甲状腺检查目的、配合要点及注意事项。 (2) 患者处于安静状态
	物品准备	速干手消毒剂、听诊器
	环境准备	室内整洁,光线明亮柔和,温、湿度适宜(温度 22~24℃,湿度 50%~60%)
操作步骤	体位	患者取坐位,充分暴露颈部,头稍后仰
	视诊	(1) 看甲状腺的大小和对称性。 (2) 观察时嘱患者做吞咽动作,可见甲状腺随吞咽动作上下移动
	触诊	(1) 后面触诊法 ① 峡部:检查者站在患者后面用示指、中指自胸骨上切迹向上触摸,可触到气管前软组织,判断有无增厚。请患者做吞咽动作,可感到此软组织在手指下滑动,判断有无增大、肿块和震颤。 ② 侧叶:检查者站在患者后面,一手示指、中指施压一侧甲状软骨,将气管推向对侧;另一手拇指在对侧胸锁乳突肌后缘向前推挤甲状腺,示指、中指在其前缘触诊甲状腺。再嘱患者配合吞咽动作,重复检查。用同样的方法检查另一侧甲状腺。 (2) 前面触诊法 ① 峡部:检查者站在患者前面,用拇指从胸骨上切迹向上触摸,可触到气管前软组织,判断有无增厚。请患者做吞咽动作,可感到此软组织在手指下滑动,判断有无增大、肿块和震颤。 ② 侧叶:检查者站在患者前面,一手拇指施压于一侧甲状软骨,将气管推向对侧;另一手示指、中指在胸锁乳突肌后缘向前推挤甲状腺,拇指在胸锁乳突肌前缘触诊。嘱患者做吞咽动作,重复检查。用同样的方法检查另一侧甲状腺

(续表)

工作程序		操 作 要 求
操作步骤	听　诊	将听诊器放在甲状腺部位听诊（两侧均需要检查），听诊甲状腺有无血管杂音
操作后安置	观　察	(1) 甲状腺是否有肿大、结节等情况。 (2) 肿大的甲状腺结节的大小、与周围组织有无粘连
	患者安置	(1) 帮助患者整理好衣服，嘱休息。 (2) 告知检查结果，健康宣教
	整理物品	速干手消毒剂、听诊器归位，洗手
	记　录	及时记录甲状腺体格检查结果
注意事项		(1) 注意手卫生、手温暖，避免患者在检查中出现不适。 (2) 检查前，患者尽量保持情绪稳定，避免过度紧张和焦虑。 (3) 检查时，患者放松身体，配合体检。 (4) 检查后，患者出现异常，应酌情处理
相关知识点		(1) 体表标识　甲状软骨在舌骨下方，两侧甲状软骨板前缘在正中线上方形成喉结。甲状腺位于甲状软骨下方，气管两旁。侧叶上端达甲状软骨的中部，下端抵第4气管环。峡部连接左右叶，位于第2～4气管软骨环前方。 (2) 甲状腺肿大的分度　甲状腺肿大分3度。甲状腺不能看到但能触及为Ⅰ度；甲状腺能看到又能触及，但未超过胸锁乳突肌后缘为Ⅱ度；甲状腺肿大超过胸锁乳突肌后缘为Ⅲ度。 (3) 甲状腺听诊　当触到甲状腺肿大时，将听诊器放在肿大的甲状腺上，如听到有血管杂音（低调的连续性静脉嗡鸣音），提示甲状腺功能亢进，在弥漫性甲状腺肿伴功能亢进者还可听到收缩期动脉杂音

◎ 操作流程

| 操作者准备 | → | (1) 按七步洗手法洗手,戴口罩、帽子,取病历。
(2) 核对患者信息,了解病情,告知甲状腺检查的目的及配合事项。 |

患者准备 → 了解操作目的、配合要点及注意事项,处于安静状态。

物品准备 → 速干手洗消毒剂、听诊器。

环境准备 → 室内整洁,光线明亮柔和,温、湿度适宜(温度 22~24℃,湿度 50%~60%)。

操作步骤 →
1. 体位　患者取坐位,充分暴露颈部,头稍后仰。
2. 视诊　观察甲状腺的大小和对称性。观察时嘱患者做吞咽动作,可见甲状腺随吞咽动作上下移动。
3. 触诊　取消毒液洗手,触摸甲状腺有无肿大、肿块及震颤。
   (1) 后面触诊
       ① 峡部:站在患者后面用示指、中指自胸骨上切迹向上触摸,可触到气管前软组织,判断有无增厚。请患者做吞咽动作,判断有无增大、肿块及震颤。
       ② 侧叶:站在被检者后面,一手示指、中指施压一侧甲状软骨,将气管推向对侧;另一手拇指在对侧胸锁乳突肌后缘向前推挤甲状腺,示指、中指在其前缘触诊甲状腺。再嘱患者配合吞咽动作,重复检查。用同样的方法检查另一侧甲状腺。
   (2) 前面触诊
       ① 峡部:站于患者前面,用拇指从胸骨上切迹向上触摸,可触到气管前软组织,判断有无增厚。请患者做吞咽动作,可感到此软组织在手指下滑动,判断有无增大、肿块及震颤。
       ② 侧叶:站于患者前面,一手拇指施压于一侧甲状软骨,将气管推向对侧,另一手示指、中指在胸锁乳突肌后缘向前推挤甲状腺,拇指在胸锁乳突肌前缘触诊。嘱患者做吞咽动作重复检查。用同样的方法检查另一侧甲状腺。
3. 听诊　将听诊器放在甲状腺部位,听诊有无血管杂音。

观　察 → (1) 甲状腺是否有肿大、结节等情况。
(2) 肿大的甲状腺结节的大小、与周围组织有无粘连。

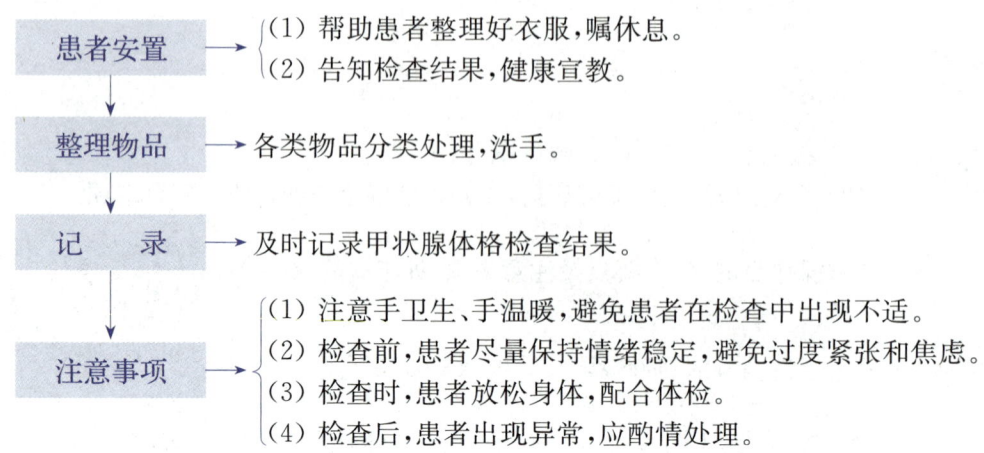

操作评分表

操作步骤	操作内容	操作质量要求	分值	得分	备注
操作准备 （10分）	操作者	按要求做自身准备，了解病史，与患者沟通	2		
	患者	患者了解操作目的要求	2		
	物品	用物准备齐全，有序放置在合理位置	4		
	环境	室内环境清洁，温、湿度适宜	2		
操作步骤 （60分）	体位	患者取坐位，充分暴露颈部，头稍后仰	2		
	视诊	观察甲状腺的大小和对称性。嘱患者做吞咽动作，可见甲状腺上下移动	8		
	触诊	（1）后面触诊法 ① 峡部：触到气管前软组织，判断有无增厚。患者做吞咽动作，判断有无增大、肿块和震颤。 ② 侧叶：推挤甲状腺，示指、中指在其前缘触诊甲状腺。再嘱患者做吞咽动作，重复检查。用同样的方法检查另一侧甲状腺。 （2）前面触诊法 ① 峡部：触到气管前软组织，判断有无增厚。患者做吞咽动作，可感到此软组织在手指下滑动，判断有无增大、肿块和震颤。 ② 侧叶：将气管推向对侧，另一手示指、中指在胸锁乳突肌后缘向前推挤甲状腺，拇指在胸锁乳突肌前缘触诊。患者做吞咽动作，重复检查。用同样的方法检查另一侧甲状腺	20		
	听诊	将听诊器放在甲状腺部位听诊（两侧均需检查），听诊甲状腺有无血管杂音	15		
操作后处置 （30分）	观察	甲状腺有无肿大、结节等情况，与周围组织有无粘连	5		
	患者安置	（1）帮助患者整理衣服，嘱休息。 （2）告知检查结果。 （3）健康宣教	5		

(续表)

操作步骤	操作内容	操作质量要求	分值	得分	备注
操作后处置（30分）	整理物品	整理好听诊器,速干手消毒剂归位	5		
	记录	记录甲状腺体格检查结果	5		
	总体评价	体现人文关怀,操作熟练,动作规范	10		
总　分			100		

注意事项
(1) 注意手卫生、手温暖,避免患者在检查中出现不适。
(2) 检查前,患者尽量保持情绪稳定,避免过度紧张和焦虑。
(3) 检查时,患者放松身体,配合体检。
(4) 检查后,患者出现异常,应酌情处理。

十五、全身浅表淋巴结检查

操作规范

操作目的	(1) 判断全身浅表淋巴结大小、质地、淋巴结活动度,以及淋巴结与周围组织的粘连情况。 (2) 为临床诊断提供依据
适应证	全身浅表淋巴结肿大
禁忌证	无绝对禁忌证
工作程序	操作要求

	工作程序	操作要求
操作前准备	操作者准备	(1) 按七步洗手法洗手,戴口罩、帽子,取病历。 (2) 核对患者信息,了解病情,告知淋巴结检查目的及配合事项
	患者准备	(1) 患者了解淋巴结检查目的、配合要点及注意事项。 (2) 患者处于安静状态
	物品准备	速干手消毒剂,按需要准备屏风
	环境准备	整洁,光线明亮柔和,温、湿度适宜(温度22~24℃,湿度50%~60%)
操作步骤	体位	患者取仰卧位或坐位、暴露检查部位;未检查部位要适当遮盖,注意保护患者的隐私
	视诊	观察检查部位(按检查顺序依次是颈部、腋下、腹股沟)浅表淋巴结有无肿大等情况
	颈部触诊	(1) 耳前、耳后淋巴结 将示指、中指、无名指3指并拢,指腹平行,于耳前(耳屏的前方)、耳后(耳后乳突表面,胸锁乳突肌止点处)皮肤上进行滑动触诊。 (2) 枕淋巴结 将示指、中指、无名指3指并拢,指腹平行,于枕部皮下(斜方肌起点与胸锁乳突肌止点间)进行滑动触诊。 (3) 颌下淋巴结 双手的示指、中指、无名指3指并拢,指腹平行,于下颌角和颏部中间的部位(颌下腺),从后往前,左右两边一起(也可先一边,然后再触诊另一边)进行滑动触诊,由浅入深。如果患者比较紧张,可以让患者稍微低一下头。 (4) 颏下淋巴结 患者取坐位,操作者站在患者前面,患者稍微向前伸头。单手示指、中指、无名指3指并拢,在颏下三角、两侧下颌骨前端中点触诊,由浅入深。 (5) 颈前淋巴结 先让患者向一侧偏头,暴露胸锁乳突肌。3指并拢,沿胸锁乳突肌前缘从上到下触诊。同样方法检查对侧。

(续表)

工作程序		操 作 要 求
操作步骤	颈部触诊	(6) 颈后淋巴结　先让患者向一侧偏头,暴露胸锁乳突肌。3指并拢,沿斜方肌前缘和胸锁乳突肌后缘由上到下触诊。同样方法检查对侧。 (7) 锁骨上淋巴结　患者取坐位或卧位,头向前屈。用双手或单手触诊,左手触诊右侧,右手触诊左侧。将示指、中指、无名指3指并拢,指腹平行,于锁骨左右侧(锁骨与胸锁乳突肌形成的夹角处)皮肤上进行滑动触诊,用双手指尖在锁骨上窝内由浅部逐渐触摸至锁骨后深部
	腋窝触诊	以一手扶患者前臂稍外展,另一手检查。用右手检查左侧,左手检查右侧。右手检查左侧时,右手从患者的后方检查。将示指、中指、无名指3指并拢,指腹平行,于腋窝皮肤上滑动触诊。检查的顺序是腋窝顶部、腋窝内侧壁、腋窝前侧壁、腋窝后侧壁、腋窝外侧壁
	腹股沟触诊	腹股沟淋巴结分两组:水平组(腹股沟韧带下方)、垂直组(沿着大隐静脉分布,大腿中间附近)。患者取仰卧位,下肢伸直,3指并拢滑动触诊,先水平组后垂直组。对侧触诊,将示指、中指、无名指3指并拢,指腹平行于大腿根部皮肤上进行滑动触诊
	观　　察	颈部、腋下、腹股沟浅表淋巴结大小、质地、活动度,以及淋巴结与周围组织的粘连情况
	患者安置	(1) 帮助整理衣物,嘱休息。 (2) 告知检查基本情况,健康宣教
	整理物品	速干手消毒剂归位
	记　　录	记录全身浅表淋巴结检查结果
注意事项		(1) 检查时嘱患者放松,更容易触到淋巴结。 (2) 用适当的力度触摸。既要避免用力过大导致疼痛,又要确保能够感受到淋巴结的存在。 (3) 注意触摸的顺序,从浅到深。 (4) 注意观察患者的表情,若有不适应及时询问并酌情处理
相关知识点		(1) 正常淋巴结　触摸时能感觉到小的一粒一粒的淋巴结,直径多在0.2～0.5 cm,质地柔软,表面光滑,无压痛,与周围组织无粘连,不易被触及。 (2) 淋巴结肿大的常见原因　淋巴结炎、淋巴结结核、淋巴结反应性增生、淋巴瘤、肿瘤转移

十五、全身浅表淋巴结检查

操作流程

| 操作者准备 | (1) 按七步洗手法洗手,戴口罩、帽子,取病历。
(2) 核对患者信息,了解病情,告知淋巴结检查的目的及配合要点。 |

| 患者准备 | (1) 明确检查目的,配合操作。
(2) 患者处于安静状态。 |

| 物品准备 | 速干手消毒剂。 |

| 环境准备 | 环境安静、温暖、明亮而且避风。 |

| 操作步骤 | 1. 体位　患者仰卧位或坐位、暴露检查部位。
2. 视诊　颈部、腋下、腹股沟浅表淋巴结有无肿大等情况。
3. 触诊
　(1) 颈部淋巴结
　　① 耳前、耳后淋巴结:滑动触诊。
　　② 枕部淋巴结:滑动触诊。
　　③ 颌下淋巴结:滑动触诊
　　④ 颏下淋巴结:触诊,由浅入深。
　　⑤ 颈前淋巴结:从上到下触诊。
　　⑥ 颈后淋巴结:由上到下触诊。
　　⑦ 锁骨上淋巴结:左手触诊右侧,右手触诊左侧,滑动触诊。
　(2) 腋窝淋巴结　左手检查右侧,右手检查左侧,滑动触诊。检查的顺序是腋窝的顶部、内侧壁、前侧壁、后侧壁、外侧壁。
　(3) 腹股沟淋巴结　先水平组后垂直组。对侧触诊,于大腿根部皮肤上滑动触诊。 |

| 观　察 | 颈部、腋窝、腹股沟浅表淋巴结大小、质地、活动度,以及淋巴结与周围组织的粘连情况。 |

| 患者安置 | (1) 帮助整理衣物,嘱休息。
(2) 告知检查基本情况,健康宣教。 |

| 整理物品 | 速干手消毒剂归位。 |

| 记　录 | 记录全身浅表淋巴结检查结果。 |

注意事项
(1) 检查时嘱患者放松,更容易触到淋巴结。
(2) 用适当的力度触摸,既要避免用力过大导致疼痛,又要确保能够感受到淋巴结的存在。
(3) 同时要注意触摸的顺序,从浅到深。
(4) 检查时要注意观察患者的表情,若有不适要应及时询问并酌情处理。

操作评分表

操作步骤	操作内容	操作质量要求	分值	得分	备注
操作准备 （10分）	操作者	按要求做自身准备，了解病史，与患者沟通	2		
	患者	患者了解操作目的要求	2		
	物品	用物准备齐全，有序放置在合理位置	4		
	环境	室内环境清洁，温、湿度适宜	2		
操作步骤 （60分）	体位	患者仰卧位或坐位，暴露检查部位	5		
	视诊	观察检查颈部、腋下、腹股沟浅表淋巴结有无肿大等情况	5		
	颈部淋巴结触诊	（1）耳前、耳后淋巴结　滑动触诊。 （2）枕淋巴结　滑动触诊。 （3）颌下淋巴结　滑动触诊。 （4）颏下淋巴结　触诊，由浅入深。 （5）颈前淋巴结　从上到下触诊。 （6）颈后淋巴结　由上到下触诊。 （7）锁骨上淋巴结　左手触诊右侧，右手触诊左侧，滑动触诊。	20		
	腋窝淋巴结触诊	（1）以左手检查右侧，右手检查左侧，滑动触诊。 （2）检查的顺序是腋窝的顶部、内侧壁、前侧壁、后侧壁、外侧壁	20		
	腹股沟淋巴结触诊	先水平组后垂直组。对侧触诊，于大腿根部皮肤上进行滑动触诊	10		
操作后处置 （30分）	观察	颈部、腋窝、腹股沟浅表淋巴结大小、质地、活动度，以及淋巴结与周围组织的粘连情况	5		
	患者安置	（1）帮助整理衣物，嘱休息。 （2）告知检查基本情况，健康宣教	5		
	整理物品	速干手消毒剂归位	5		
	记录	记录全身浅表淋巴结检查结果	5		
	总体评价	体现人文关怀，操作熟练，动作规范	10		
总　　分			100		

注意事项
（1）检查时要让患者放松，以便更容易触到淋巴结。
（2）用适当的力度触摸，既要避免用力过大导致疼痛，又要确保能够感受到淋巴结的存在。
（3）同时要注意触摸的顺序，从浅到深。
（4）检查时要注意观察患者的表情，若有不适要及时询问并酌情处理。

十六、胸腔穿刺术

操作规范

操作目的	诊断性	抽取少量胸腔内液体做检测,以明确胸腔积液的性质,寻找病因
	治疗性	(1) 抽出胸腔内液体,促进肺复张,达到治疗目的。 (2) 抽吸胸腔的脓液,进行胸腔冲洗,治疗脓胸。 (3) 胸腔给药,如向胸腔注入抗生素、抗癌药物等
适应证		(1) 胸腔积液需要明确诊断。 (2) 大量胸腔积液产生呼吸困难等压迫症状,抽出液体促进肺复张,缓解症状。 (3) 胸腔感染、肿瘤、结核等可以胸腔给药
禁忌证		(1) 体质衰弱、病情危重难以耐受穿刺者。 (2) 对麻醉药物过敏。 (3) 凝血功能障碍或严重出血倾向的患者,在未控制病情前不宜穿刺。 (4) 有精神疾病或不合作者。 (5) 疑为胸腔棘球蚴病患者,穿刺可引起感染扩散,不宜穿刺。 (6) 穿刺部位或附近有感染

工作程序		操作要求
操作前准备	操作者准备	(1) 需要2个人操作。 (2) 按七步洗手法洗手,戴好帽子、口罩,取病历。 (3) 核对患者信息,了解病情(生命体征、体力状况),询问过敏史,告知操作目的,签署知情同意书
	患者准备	(1) 患者了解操作目的、操作过程及需要配合的事项。 (2) 过敏体质者行利多卡因皮肤试验,阴性者方可实施。 (3) 患者处于安静状态
	物品准备	(1) 治疗车上层 ① 胸腔穿刺包:弯盘1个、尾部连接乳胶管的16号和18号胸腔穿刺针各1根、中弯止血钳2把、洞巾1块、纱布2块、带盖无菌试管4个(留送常规、生化、细菌检查等)。 ② 消毒治疗盘:一次性镊子2个、治疗碗1个、弯盘1个、无菌棉球6个、1%碘伏1瓶、棉签1盒。 ③ 其他:5mL注射器1个、50mL注射器1个、无菌手套2副、试管架、2%利多卡因

(续表)

工作程序		操作要求
操作前准备	物品准备	5 mL 1 支、500 mL 标本容器 2 个、胶布 1 卷、1 000 mL 量筒 1 个、有靠背的座椅 1 个、抢救车 1 个、记号笔 1 支。 (2) 治疗车下层　生活垃圾桶、医疗垃圾桶、锐器盒
	环境准备	整洁,光线明亮柔和,温、湿度适宜(温度 22～24 ℃,湿度 50%～60%)
操作步骤	体　位	常规取直坐位,面向椅背,双手前臂平放于椅背上,前额伏于前臂上。不能起床患者和气胸患者可取半坐位,患者前臂上举抱于枕部
	定　位	(1) 操作前再次核对患者,核对左右侧。 (2) 根据患者胸腔积液的范围确定穿刺点。应选择在胸部叩诊实音(或鼓音)最明显部位,常选择腋前线第 5 肋间隙、腋中线第 6～7 肋间隙、腋后线或肩胛线第 7～8 肋间隙。确定后用记号笔标记穿刺点,穿刺点应避开局部皮肤感染灶。 (3) 通过叩诊结合 X 线胸片确定穿刺部位,必要时可通过超声检查进一步确定穿刺点及穿刺深度,甚至在 B 超引导下完成穿刺
	消　毒	(1) 将 1%碘伏倒入盛有无菌棉球的治疗碗,用一次性镊子夹取碘伏棉球消毒穿刺区。 (2) 消毒以穿刺点为中心,直径 15 cm 以上,由内向外不留间隙;消毒 3 遍,每次范围缩小。 (3) 使用过的碘伏棉球弃入弯盘
	铺　巾	检查胸腔穿刺包标签,确定有效日期;打开穿刺包,术者戴好无菌手套,铺巾。无菌洞巾中心对准穿刺点,上方以胶布固定于患者衣服上(助手协助)
	麻　醉	(1) 准备　与助手一起核对药名,用 5 mL 注射器抽取 2%利多卡因 5 mL。 (2) 在穿刺点将注射器垂直于皮肤表面,沿肋骨上缘缓缓刺入,在局部皮下注射形成一个皮丘。 (3) 间断负压回抽,每进 2～3 mm 回吸一次。如无液体或鲜血吸出,则注射麻醉药,逐层浸润麻醉各层组织,直至胸膜;如有液体吸出,则提示穿刺针进入胸腔,此时应记录进针长度,作为下一步穿刺所需要的进针深度;如有鲜血吸出,且体外凝集,则提示损伤血管,应拔针、压迫,平稳后,更换穿刺部位或方向再穿
	穿　刺	(1) 准备　取尾部连接一个乳胶管的 16 号或 18 号胸腔穿刺针,用止血钳夹闭乳胶管。根据麻醉时记录的进针深度,留出胸部皮肤外的穿刺针长度。 (2) 穿刺　左手绷紧局部皮肤,右手持穿刺针,沿麻醉区域所在肋间的肋骨上缘,垂直于皮肤缓缓刺入。参考麻醉时记录的进针深度,见有积液流出,停止穿刺。如无液体流出,则改变穿刺角度及深度再穿,直到有液体流出为止
	抽　液	(1) 助手用血管钳紧贴皮肤固定穿刺针,术者将乳胶管连接 50 mL 注射器,松开夹闭乳胶管的血管钳,抽取液体。第一次抽出的液体应先留取标本,分别装入各标本瓶内。 (2) 在每次注射器吸满需排空时,需先用止血钳夹闭乳胶管,摘下注射器,排空注射器,再连接乳胶管,打开止血钳。以此循环操作,抽吸液体。注意各个连接点要连接紧密,防止漏气产生气胸。 (3) 如果是诊断性穿刺,则穿刺抽得 20～50 mL 液体,分别装入各标本瓶内,即完成操作。如果是治疗性穿刺,则需进一步抽出胸腔内积液。但胸腔积液引流速度不能过快,首次一般不超过 600 mL,以后每次引流的液体量应小于 1 000 mL。 (4) 如有条件,也可以采用套管针穿刺,引流袋引流液体

(续表)

工作程序		操 作 要 求
操作步骤	拔　　针	(1) 嘱患者在呼气末屏住气,操作者即拔除穿刺针。 (2) 局部消毒,压迫片刻,无菌敷料覆盖,胶布固定
操作后处置	观　　察	(1) 观察有无气促、胸痛、头晕、心悸、咳泡沫痰等症状。 (2) 观察有无面色苍白、呼吸音减弱、血压下降等体征。 (3) 必要时可行胸部X线检查,以评价胸腔残余积液量,排除气胸
	患者安置	嘱咐患者在胸腔穿刺后卧床休息,出现不适及时告知医生
	用物处置	(1) 将标本分类并标记,然后根据临床需要进行相应检查,如常规、生化、酶学、细菌学及细胞病理学等检查。 (2) 胸穿针、洞巾等非一次性使用物品须放入回收盘中回收,统一消毒。 (3) 穿刺抽出的胸水倒入医疗污水处理池。 (4) 一次性使用针头投入医疗锐器盒,其余物品投入医疗垃圾桶
	记　　录	记录胸腔穿刺情况、抽出胸水的量与性质,以及标本的送检情况
注意事项		(1) 操作过程中,嘱患者避免剧烈咳嗽,保持体位。 (2) 穿刺中,若患者出现头晕、气促、心悸、面色苍白、血压下降,应立即停止操作,保持平卧,皮下注射0.1%肾上腺素0.3~0.5 mL
并发症及处理		(1) 气胸　发生原因可为穿刺过深伤及肺;抽液过程中患者咳嗽,使肺膨胀,被穿刺针刺伤;在更换注射器或拔除穿刺针时气体漏入胸腔。少量气胸观察即可,大量时需要放置闭式引流管。如患者是机械通气,气胸可能会继续发展,甚至成为张力性气胸。应注意观察,必要时放置胸腔闭式引流管。 (2) 复张性肺水肿　胸腔积液引流速度不能过快,每次引流的液体量应在1 000~1 500 ml。如果引流量太大,会导致受压肺泡快速复张后引起复张性肺水肿,表现为气促、咳泡沫痰。治疗以限制入量、利尿为主,纠正低氧血症,稳定血流动力学,必要时机械通气。 (3) 腹腔脏器损伤　穿刺部位选择过低,有损伤腹腔脏器的危险,故尽量避免在肩胛下角线第9肋间和腋后线第8肋间以下穿刺。 (4) 血胸　一般情况下,穿刺过程中可能损伤肺、肋间血管,多数可以自行止血,不需要特殊处理。但偶有损伤膈肌血管或较大血管。凝血功能差的患者,其发生血胸易引起活动性出血,出现低血压、出血性休克,需要输血、输液、闭式引流,甚至开胸探查止血。 (5) 胸腔内感染　是一种严重的并发症,主要见于反复多次胸腔穿刺者,操作者无菌观念不强,操作过程中引起胸腔感染所致。一旦发生胸腔内感染,应全身使用抗菌药物,并进行胸腔局部处理,形成脓胸者应行胸腔闭式引流术,必要时外科处理。 (6) 其他并发症　包括咳嗽、疼痛、局部皮肤红肿等,对症处理即可
相关知识点		Light标准是区分渗出液和漏出液最常用的标准,渗出液诊断标准为: (1) 积液中总蛋白与血清总蛋白浓度的比值>0.5; (2) 积液中乳酸脱氢酶(LDH)与血清LDH浓度比值>0.6; (3) 积液中LDH大于血清LDH正常值上限的2/3。 只要满足3个条件中的任意一个,可诊断为渗出液。若3个条件均不满足,则为漏出液

十六、胸腔穿刺术

> 操作流程

| 操作者准备 | → | 按七步洗手法洗手,戴口罩、帽子。核对患者信息,了解病情,告知操作目的,询问过敏史,签署知情同意书。 |

| 患者准备 | → | 了解操作目的及需要配合的事项。过敏体质者行利多卡因皮试,阴性者方可实施。患者处于安静状态。 |

| 物品准备 | → | (1) 治疗车上层 胸腔穿刺包1个、消毒治疗盘1个(内含1%碘伏1瓶、碘伏棉签1盒等)、2%利多卡因5 mL。
(2) 其他:5 mL和50 mL注射器各1个、500 mL标本容器2个、胶布1卷、1000 mL量筒1个、有靠背的座椅1个、抢救车1个、无菌手套2副、试管架1个、记号笔1支。
(3) 治疗车下层 生活垃圾桶、医疗垃圾桶、锐器盒。 |

| 环境准备 | → | 整洁,光线明亮柔和,温、湿度适宜。 |

| 操作过程 | → | 1. 体位 常规取直立坐位,不能起床患者和气胸患者可取半坐位。
2. 定位 胸部叩诊实音(或鼓音)最明显部位,腋前线第5肋间,腋中线第6~7肋间隙,腋后线或肩胛线第7~8肋间。
3. 消毒 以穿刺点为中心,消毒直径15 cm以上范围,消毒3遍,每次范围缩小。
4. 铺巾 检查并打开胸腔穿刺包,戴无菌手套,铺巾。无菌洞巾中心对准穿刺点,上方以胶布固定在患者衣服上。
5. 麻醉 与助手一起核对药名,抽取2%利多卡因5 mL。在穿刺点将注射器垂直于皮肤表面,沿肋骨上缘缓缓刺入,在局部皮下注射形成一个皮丘。
6. 穿刺 沿麻醉区域所在肋间的肋骨上缘,垂直于皮肤,缓缓刺入。
7. 抽液 固定穿刺针,乳胶管连接50 mL注射器,松开乳胶管末端血管钳,抽取液体留标本。胸腔积液引流速度不能过快,首次一般不超过600 mL,以后每次引流的液体量应小于1000 mL。
8. 拔针 嘱患者在呼气末屏气,拔除穿刺针并加压、固定。 |

| 观　察 | → | 观察症状、生命体征,若有异常应及时处理。 |

| 患者安置 | → | 嘱咐患者穿刺后卧床休息,若出现不适应及时告知医生。 |

| 用物处理 | → | (1) 将标本分类并标记,然后根据临床需要进行相应检查。
(2) 穿刺抽出的胸水倒入医疗污水处理池。
(3) 各类物品分类处理,洗手。 |

| 记　　录 | → 记录胸腔穿刺情况,抽出胸水的量与性质,以及标本的送检情况。

| 注意事项 | → (1) 操作过程中嘱患者避免剧烈咳嗽,保持体位。
(2) 若穿刺中患者出现头晕、气促、心悸、面色苍白、血压下降,应停止操作。

操作评分表

操作步骤	操作内容	操作质量要求	分值	得分	备注
操作准备（10分）	操作者	按要求做自身准备,了解病史,与患者沟通	2		
	患者	患者了解操作目的和要求	2		
	物品	用物准备齐全,有序放置在合理位置	4		
	环境	室内环境清洁,温、湿度适宜	2		
操作步骤（60分）	体位	取直坐位,面向椅背,双手前臂平放于椅背上,前额伏于前臂上	4		
	定位	腋前线第5肋间,腋中线第6~7肋间隙,腋后线或肩胛线第7~8肋间。穿刺点应避开局部皮肤感染灶	6		
	消毒	消毒以穿刺点为中心,直径15 cm以上范围,由内向外不留间隙。消毒3遍,每次范围缩小	6		
	铺巾	检查并打开穿刺包,戴无菌手套,铺巾,固定(助手协助)	8		
	麻醉	核对药名,抽取2%利多卡因5 mL,行局部麻醉	8		
	穿刺	用止血钳夹闭穿刺针乳胶管。左手绷紧局部皮肤,右手持穿刺针,沿麻醉区域所在肋间的肋骨上缘,垂直于皮肤,缓缓刺入,见有积液流出,停止穿刺	10		
	抽液	助手用血管钳紧贴皮肤固定穿刺针,术者将乳胶管连接50 mL注射器,松开夹闭乳胶管的血管钳,抽取液体;在每次注射器吸满需排空时,助手需先用止血钳夹闭乳胶管,摘下注射器,排空注射器,再连接上乳胶管,打开止血钳,循环操作,抽吸液体	14		
	拔针	嘱患者在呼气末屏气,拔除穿刺针。局部消毒,压迫片刻,无菌敷料覆盖,胶布固定	4		

(续表)

操作步骤	操作内容	操作质量要求	分值	得分	备注
操作后处置（30分）	观察	（1）症状观察　有无气促、胸痛、头晕、心悸、咳泡沫痰 （2）体征观察　有无面色苍白、呼吸音减弱、血压下降	5		
	患者安置	嘱咐患者操作后卧床休息，若出现不适应及时告知医生	5		
	用物处理	将标本分类、标记并送检。胸穿针、洞巾回收统一消毒。一次性使用针头投入医疗锐器盒，其余物品投入医疗垃圾桶	10		
	记录	记录胸腔穿刺情况，抽出胸水的量与性质，以及标本的送检情况	5		
	总体评价	体现人文关怀，操作熟练，动作规范	5		
总　　分			100		

注意事项

(1) 操作过程中患者避免剧烈咳嗽，保持体位。

(2) 穿刺中患者出现头晕、气促、心悸、面色苍白、血压下降，应停止操作。

(3) 首次一般不超过 600 mL，以后每次引流的液体量应小于 1 000 mL。注意并发症的发生并及时处理。

十七、腹腔穿刺术

操作规范

操作目的	(1) 抽取腹腔积液,检查腹腔积液性质,协助临床诊断。 (2) 穿刺放液,缓解因大量腹腔积液引起的腹痛或呼吸困难。 (3) 腹腔内注射药物,协助治疗疾病
适应证	(1) 诊断未明的腹腔积液。 (2) 大量腹腔积液可致严重胸闷、气促、少尿等。 (3) 腹腔感染、肿瘤、结核等可以腹腔给药
禁忌证	躁动不能合作者、肝性脑病先兆者、电解质严重紊乱者、腹膜炎严重粘连者、包虫病者、巨大卵巢囊肿者、明显出血倾向者、妊娠中后期者,以及肠麻痹、腹部胀气明显者

操作程序		操作要求
操作前准备	操作者准备	(1) 按七步洗手法洗手,戴口罩、帽子,取病历。 (2) 核对患者信息,了解病情,告知操作目的,签署知情同意书。 (3) 询问过敏史,嘱患者排尿。若患者需放液,应测量体重
	患者准备	(1) 了解腹腔穿刺术的目的、配合事项。 (2) 过敏体质者行利多卡因皮试,阴性者方可实施。 (3) 穿刺前先排尿,需放液者,应测量体重
	物品准备	(1) 治疗车上层 ① 腹腔穿刺包:弯盘1个、止血钳2把、腹腔穿刺针(针尾连接橡胶管的8号或9号针头)1个、无菌洞巾1块、纱布2块。 ② 消毒治疗盘:0.5%碘伏1瓶、消毒碗1个、一次性镊子2个、棉签1瓶、棉球若干、5 mL注射器1副、20 mL或50 mL注射器1副、2%利多卡因1支。 ③ 其他物品:皮尺、多头腹带、盛液体容器、无菌试管5支(留送常规、生化、细菌、病理标本等,必要时加抗凝剂)、培养皿、胶布、肾上腺素、无菌手套2副。如需腹腔内注药,准备所需药物。如需抽取腹腔积液,另外准备引流袋、血压仪、听诊器。 (2) 治疗车下层 生活垃圾桶、医疗垃圾桶、锐器盒
	环境准备	整洁,光线明亮柔和,温、湿度适宜(温度22～24℃,湿度50%～60%)

(续表)

操作程序		操作要求
操作步骤	体　检	操作前行腹部体格检查,叩诊移动性浊音,再次确认有腹腔积液。需放液者,应测腹围、血压、脉搏等
	体　位	根据病情可选用平卧位或半卧位。裸露腹部,背部铺好腹带(放腹腔积液用)
	穿刺点定位	(1) 取脐与左髂前上棘连线中外 1/3 交点处。 (2) 取脐与耻骨联合连线中点上方 1.0 cm,偏左或偏右 1.5 cm 处。 (3) 少量腹腔积液患者取侧卧位,取脐水平线与腋前线或腋中线交点处。 (4) 包裹性积液需 B 超定位后穿刺
	消毒、拆包、铺巾	(1) 用 0.5% 碘伏棉签以穿刺点为中心,自内向外进行皮肤消毒 3 次,范围为以穿刺点为中心直径 15 cm 的区域,消毒范围逐步缩小。 (2) 备胶布,核对腹腔穿刺包在有效期内。打开腹腔穿刺包,戴无菌手套。需放腹腔积液者,引流袋由助手打开包装,操作者接过引流袋放入穿刺包内。铺无菌洞巾,一次到位。 (3) 操作者与助手核对麻醉药名及有效期,操作者取 5 mL 注射器抽取麻醉药备用
	麻　醉	操作者从穿刺点皮肤至腹膜壁层用 2% 利多卡因做逐层局部浸润麻醉,即沿皮下斜行进针,在局部注射皮丘(直径 5~10 mm),再垂直进针至肌肉、腹膜等逐层麻醉。每次注药前应先回抽,观察无回血液,方可推注麻醉药
	穿　刺	检查穿刺针通畅性,橡皮管是否漏气,用止血钳夹闭穿刺针橡皮管末端。操作者左手固定穿刺处皮肤,右手持腹腔穿刺针。经麻醉处垂直刺入皮肤后,以 45°斜行刺入腹肌,再垂直刺入腹腔,待感到针尖抵抗突然消失时,表示针尖已穿过腹膜壁层,即可抽取和引流腹腔积液。 (1) 诊断性穿刺　可直接用 20 mL 或 50 mL 无菌注射器和 7 号针头进行穿刺。 (2) 大量放液　可用针尾连接橡皮管的 8 号或 9 号针头。助手戴手套用血管钳协助固定针头
	留取腹腔积液	抽取腹腔积液置于消毒试管中,以备检验用(抽取的第一管液体应舍弃)。常规检查需要 4 mL 以上;生化检查需要 2 mL 以上;细菌培养需要 5 mL,并将腔积液注入细菌培养瓶;病理检查需收集 250 mL 以上
	放腹腔积液的速度和量	首次放腹腔积液的量不超过 1 000 mL;肝硬化患者一次放腹水不宜超过 3 000 mL。放腹腔积液的速度不应过快,以防腹压骤然降低、内脏血管扩张而发生血压下降,甚至休克等现象。在放腹腔积液时若流出不畅,可将穿刺针稍移动或变换体位
	穿刺点处理	放液结束后拔出穿刺针,以手指压迫数分钟,用碘伏棉签消毒穿刺部位;纱布覆盖后再用胶布固定,并用腹带包扎腹部
	观察评估	(1) 注意观察患者反应,并注意保暖。 (2) 术后注意评估患者血压、脉搏,测量腹围
	患者安置	(1) 送患者返回病房并交代注意事项。术后当天保持穿刺点干燥,嘱患者尽量保持穿刺点朝上的体位。 (2) 腹压高的患者在穿刺后用腹带加压包扎,不要随意松开
	整理物品	(1) 穿刺后的腹腔积液倒入医疗污物渠道。 (2) 穿刺针、注射器等锐器须放入医疗锐器收集箱。 (3) 其余物品投入医疗垃圾桶
	记　录	记录穿刺过程及抽取液体的性状、量

(续表)

注意事项及并发症处理	肝性脑病和电解质紊乱	(1) 术前了解患者有无穿刺的禁忌证。 (2) 放液速度不宜过快,放液量要控制,一次不要超过3 000 mL。 (3) 若患者出现症状应停止抽液,按照肝性脑病处理,并维持酸碱、电解质平衡
	出血、损伤周围脏器	(1) 术前要复核患者的凝血功能。 (2) 操作动作规范、轻柔,熟悉穿刺点,避开腹部血管
	感染	(1) 严格执行腹腔穿刺的无菌操作。 (2) 感染发生后根据病情适当应用抗生素
	休克	(1) 注意控制放液的速度。 (2) 立即停止操作,进行适当处理(如补液、吸氧、使用肾上腺素等)
	麻醉意外	(1) 术前要详细询问患者的药物过敏史,特别是麻醉药。 (2) 如若使用普鲁卡因麻醉,术前应做皮试。 (3) 手术时应该备好肾上腺素等抢救药物
	有严重凝血功能障碍者,需输血浆或相应凝血因子,纠正后再实施	

相关知识点(漏出液和渗出液的鉴别)		漏出液	渗出液
	原因	非炎性积液	多为炎性积液,也可见于外伤、化学性刺激、肿瘤
	外观	淡黄色,浆液性	深黄色,也可为血性、乳糜性等
	透明度	透明	呈不同程度的混浊
	比重	<1.018	>1.018
	凝固性	不凝固	易凝固
	黏蛋白定性	阴性	阳性
	蛋白定量	<25 g/L	>30 g/L
	腹水血清免疫球蛋白含量比值	<0.5	>0.5
	葡萄糖测定	与血糖相近	低于血糖
	细胞计数	$<100\times10^6/L$	$>500\times10^6/L$
	细胞分类	以淋巴细胞、间皮细胞为主	根据不同病因,分别以中性粒细胞或淋巴细胞为主
	细菌学检测	阴性	可找到病原菌

操作流程

操作者准备
(1) 按七步洗手法洗手,戴口罩、帽子,取病历。
(2) 核对患者信息,了解病情,告知操作目的,签署知情同意书。
(3) 询问过敏史,嘱患者排尿。需放液者,应测量体重。

患者准备
(1) 了解腹腔穿刺术的目的和配合事项。
(2) 过敏体质者行利多卡因皮试,阴性者方可实施。
(3) 穿刺前先排尿,需放液者,应测量体重。

物品准备
(1) 治疗车上层
① 腹腔穿刺包:弯盘1个、止血钳2把、腹腔穿刺针(针尾连接橡胶管的8号或9号针头)1个、无菌洞巾1块、纱布2块。
② 消毒治疗盘:0.5%碘伏1瓶、消毒碗1个、一次性镊子2个、棉签1瓶、棉球若干、5 mL注射器1副、20 mL或50 mL注射器1副、2%利多卡因1支。
③ 其他物品:皮尺、多头腹带、盛腹水的容器、无菌试管5支、引流袋。
(2) 治疗车下层　生活垃圾桶、医疗垃圾桶、锐物盒。

环境准备
温、湿度适宜(温度22~24℃,湿度50%~60%)。

操作步骤
1. 体检　术前行腹部体格检查,移动性浊音叩诊,再次确认有腹腔积液。
2. 体位　根据病情可选用平卧位或半卧位。
3. 穿刺点定位　一般可取脐与左髂前上棘连线中外1/3交点处。
4. 消毒、拆包、铺巾　以穿刺点为中心直径15 cm的区域,自内向外进行皮肤消毒3次,每次范围逐渐减小。确认穿刺包在有效期内后拆包,铺无菌洞巾,一次到位。
5. 麻醉　操作者从穿刺点皮肤至腹膜壁层用2%利多卡因做逐层局部浸润麻醉。
6. 穿刺　左手固定穿刺部位皮肤,右手持针经麻醉处垂直刺入腹壁,然后倾斜45°~60°,进针1~2 cm,再垂直刺入腹膜层直至有落空感。
7. 腹腔积液收集　助手协助固定穿刺针,操作者接上注射器后,再松开止血钳;注射器抽满后用血管钳夹闭胶管,取下注射器,将抽出液分别送常规、生化、免疫、细菌培养等检查。
8. 穿刺点处置　放液结束后拔出穿刺针,盖上消毒纱布,以手指压迫数分钟。

观察评估
注意观察患者反应,并注意保暖;术后注意评估患者血压、脉搏,测量腹围。

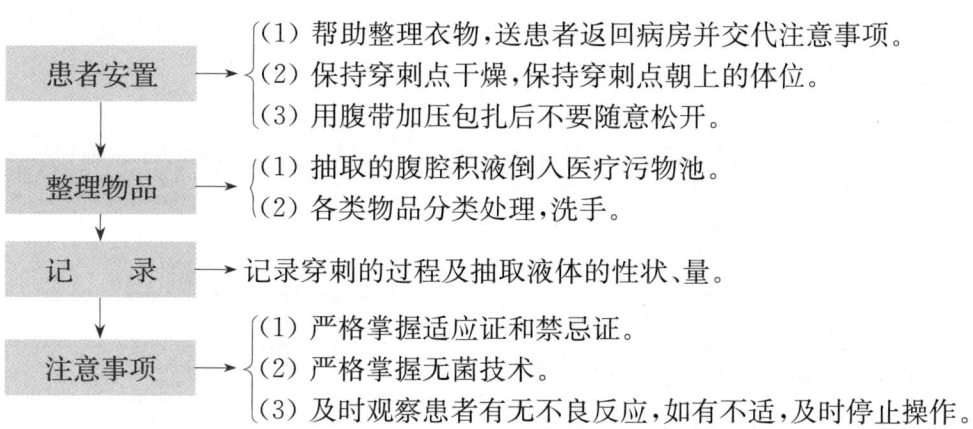

操作评分表

操作步骤	操作内容	操作质量要求	分值	得分	备注
操作准备（10分）	操作者	按要求做自身准备，了解病史，与患者沟通	2		
	患者	患者了解操作目的要求	2		
	物品	物品准备齐全，有序放置在合理位置	4		
	环境	室内环境清洁，温、湿度适宜	2		
操作步骤（60分）	体检	移动性浊音叩诊，再次确认腹腔积液	5		
	体位	助患者取平卧位或半卧位	5		
	穿刺点定位	（1）取脐与左髂前上棘连线中外1/3交点处。 （2）取脐与耻骨联合连线中点上方1.0 cm，偏左或偏右1.5 cm处。 （3）少量腹腔积液患者取侧卧位，取脐水平线与腋前线或腋中线交点处。 （4）包裹性积液需经B超定位后穿刺	5		
	消毒	以穿刺点为中心由内向外消毒皮肤3次	3		
		直径15 cm范围逐步缩小	3		
	拆包	核对穿刺包有效期并拆包	5		
	铺巾	铺无菌洞巾，一次到位	5		
	麻醉	核对2%利多卡因，抽取适量麻醉药物局部浸润麻醉	5		
	穿刺	（1）左手固定穿刺部位皮肤	3		
		（2）右手持针经麻醉处垂直刺入腹壁	3		
		（3）然后倾斜45°～60°进针1～2 cm后再垂直刺入腹膜层直至有落空感	4		
	留取腹腔积液	助手协助固定穿刺针，操作者接上注射器后，再松开止血钳；注射器抽满后用血管钳夹闭胶管，取下注射器，将抽出的液体置于消毒试管中，分别送常规、生化、免疫、细菌培养等检查	8		
	穿刺点处理	放液结束后拔出穿刺针，以手指压迫数分钟，用碘伏棉签消毒穿刺部位，纱布覆盖后再用胶布固定	6		

(续表)

操作步骤	操作内容	操作质量要求	分值	得分	备注
操作后处置（30分）	观察评估	（1）术中注意观察患者反应，并注意保暖。 （2）术后测量患者血压、脉搏及腹围	5		
	患者安置	（1）帮助整理衣物，送患者返回病房，交代注意事项。 （2）保持穿刺点干燥，朝上体位；用腹带加压包扎后不要随意松开	10		
	整理物品	（1）抽取的腹腔积液倒入医疗污物池。 （2）穿刺针、注射器等锐器放入医疗锐器盒。 （3）其余物品投入医疗垃圾桶	5		
	记录	穿刺的过程及抽取液体的性状、量	5		
	总体评价	体现人文关怀，操作熟练，动作规范	5		
总　分			100		

注意事项　注意无菌操作，及时观察患者有无不良反应，如有不适，及时停止操作。

十八、腰椎穿刺术

操作规范

操作目的		(1) 检测颅内压、脑脊液性质,辅助神经系统疾病诊断。 (2) 动态观察脑脊液变化,协助判断病情、预后及指导治疗。 (2) 鞘内注射药物或脑脊液引流
适应证	诊断性穿刺	(1) 脑脊液动力学检查。 (2) 脑脊液常规、生化、细胞学、病原学、免疫学检查。 (3) 经腰穿注入含碘造影剂、放射性核素,进行椎管、脑室及脊髓腔扫描
	治疗性穿刺	(1) 鞘内注射药物治疗。 (2) 脑脊液引流或注入液体维持颅内压平衡
禁忌证		(1) 颅内压明显升高,或已有脑疝迹象,特别是怀疑后颅窝存在占位性病变。 (2) 穿刺部位局部皮肤有感染、开放性损伤或有脊柱结核的患者。 (3) 有明显出血倾向或病情危重的患者;严重躁动不安、不能配合的患者。 (4) 脊髓功能处于临界状态,功能即将丧失的脊髓压迫症患者
工作程序		操作要求
操作前准备	操作者准备	(1) 按七步洗手法洗手,戴口罩、帽子,取病历。 (2) 核对患者信息,了解病情,告知操作目的及可能的风险,签署知情同意书。 (3) 询问过敏史,嘱患者排尿
	患者准备	(1) 了解穿刺目的、操作过程及配合事项。 (2) 穿刺前已排尿,术后6h需平卧在床。 (3) 过敏体质者行利多卡因皮试,阴性者方可穿刺
	物品准备	(1) 治疗车上层 ① 腰椎穿刺包:内含弯盘1个、腰椎穿刺针2根(7号及9号各1根)、无菌洞巾1个、无菌垫巾1个、无菌纱布3块、带盖无菌试管4个(用于留送常规、生化、病原学等)。 ② 消毒治疗盘:内有一次性镊子2个、治疗碗2个、无菌棉球6个、5mL针筒1个、1%碘伏1瓶、碘伏棉签1盒、胶布1卷、2%利多卡因10mL 1支、0.1%肾上腺素1mL 1支、无菌手套2副。 ③ 其他物品:一次性测压管1副、试管架1个、血压计1个、听诊器1个、硬板床;如需注射药物,准备所需药物。 (2) 治疗车下层 生活垃圾桶、医疗垃圾桶、锐器盒
	环境准备	整洁,光线明亮柔和,温、湿度适宜(温度22~24℃、湿度50%~60%)

(续表)

工作程序		操 作 要 求
操作步骤	体 位	(1) 协助患者侧卧于硬板床上,帮助患者摆好体位,不能合作者由其他人帮助固定体位。 (2) 屈髋屈膝,双手抱膝于胸前,头向前胸屈曲,躯干呈弓形。 (3) 保持背部与床面垂直,脊柱尽量后凸
	定 位	(1) 以双侧髂嵴最高点的连线与后正中线的交汇处为穿刺点(相当于第3～4腰椎棘突间隙)。 (2) 成人也可以在上一个或下一个腰椎间隙进行
	消 毒	(1) 将1%碘伏倒入盛有无菌棉球的治疗碗,取一次性镊子夹取碘伏棉球消毒穿刺区。 (2) 消毒以穿刺点为中心,半径15 cm以上的环形范围,由内向外不留间隙,消毒3遍,每次范围逐步缩小。 (3) 使用过的碘伏棉球弃入另一治疗碗
	铺 巾	(1) 检查腰椎穿刺包标签、确定有效日期,拆腰穿包外皮3/4,避免污染包内侧面,戴无菌手套。 (3) 由腰椎穿刺包内侧面1/4打开腰椎穿刺包,检查器械、清点物品,注意穿刺针是否通畅,针芯是否配套。 (4) 铺巾 取垫巾垫于穿刺点下方;取洞巾铺设,注意洞巾的中央与穿刺点的位置重合,请助手协助用胶布固定洞巾
	麻 醉	助手将5 mL针筒包装打开,由操作者取出(注意无菌观念)。助手核对利多卡因并打开,抽取利多卡因,打皮丘,回抽无血,逐层浸润麻醉各层组织
	穿 刺	(1) 检查穿刺针是否配套通畅。 (2) 用左手拇指、示指固定穿刺点皮肤,右手持穿刺针,垂直背部刺入皮肤进针4～6 cm(一般用9号针,怀疑颅内高压用7号针),穿刺针可稍倾向头部方向调整。 (3) 缓慢进针至蛛网膜下腔。当针头穿过黄韧带(第一次突破感)与硬脊膜(第二次突破感)时,可感到阻力突然消失。拔出针芯看是否有脑脊液流出。注意每次推进时先将针芯插入,拔针查看有无脑脊液流出时不必插入针芯。穿刺时腰椎穿刺针的针尖斜面应平行于患者身体长轴,避免损伤硬脊膜纤维。 (4) 拔出针芯,脑脊液自动滴出
	测 压	(1) 脑脊液流出后,插回针芯。由助手协助患者放松下肢和颈部,拔出针芯,接无菌干燥玻璃测压管,待液面平稳时读数。脑脊液压力正常值为80～180 mmH$_2$O。根据病情选择是否行压腹和压颈试验。压力增高多见于患者紧张、蛛网膜下腔出血、感染、占位性病变;压力降低多见于脑脊液循环受阻,或穿刺针针头仅部分在蛛网膜下腔的情况。 (2) 保持针芯在手
	标本收集	(1) 接无菌干燥试管,缓慢放出脑脊液。 (2) 保持针芯在手,注意观察患者有无不适。 (3) 标本及时标记和送检。第一管送病原学检查,第二管送生化检验,第三管送细胞学分类,每管1～2 mL(20～40滴)

(续表)

工作程序		操作要求
操作步骤	穿刺点处理	(1) 插入针芯，左手固定局部皮肤，右手拔出穿刺针。 (2) 消毒穿刺点，覆盖无菌纱布，稍用力压迫片刻，胶布固定
	观察	观察生命体征，询问是否有头痛
	患者安置	(1) 协助患者翻身平卧，整理衣物，去枕平卧4～6h。 (2) 测量患者血压、脉搏等生命体征，询问是否有头痛，嘱多饮水预防腰椎穿刺后头痛。 (3) 嘱咐患者，如有不适随时联系医生
	整理物品	(1) 穿刺针、测压管、弯盘包裹好放在回收位置。 (2) 一次性针头投入锐器盒。 (3) 其余废弃物品投入医疗垃圾桶
	记录	记录操作时间、地点、操作过程，脑脊液压力、性状、送检情况及腰椎穿刺后患者情况
注意事项		(1) 严格掌握禁忌证，凡疑有颅内压升高者必须先做眼底检查，如有明显视神经盘水肿或有脑疝先兆者，禁忌穿刺。 (2) 穿刺时，患者如出现呼吸、脉搏、面色异常等情况，立即停止操作，并做相应处理。 (3) 鞘内给药时，应先放出等量脑脊液，然后再注入等量药液
并发症处理		(1) 低颅压综合征 腰椎穿刺后头痛是最常见的并发症，多见于穿刺后24 h。患者卧位时头痛消失，坐位时头痛加剧，多为枕部跳痛，可持续1周。病因可能是穿刺点渗出或脑组织牵拉、移位。腰椎穿刺后嘱患者平卧6 h，多饮水，尽量用细的穿刺针，穿刺针的针尖斜面与患者身体长轴平行有助于预防腰椎穿刺后头痛。 (2) 马尾及脊髓圆锥损伤 神经根痛少见。穿刺过程中如突然出现感觉异常（如下肢体麻木或疼痛），应立即停止穿刺。 (3) 小脑或延髓下疝 腰椎穿刺过程中或穿刺后发生脑疝非常少见。多见于高颅压患者（特别是后颅凹和颞叶占位性病变），可在穿刺当时或术后数小时内发生脑疝，故应严加注意和预防。颅内高压为腰椎穿刺禁忌证，如颅内压过高，不宜放液过多过快。 (4) 脑膜炎 注意无菌操作，穿刺点感染为腰椎穿刺禁忌证。 (5) 蛛网膜下腔或硬膜下腔出血 见于正在接受抗凝治疗或存在凝血障碍的患者，可导致瘫痪
相关知识点	常用穿刺点及穿刺所经解剖结构	成人脊髓多终止于第1腰椎(L1)～第2腰椎(L2)间隙水平；儿童脊髓多终止于第2腰椎(L2)～第3腰椎(L3)间隙水平。腰椎穿刺最常用的穿刺点是第3腰椎(L3)～第4腰椎(L4)间隙，即双侧髂嵴最高点连线与后正中线相交处。 自L3～L4椎间隙进针，穿刺针依次穿过下列结构：皮肤、棘上韧带、棘间韧带、黄韧带、硬膜外腔、硬脊膜、硬膜下间隙、蛛网膜、蛛网膜下腔

(续表)

相关知识点	压腹试验和压颈试验	(1) 压腹试验 腰椎穿刺时,检查者以拳头用力压迫患者腹部,持续20 s,在测压管中脑脊液压力迅速上升;解除压迫后,在测压管中脑脊液迅速下降至原水平,说明穿刺针在蛛网膜下腔。如果压腹试验时,在测压管中脑脊液压力不上升或上升十分缓慢,说明穿刺针不在蛛网膜下腔。 (2) 压颈试验 对脊髓病疑有椎管阻塞时采用。 ① 腰椎穿刺成功后,用血压计气囊缠于患者颈部,接上血压表; ② 先行压腹试验,证明穿刺针在蛛网膜下腔; ③ 由助手将血压计气囊压力升至20 mmHg并维持。术者从加压起每5 s报一次脑脊液水银柱高度数,由助手记录,共持续30 s。然后由助手将气囊内气体放掉,在放气时,仍每5 s报一次水银柱高度数并记录。按同样方法,分别将气囊压力升到40 mmHg及60 mmHg。 (3) 压力分析重复上述步骤,取得3组压力变化读数 ① 椎管通畅:每次压颈后脑脊液压力迅速上升,去除颈部压力后脑脊液压力迅速下降至原来水平的水银柱高度; ② 椎管部分阻塞:压颈后脑脊液压力上升缓慢,水银柱高度较低,放压后脑脊液压力下降缓慢,并不能回到原水平; ③ 椎管完全阻塞:压颈后脑脊液压力不上升,但压腹后脑脊液压力仍能上升和下降到原水平

操作流程

操作者准备
(1) 按七步洗手法洗手，戴口罩、帽子，取病历。
(2) 核对患者信息，了解病情，告知操作目的，签署知情同意书。询问过敏史，嘱患者排尿。

患者准备
(1) 使患者了解穿刺目的，知晓需要配合的事项。
(2) 嘱术前排尿，卧于床上。
(3) 过敏体质者行利多卡因皮试，阴性者方可实施穿刺。

物品准备
(1) 治疗车上层　腰椎穿刺包、消毒治疗盘（一次性镊子2个、治疗碗2个、无菌棉球6个、1%碘伏1瓶、碘伏棉签1盒等）、5 mL针筒1个、胶布1卷、2%利多卡因10 mL 1支、0.1%肾上腺素1支、无菌手套2副），其他物品。
(2) 治疗车下层　生活垃圾桶、医疗垃圾桶、锐器盒。

环境准备　整洁，光线明亮柔和，温度22～24℃，湿度50%～60%。

操作步骤
1. 体位　侧卧，屈颈抱膝，背部与床垂直，脊柱与床平行，脊柱后凸呈弓形。
2. 定位　双侧髂嵴最高点的连线与后正中线的交汇处为穿刺点（第3～4腰椎间隙）；也可在上一个或下一个腰椎间隙进行。
3. 消毒　以穿刺点为中心，消毒范围直径至少15 cm，消毒3遍，每次范围缩小。
4. 铺巾　拆腰穿包，检查器械，垫巾垫于穿刺点下方；取洞巾铺设，注意洞巾的中央与穿刺点的位置重合，请助手协助用胶布固定洞巾。
5. 麻醉　在助手配合下，抽取利多卡因，在穿刺点局部皮下垂直进针，注射形成一个皮丘，间断负压回抽。如无鲜血吸出，则注射麻醉药，逐层浸润麻醉各层组织。
6. 穿刺　用左手拇指、示指固定穿刺点皮肤，右手持针，在背部垂直进针。有2次突破感后抽出针芯，观察脑脊液有无流出。
7. 测压　放松颈部和下肢后测压，根据病情选择是否行压腹和压颈试验。
8. 标本收集　保持针芯在手，注意观察患者有无不适，用无菌干燥试管缓慢放出脑脊液；标本及时标记和送检（第一管送病原学检查，第二管送生化检验，第三管送细胞学分类）。
9. 穿刺点处理　插入针芯，左手固定局部皮肤，右手拔出穿刺针，覆盖纱布，消毒固定。

观察　观察生命征体，询问是否头痛。

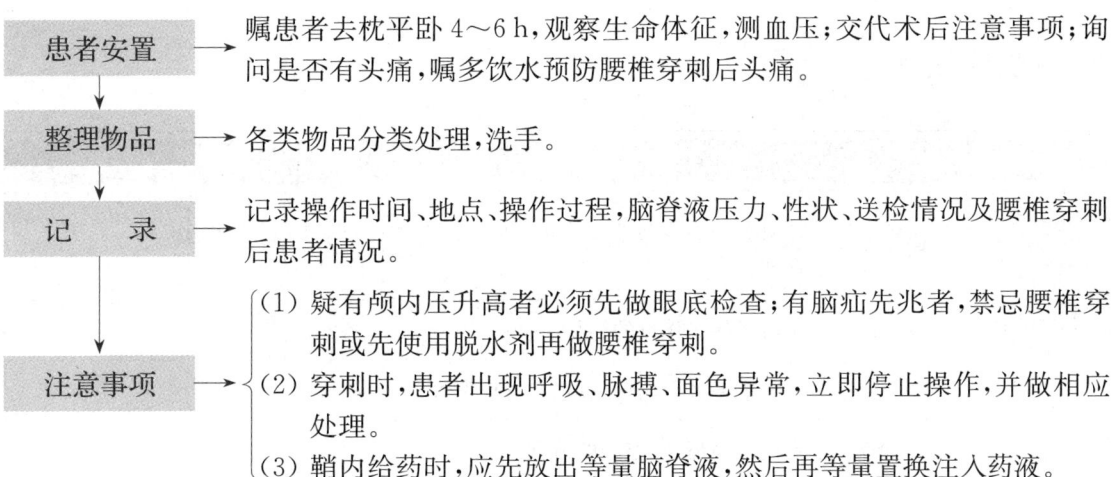

| 患者安置 | → 嘱患者去枕平卧4~6 h，观察生命体征，测血压；交代术后注意事项；询问是否有头痛，嘱多饮水预防腰椎穿刺后头痛。 |

↓

| 整理物品 | → 各类物品分类处理，洗手。 |

↓

| 记　　录 | → 记录操作时间、地点、操作过程，脑脊液压力、性状、送检情况及腰椎穿刺后患者情况。 |

↓

注意事项 →
(1) 疑有颅内压升高者必须先做眼底检查；有脑疝先兆者，禁忌腰椎穿刺或先使用脱水剂再做腰椎穿刺。
(2) 穿刺时，患者出现呼吸、脉搏、面色异常，立即停止操作，并做相应处理。
(3) 鞘内给药时，应先放出等量脑脊液，然后再等量置换注入药液。

> 操作评分表

操作步骤	操作内容	操作质量要求	分值	得分	备注
操作准备 （10分）	操作者	按要求做自身准备，了解病史，与患者沟通	2		
	患者	患者了解操作目的、要求	2		
	物品	用物准备齐全，有序放置在合理位置	4		
	环境	室内环境清洁，温湿度适宜	2		
操作步骤 （60分）	体位	助患者取侧卧位，屈颈抱膝，背部与床垂直，脊柱与床平行，脊柱后凸呈弓形	8		
	定位	双侧髂嵴最高点连线与后正中线的交汇处为穿刺点（第3～4腰椎间隙），也可在上一个或下一个腰椎间隙	8		
	消毒	以穿刺点为中心，消毒直径至少15 cm，消毒3遍，每次范围缩小	8		
	铺巾	拆开腰穿包，检查器械，垫巾垫于穿刺点下方；洞巾中央与穿刺点位置重合，助手协助固定洞巾	8		
	麻醉	助手配合抽取利多卡因，在穿刺点局部皮下垂直进针，注射形成一个皮丘，回抽无血注射麻醉药，逐层浸润麻醉	8		
	穿刺	左手拇指、示指固定穿刺点皮肤，右手持针，在背部垂直进针，有2次突破感后抽出针芯，观察脑脊液有无流出	8		
	测压	放松颈部和下肢后测压，根据病情选择是否行压腹和压颈试验	4		
	标本收集	保持针芯在手，用无菌干燥试管缓慢放出脑脊液；标本及时标记和送检（第一管送病原学检查，第二管送生化检验，第三管送细胞学分类）	4		
	穿刺点处理	插入针芯，左手固定皮肤，右手拔针，覆盖纱布，消毒固定	4		

(续表)

操作步骤	操作内容	操作质量要求	分值	得分	备注
操作后处置 （30分）	观察	观察生命体征，询问是否有头痛	5		
	患者安置	嘱患者去枕平卧4~6 h，交代术后注意事项；嘱多饮水预防腰椎穿刺后头痛	10		
	整理物品	腰穿针、测压管、弯盘、洞巾等物品须放入回收盘中回收；一次性针头等锐器投入医用锐器盒；其余废弃物品投入医疗垃圾桶	5		
	记录	记录操作时间、地点、操作过程，脑脊液压力、性状、送检情况及腰穿后患者情况	5		
	总体评价	体现人文关怀，操作熟练，动作规范	5		
总　　分			100		

注意事项
（1）凡疑有颅内压升高者必须先做眼底检查。
（2）穿刺时，患者出现呼吸、脉搏、面色异常，立即停止操作并做相应处理。
（3）鞘内给药时，应先放出等量脑脊液，然后再注入等量药物。

十九、骨髓穿刺术

> 操作规范

操作目的		(1) 通过骨髓检查协助临床诊断。 (2) 观察疗效和判断预后。 (3) 为骨髓移植提供骨髓
适应证		(1) 各类血液病的诊断;判断全身肿瘤性疾病是否有骨髓侵犯。 (2) 原因不明的肝、脾、淋巴结肿大及不明原因的发热。 (3) 某些传染病或寄生虫病。 (4) 诊断某些代谢性疾病。 (5) 观察治疗反应和判断预后。 (6) 骨髓移植时采集足量的骨髓
禁忌证		(1) 血友病及有严重凝血功能障碍者,当骨髓检查并非唯一确诊手段时,不宜进行此种检查,以免引起局部严重迟发性出血。 (2) 骨髓穿刺局部皮肤有感染
工作程序		操 作 要 求
操作前准备	操作者准备	(1) 按七步洗手法洗手,戴帽子、口罩,取病历。 (2) 核对患者信息,了解病情,告知操作目的,询问过敏史,签署知情同意书
	患者准备	(1) 患者或家属了解骨髓穿刺的目的、操作过程及配合事项。 (2) 疑有凝血功能障碍者,在穿刺前做凝血功能检查,以决定是否适合此种检查。 (3) 过敏体质者行利多卡因皮试,阴性者方可穿刺
	物品准备	(1) 治疗车上层 ① 骨髓穿刺包:内含骨髓穿刺针1个、弯盘1个、无菌洞巾1个、纱布3块。 ② 消毒治疗盘:内有一次性镊子2个、治疗碗2个、无菌棉球6个、1%碘伏1瓶、碘伏棉签1盒。 ③ 其他:5 mL注射器1个、20 mL注射器1个、无菌手套2副、1张推片、8张玻片、抗凝管3根(用于流式细胞仪、融合基因检查)、肝素抗凝管1根(用于染色体检查)、试管架、2%利多卡因5 mL 1支、胶布、0.1%肾上腺素1 mL 1支。 (2) 治疗车下层　生活垃圾桶、医疗垃圾桶、锐器盒。
	环境准备	整洁,光线明亮柔和,温、湿度适宜(温度22～24℃,湿度50%～60%)

(续表)

工作程序		操 作 要 求
操作步骤	体 位	(1) 俯卧位或侧卧位 适于选择髂后上棘穿刺点。 (2) 仰卧位 适于选择髂前上棘和胸骨穿刺点。 (3) 坐位或侧卧位 适于选择腰椎棘突穿刺点
	定 位	(1) 髂后上棘穿刺点 位于第5腰椎(L5)和第1骶椎(S1)水平旁开约3 cm处一圆钝突起。一般首先将此部位作为穿刺点。 (2) 髂前上棘穿刺点 位于髂前上棘后1~2 cm较平的骨面。此处易于固定,操作方便,无危险性。 (3) 胸骨穿刺点 位于第2肋间隙胸骨体的中线部位。此处骨髓液含量丰富,当其他部位穿刺失败或仍不能明确诊断时,需做胸骨穿刺。 (4) 腰椎棘突穿刺点 位于腰椎棘突突出处,此处骨髓成分好,但穿刺难度较大,不常用
	消 毒	(1) 将1%碘伏倒入盛有无菌棉球的治疗碗,取一次性镊子夹取碘伏棉球消毒穿刺区。 (2) 消毒以穿刺点为中心,周围直径15 cm以上的环形范围,由内向外不留间隙,消毒3遍,每次范围逐步缩小。 (3) 使用过的碘伏棉球弃入另一治疗碗
	铺 巾	(1) 检查穿刺包标签,确定有效日期;拆开包的外层3/4,避免污染包内侧面;戴无菌手套。 (2) 由穿刺包内侧面1/4处打开骨穿包,检查器械,清点物品。注意穿刺针是否通畅,针芯是否配套。 (3) 铺巾 取洞巾铺设。注意洞巾的中央与穿刺点的位置重合。请助手协助用胶布固定洞巾
	麻 醉	(1) 助手打开5 mL针筒包装,由手术者取出(注意无菌观念),助手核对并打开利多卡因。 (2) 抽取利多卡因,注射皮丘,回抽无血,则注射麻醉药,逐层浸润麻醉各层组织,直至骨膜。此时,注射器与骨膜垂直,记住注射器针头的进针深度。以定位穿刺点为中心,对骨膜进行多点麻醉,麻醉一个面,而非一个点。这样可防止因穿刺点与麻醉点不完全相符而引起的疼痛
	准备	将穿刺针与麻醉的注射器对比,调节穿刺针螺旋,使骨髓穿刺针的固定器固定在比麻醉时注射器针头的进针深度长0.5~1 cm的位置(胸骨穿刺和棘突穿刺时一般固定在距针尖约1 cm处,髂后和髂前上棘穿刺时一般固定在距针尖约1.5 cm处)
	穿 刺	(1) 髂后和髂前上棘穿刺 操作者左手拇指和示指固定穿刺部位,右手持骨髓穿刺针与骨面垂直方向刺入。当穿刺针针尖接触骨面时,则沿穿刺针的针体长轴左右旋转穿刺针,以缓慢钻刺骨质并向前推进。当突然感到穿刺阻力消失,即有突破感且穿刺针已固定在骨内时,表示穿刺针已进入骨髓腔内。穿刺深度自针尖达骨膜后进入1 cm左右即可。 (2) 胸骨穿刺 操作者左手拇指和示指固定穿刺部位,右手持穿刺针,将针头斜面朝向髓腔,针尖指向患者头部,与骨面成70°~80°角,缓慢左右旋转穿刺针,刺入深度0.5~1 cm,穿刺针固定在骨即可,一般无突然感到穿刺阻力消失的突破感。 (3) 腰椎棘突穿刺 操作者左手拇指和示指固定穿刺部位,右手持穿刺针与骨面垂直方向刺入,缓慢左右旋转穿刺针,刺入0.5~1 cm,穿刺针固定在骨内即可,一般也无突然感到穿刺阻力消失的突破感

（续表）

工作程序			操 作 要 求
操作步骤	穿 刺	抽吸	拔出穿刺针针芯，放于无菌盘内，接上干燥的 10 mL 或 20 mL 注射器。当用负压回抽见到注射器内有骨髓液时，表明穿刺已成功。若未能抽出骨髓液，则可能是穿刺的深度或方向不合适，或穿刺针的针尖顶在骨质上，或是穿刺针针腔被皮肤和皮下组织块堵塞。此时应重新插上针芯，稍加旋转或再钻入少许，重新接上注射器再行抽吸，即可取得骨髓。若仍抽不出骨髓成分或仅吸出少许稀薄血液，则称为干抽。这可能是由于操作者技术欠佳，或由于骨髓纤维化，或由于骨髓成分太多、太黏稠（常见于急性白血病等）。若属于操作者技术欠佳，应改换技术熟练者，或更换其他部位再穿。若属于非技术性原因，则应进行骨髓活检
	标本收集		抽取的骨髓液滴于载玻片上，由操作者或助手用推片沾取少许骨髓液快速涂片 8 张，然后连同申请单送骨髓检查室。其他骨髓液根据临床需要进行相应检查，如骨髓干细胞培养、染色体和融合基因检查、骨髓细胞流式细胞仪检查及骨髓液细菌培养等
操作后处置	拔 针		(1) 完成骨髓液抽取，拔除插入针芯的穿刺针。 (2) 局部消毒，无菌纱布盖住针孔，按压 5～10 min，用胶布固定纱布
	观 察		观察生命体征，关注穿刺点有无渗血渗液
	患者安置		(1) 协助患者整理衣物，嘱按压穿刺点。 (2) 关注穿刺点有无渗血渗液等情况。如有不适随时联系医生。 (3) 嘱患者 3 天内穿刺部位不要碰水，并保持清洁
	物品处理		(1) 穿刺针回收消毒。 (2) 注射器等锐器须放入医疗锐器收集箱。 (3) 其余物品投入医疗垃圾桶
	记 录		记录操作过程、抽取是否成功、骨髓液送检情况，以及穿刺后患者情况
注意事项			(1) 如果需要做常规骨髓细胞学检查，当用负压回抽见到注射器内有骨髓液时，应迅速抽取骨髓液 0.1～0.2 mL（即注射器针栓部分见到骨髓液即可），进行骨髓液涂片。 (2) 如果需要做骨髓液的其他检查，应在留取骨髓液涂片标本后，再抽取需要量的骨髓液，用于骨髓干细胞培养、染色体和融合基因检查、骨髓细胞流式细胞仪检查及骨髓液细菌培养等。 (3) 术中注意观察患者反应，并注意保暖。术后送患者安返病房并告知按压穿刺点 15 min，术后 3 天保持穿刺点干燥
并发症处理			(1) 术前应行出凝血时间检查。有出血倾向者，操作时应特别注意。穿刺后局部压迫，防止渗血过多。血友病患者严禁行骨髓穿刺。 (2) 严格执行无菌操作，以免发生骨髓炎。 (3) 注射器和穿刺针必须干燥，以免发生溶血。 (4) 胸骨穿刺不可垂直进针，不可用力过猛以防穿透内侧骨板。 (5) 穿刺针进入骨质后避免摆动过大，以免折断。 (6) 若穿刺时感到骨质坚硬，穿不进髓腔时，提示骨硬化病。应做骨骼 X 线检查，不可强行操作，以防断针。 (7) 做细胞形态学检查时，抽吸量不宜过多，否则骨髓液稀释影响结果的判断。 (8) 骨髓液抽取后应立即涂片，以免凝固。 (9) 多次干抽时应进行骨髓活检。 (10) 抽吸力度要适当，对骨质疏松症和易发生骨折的多发性骨髓瘤患者，操作时要小心，动作要轻柔

(续表)

相关知识点	骨髓穿刺成功的标志	当突然感到穿刺阻力消失,且穿刺针已固定在骨内时,表明穿刺针已进入骨髓腔,用负压回抽见到注射器内有骨髓液时,标志穿刺已成功
	干抽	在抽骨髓的过程中如果碰到抽不出骨髓的情况,被称为骨髓干抽。常见于骨髓增生低下性疾病、骨髓纤维化、慢性粒细胞性白血病、急性非淋巴细胞性白血病、骨髓增生异常综合征、急性淋巴细胞性白血病、多发性骨髓瘤、骨髓转移瘤以及骨髓坏死等情况

操作流程

操作者准备 → 按七步洗手法洗手，戴口罩、帽子，取病历。核对患者信息，了解病情，告知操作目的，询问过敏史，签署知情同意书。

患者准备 → 过敏体质者行利多卡因皮试，阴性者方可实施。使患者知晓需要配合的事项，帮助患者摆好体位；不能合作者由其他人帮助固定体位。

物品准备 →
(1) 治疗车上层　骨髓穿刺包、消毒治疗盘（一次性镊子 2 个、消毒碗 2 个、无菌棉球 6 个、1‰碘伏 1 瓶、碘伏棉签 1 盒）、其他（5 mL 针筒 1 个、20 mL 针筒 1 个，胶布 1 卷、2％利多卡因 5 mL 1 支、无菌手套 2 副、试管架 1 个、玻片 6～8 张等）。
(2) 治疗车下层　生活垃圾桶、医疗垃圾桶、锐器盒。

环境准备 → 整洁，光线明亮柔和，温度 22～24℃，湿度 50％～60％。

操作步骤 →
1. 体位　俯卧位或侧卧位。
2. 穿刺点定位　髂后上棘穿刺点、髂前上棘穿刺点、胸骨穿刺点、腰椎棘突穿刺点。
3. 消毒铺巾　用 1‰碘伏以穿刺点为中心，消毒至少 15 cm。
4. 麻醉　在穿刺点局部皮下注射形成一个皮丘，将注射器垂直于皮肤表面，缓缓刺入，逐层浸润麻醉各层组织，直至骨膜，对骨膜进行多点麻醉。
5. 穿刺　持穿刺针，垂直于骨面左右旋转进针，有突破感且穿刺针已固定，表示穿刺成功。
6. 抽液　用 20 mL 注射器抽 0.1 mL 骨髓液涂片送检。若有其他检查，继续抽取 10 mL 至抗凝管及 EDTA 抗凝管中送检。
7. 拔针　送回针芯，缓慢拔出穿刺针，伤口消毒，纱布覆盖，胶布固定；嘱按压 5～10 min。
8. 标本根据临床需要，进行相应检查，如骨髓干细胞培养、染色体和融合基因检查、骨髓细胞流式仪检查及骨髓细菌培养等。

观察 → 观察生命体征，关注穿刺点有无渗血渗液。

患者安置 → 嘱患者卧床休息，继续按压穿刺部位，注意有无出血，如有不适及时呼叫医生，术后 3 天保持穿刺点干燥。

用物处理 → 各类物品分类处理，洗手。

记录 → 记录操作时间、地点、操作过程、抽取是否成功、骨髓液送检情况，以及穿刺后患者情况。

注意事项
(1) 当用负压回抽见到注射器内有骨髓液时,若骨髓涂片需进行常规骨髓细胞学检查,则应该用适当的力量迅速抽取骨髓液 0.1~0.2 mL,即注射器针栓部分见到骨髓液即可。
(2) 如果需要做骨髓液的其他检查,应在留取骨髓液涂片标本后,再抽取需要量的骨髓液用于骨髓干细胞培养、染色体和融合基因检查、骨髓细胞流式细胞仪检查及骨髓液细菌培养等。
(3) 术中注意观察患者反应,并注意保暖。术后送患者安返病房并交代患者注意事项,按压穿刺点 15 min,术后 3 天保持穿刺点干燥。

> 操作评分表

操作步骤	操作内容	操作质量要求	分值	得分	备注
操作准备（10分）	操作者	按要求做自身准备，了解病史，与患者沟通	2		
	患者	患者了解操作目的、要求	2		
	物品	用物准备齐全，有序放置在合理位置	4		
	环境	室内环境清洁，温、湿度适宜	2		
操作步骤（60分）	体位	助患者取侧卧位	5		
	定位	(1) 髂后上棘穿刺点位于L5和S1水平旁开约3 cm处一圆钝的突起处。 (2) 髂前上棘穿刺点位于髂前上棘后1~2 cm较凸的骨面	5		
	消毒	以穿刺点为中心，消毒直径15 cm，消毒3遍，每次范围缩小	8		
	铺巾	打开穿刺包，检查器械，清点物品；洞巾中央与穿刺点位置重合，助手协助固定洞巾	5		
	麻醉	抽取利多卡因，在穿刺点局部皮下注射形成一个皮丘，垂直进针，回抽无血注射麻醉药，逐层浸润，直至骨膜，对骨膜进行多点麻醉	10		
	穿刺	左手拇指、示指固定穿刺点皮肤，右手持针，垂直骨面进针，有突破感且穿刺针已固定，表示穿刺成功	15		
	抽吸	拔出针芯，接20 mL注射器，轻轻抽0.1 mL骨髓液涂片送检	5		
	标本收集	抽取的骨髓液滴于载玻片上，由操作者或助手用推片沾取少许骨髓液快速涂片8张，然后连同申请单送骨髓检查室。其他骨髓液根据临床需要进行相应检查，如骨髓干细胞培养、染色体和融合基因检查、骨髓细胞流式细胞仪检查及骨髓液细菌培养等	5		
	拔针	抽取成功后插入针芯，左手固定皮肤，右手拔针，消毒固定	2		

(续表)

操作步骤	操作内容	操作质量要求	分值	得分	备注
操作后处置 （30分）	观察	观察生命体征,关注穿刺点有无渗血渗液	5		
	患者安置	嘱患者卧床休息,按压穿刺部位15 min,注意有无出血,如有不适及时呼叫医生,术后3天保持穿刺点干燥	10		
	整理物品	（1）穿刺针回收消毒。 （2）注射器等锐器须放入医疗锐器收集箱。 （3）其余物品投入医疗垃圾桶	5		
	记录	记录操作时间、地点、操作过程、抽取是否成功、骨髓液送检情况,以及穿刺后患者情况	5		
	总体评价	体现人文关怀,操作熟练,动作规范	5		
总　　分			100		

注意事项　术中注意观察患者反应,并注意保暖。术后送患者安返病房并告知按压穿刺点15 min,术后3天保持穿刺点干燥。

二十、胃管置入术

操作规范

操作目的	(1) 保证患者摄入足够的营养、水分和药物，达到治疗目的。 (2) 急性胃扩张或腹部手术前，引流出胃肠内容物，达到胃肠减压。 (3) 误入有毒有害物进行胃内容物的抽吸或清洗，减轻中毒。 (4) 上消化道出血辅助诊断
适应证	(1) 昏迷患者、无法经口进食患者(口腔疾患、口腔和咽喉手术后、破伤风患者)。 (2) 急性胃扩张、腹部手术前准备需胃肠减压患者。 (3) 急性中毒，需洗胃患者。 (4) 上消化道出血时患者出血情况的观察和治疗
禁忌证	(1) 严重颌面部损伤和颅底骨折合并脑脊液鼻漏者。 (2) 近期食管腐蚀性损伤和食管手术鼻胃管脱落。 (3) 食管梗阻及憩室，严重食管-胃底静脉曲张者。 (4) 鼻咽部有癌肿或急性炎症

工作程序		操 作 要 求
操作前准备	操作者准备	(1) 按七步洗手法洗手，戴口罩、帽子，取病历。 (2) 核对患者信息，了解病情，告知患者胃管置入术的目的及注意事项，签署知情同意书
	患者准备	(1) 了解胃管置入术的目的及注意事项。 (2) 知道插管中配合的深呼吸和吞咽动作要点
	物品准备	(1) 治疗车上层　治疗盘内放置鼻饲包(内含治疗碗1个、弯盘1个、治疗巾1块、镊子1把、压舌板1个、纱布2块、胃管1根)。 (2) 治疗车下层　生活垃圾桶、医疗垃圾桶、锐器盒。 (3) 其他　液状石蜡棉球1包、20mL或50mL注射器1个、棉签1包、胶布1卷、听诊器1个、无菌手套1副、手电筒、橡皮圈、生理盐水1瓶、药碗1个
	环境准备	整洁，光线明亮柔和，温、湿度适宜(温度22～24℃，湿度50%～60%)

(续表)

工作程序		操 作 要 求
操作步骤	体　位	患者取坐位或半卧位
	体　检	用手电筒检查左右鼻腔是否通畅,用湿棉签清洁两侧鼻腔,如存在鼻部疾病,选择健侧鼻孔。经口插管洗胃时,应取下活动义齿
	拆包铺巾	检查核对胃管包是否在有效期内,拆包检查物品是否齐全。戴无菌手套,颌下铺治疗巾,弯盘置于患者口角处
	测量胃管的长度	胃管插入胃内的长度,成人55～60 cm,相当于: (1) 鼻尖至耳垂再到胸骨剑突的距离。 (2) 前额发际到胸骨剑突的距离
	润滑胃管	胃管前端用石蜡油润滑;胃管的远端处于封闭状态
	插　管	左手持纱布托住胃管,右手持止血钳或镊子夹持胃管,选择鼻孔后缓慢插入
	插管及观察	(1) 当胃管到达咽喉部时(14～16 cm),告知患者做吞咽动作,伴随吞咽活动逐步插入胃管。 (2) 昏迷患者头后仰,插入咽喉部时,以左手将患者头部托起向前屈,使下颌靠近胸骨柄以增加咽喉部通道的弧度,使胃管顺利进入食管。 (3) 继续使胃管向前进入胃部,观察患者有无异常。如发生呛咳、呼吸困难、口唇发绀等,表示误入气管,应立即拔出,休息片刻后再试。过咽喉部后用压舌板查看口腔中是否有盘曲胃管。如无异常,顺势达到预计长度,并拔出导引钢丝
	判断胃管置于胃中	(1) 用无菌注射器接胃管末端回抽,可抽出胃液。 (2) 将胃导管末端放入盛有生理盐水的治疗碗中,无气泡逸出,证明未插入气管内。 (3) 先将听诊器置于患者上腹部,然后用无菌注射器注入10～20 mL空气于胃管内,可听到气过水声
	固定胃管	将鼻孔处的胃管用一长约3 cm的胶布环绕两周作标记;再用胶布固定于鼻翼两侧及颊部。长期鼻饲患者,可将胃管用纱布包好夹紧,固定于患者枕旁
操作后处置	观察评估	(1) 保持胃管通畅,记录每日引流胃液的量及性质。 (2) 长期鼻饲者,每日进行口腔护理,定期更换胃管。 (3) 鼻饲营养液时,使用前需验证胃管位置正确。每次鼻饲量不超过200 mL,间隔不少于2 h。饮食前后应注入温开水10 mL冲洗胃管。 (4) 胃肠减压时,胃管远端接负压吸引装置。 (5) 洗胃时,接洗胃管或电动吸引器,每次一般在300～500 mL之间。洗胃时的总液体量一般在3 000 mL左右,反复灌洗直至洗出液澄清无味
	患者安置	卧床休息,配合每次操作,如有不适及时告知
	整理物品	(1) 非一次性物品收集、归类,统一消毒,备用。 (2) 注射器等锐器放入医疗锐器盒。 (3) 使用后的一次性物品投入医疗垃圾桶,洗手
	记　录	记录胃管插入时间、灌注液名称、数量、留置等病程

(续表)

注意事项	(1) 误入气管　多见于不合作或不能合作的患者。对于不合作患者,由于咳嗽反射,多数可及时发现。少数昏迷患者气管对刺激的反应较弱,如患者无明显口唇发绀则不易被发现,易引起患者窒息和肺部感染。操作前应积极争取患者合作,可用多种方法验证胃管位置。 (2) 胃食管反流和误吸　胃管留置时间过长可导致食管下段括约肌松弛,引起胃酸反流。同时,由于昏迷或颅脑损伤患者多为仰卧位,不能吞咽唾液分泌物,易将反流的胃内容物误吸入呼吸道,引起肺部感染。对于胃食管反流,可抬高床头,应用抑酸及促胃动力药物。长期卧床患者应积极排痰,发生吸入性肺炎可使用抗生素治疗
并发症处理	(1) 鼻腔出血　插管时如一侧插管阻力过大,可考虑更换对侧鼻腔,避免强行插入。插管动作粗暴或留置胃管时间过长可引起鼻腔出血,插管时应充分润滑胃管,动作轻柔。出血症状轻时可局部应用收缩血管药物,必要时可请耳鼻喉科协助处理。定期观察患者鼻腔情况,如有黏膜糜烂应及时处理。 (2) 恶心、呕吐　鼻腔及咽喉部神经分支对刺激较敏感,置入胃管时患者常可出现流泪、恶心、呕吐及咳嗽等症状。给予1％丁卡因喷雾麻醉3～5 min后置管。同时注意,在胃管拔出过程中速度过快、动作够猛也可引起反射性呕吐。 (3) 食管糜烂　长期留置胃管时,可导致食管黏膜损伤,甚至出现溃疡及出血,可给予抑酸治疗。溃疡出血时应及时拔出胃管
相关知识点	(1) 导丝引导置管法　将介入导丝置于胃管内,到达胃管前端时,在胃管口处用胶布固定导丝,可对胃管起到良好的支撑作用,使胃管顺利地通过咽喉部进入胃内,从而使置管变得容易。更适用于昏迷、极度衰竭不能配合者,无需借助吞咽动作即可进入胃内。 (2) 气管导管引导法　在喉镜直视下经口将气管导管插入食管内,把润滑好的胃管通过气管导管插入胃内后,在固定好胃管的同时将气管导管拔出。然后,从鼻腔插入另一鼻胃管入口咽部,再拉胃管末端,把口胃管末端从鼻腔拖出。调整胃管深度,置管成功后妥善固定

> 操作流程

操作者准备
(1) 按七步洗手法清洗双手,戴口罩、帽子,取病历。
(2) 核对患者信息,了解患者病情,告知胃管置入术的目的及注意事项,签署知情同意书。

患者准备
(1) 了解胃管置入术的目的及注意事项。
(2) 学会插管中配合的深呼吸和吞咽动作要点。

物品准备
(1) 治疗车上层　在治疗盘内放鼻饲包。
(2) 治疗车下层　生活垃圾桶、医疗垃圾桶、锐器盒。
(3) 其他　液状石蜡棉球一包、20 mL 或 50 mL 注射器 1 个、棉签 1 包、胶布 1 卷、听诊器 1 个、无菌手套 1 副、手电筒、橡皮圈、生理盐水一瓶、药碗 1 个。

环境准备
整洁,光线明亮柔和,温、湿度适宜(温度 22～24℃,湿度 50%～60%)。

操作步骤
1. 体位　患者取坐位或半卧位。
2. 体检　用手电筒检查左右鼻腔是否通畅,用湿棉签清洁两侧鼻腔。
3. 拆包　检查核对胃管包是否在有效期内,拆包检查物品是否齐全。
4. 铺巾　戴无菌手套,颌下铺治疗巾,弯盘置于患者口角处。
5. 测量胃管的长度　成人 55～60 cm,相当于:
   (1) 鼻尖至耳垂再到胸骨剑突的距离。
   (2) 前额发际到胸骨剑突的距离。
6. 润滑胃管　胃管前端用石蜡油润滑;胃管的远端处于封闭状态。
7. 插管　左手持纱布托住胃管,右手持止血钳或镊子夹持胃管,缓慢插入。
8. 插管及观察　当胃管到达咽喉部时(14～16 cm),告知患者做吞咽动作,伴随吞咽活动逐步插入胃管。观察有无异常。
9. 判断胃管位置
   (1) 用无菌注射器接胃管末端回抽,可抽出胃液。
   (2) 将胃导管末端放入盛有生理盐水的治疗碗中,无气泡逸出,证明未插入气管内。
   (3) 先将听诊器置于患者上腹部,然后用无菌注射器注入 10～20 mL 空气于胃管内,可听到气过水声。
10. 固定　用胶布固定于鼻翼两侧及颊部。长期鼻饲患者,可将胃管用纱布包好夹紧,固定于患者枕旁。

观察评估
保持胃管通畅,记录每日引流胃液的量及性质。胃肠减压时,胃管远端接负压吸引装置。洗胃时,接洗胃管或电动吸引器,反复灌洗直至洗出液澄清无味。

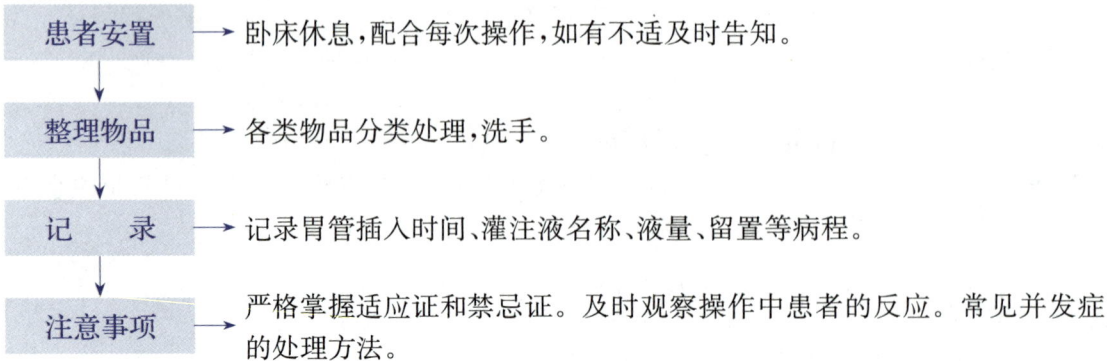

操作评分表

操作步骤	操作内容	操作质量要求	分值	得分	备注
操作准备 （10分）	操作者	按要求做自身准备，了解病史，与患者沟通	2		
	患者	患者了解操作目的要求	2		
	物品	用物准备齐全，有序放置在合理位置	4		
	环境	室内环境清洁，温湿度适宜	2		
操作步骤 （60分）	体位	助患者取坐位或半卧位	5		
	体检	用手电筒检查左右鼻腔是否通畅，用湿棉签清洁两侧鼻腔	5		
	拆包	检查核对胃饲包是否在有效期内，拆包检查物品是否齐全	5		
	铺巾	戴无菌手套，颌下铺治疗巾，弯盘置于患者口角处	5		
	胃管准备	(1) 测量胃管的长度　胃管插入胃内的长度，成人55~60 cm，相当于鼻尖至耳垂再到胸骨剑突的距离，前额发际到胸骨剑突的距离。 (2) 润滑胃管　胃管前端用石蜡油润滑；胃管的远端处于封闭状态	10		
	插管	左手持纱布托住胃管，右手持止血钳或镊子夹持胃管，选择鼻孔后缓慢插入	10		
	插管观察	当胃管到达咽喉部时(14~16 cm)，告知患者做吞咽动作，伴随吞咽活动逐步插入胃管	5		
	判断胃管位置	(1) 用无菌注射器接胃管末端回抽，可抽出胃液。 (2) 将胃导管末端放入盛有生理盐水的治疗碗中，无气泡逸出，证明未插入气管内。 (3) 先将听诊器置于患者上腹部，然后用无菌注射器注入10~20 mL空气于胃管内，可听到气过水声	10		
	固定胃管	用胶布固定于鼻翼两侧及颊部。长期鼻饲患者，可将胃管用纱布包好夹紧，固定于患者枕旁	5		

(续表)

操作步骤	操作内容	操作质量要求	分值	得分	备注
操作后处置 (30分)	观察评估	(1) 保持胃管通畅,记录每日引流胃液的量及性质。 (2) 长期鼻饲者,每日进行口腔护理,定期更换胃管。 (3) 鼻饲营养液时,使用前需验证胃管位置正确。每次鼻饲量不超过 200 mL,间隔不少于 2 h。饮食前后应注入温开水 10 mL 冲洗胃管。 (4) 胃肠减压时,胃管远端接负压吸引装置。 (5) 洗胃时,接洗胃管或电动吸引器,每次一般在 300~500 mL。洗胃时的总液体量一般在 3 000 mL 左右,反复灌洗直至洗出液澄清无味	5		
	操作后安置	卧床休息,配合每次操作,如有不适及时告知	10		
	整理物品	(1) 非一次性物品收集、归类,统一消毒,备用。 (2) 注射器等锐器放入医疗锐器盒。 (3) 一次性物品投入医疗垃圾桶	5		
	记录	记录胃管插入时间、灌注液名称、液量、留置等病程	5		
	总体评价	体现人文关怀,操作熟练,动作规范	5		
总 分			100		

注意事项　操作过程中及时观察患者的反应,如发生呛咳、呼吸困难、口唇发绀等,表示误入气管,应立即拔出,休息片刻后再试。

二十一、女性导尿术

操作规范

操作目的		(1) 治疗　解除尿潴留；手术中或危重患者监测尿量；下尿路手术后膀胱引流，神经源性膀胱间歇导尿及膀胱内注射药物，恢复尿道损伤患者的尿道连续性。 (2) 诊断　获取未受污染的尿标本做细菌培养；测量膀胱容量、压力及测定残余尿量；行膀胱尿道造影时经导尿管灌注造影剂，尿流动力学测定膀胱尿道功能等检查
适应证		(1) 尿潴留、充溢性尿失禁患者。 (2) 获得未受污染的尿标本。 (3) 尿流动力学检查，测定膀胱容量、压力、残余尿量。 (4) 危重患者监测尿量。 (5) 行膀胱检查（膀胱造影、膀胱内压测量图）。 (6) 膀胱内灌注药物治疗。 (7) 腹部及盆腔器官手术前准备。 (8) 膀胱、尿道手术或损伤患者
禁忌证		(1) 急性下尿路感染。 (2) 尿道狭窄及先天性畸形无法留置导尿管者。 (3) 相对禁忌证为严重的全身出血性疾病及女性月经期
工作程序		操 作 要 求
操作前准备	操作者准备	(1) 按七步洗手法洗手，戴帽子、口罩，取病历。 (2) 核对患者信息，了解患者病情，告知导尿目的及配合事项
	患者准备	(1) 患者及家属了解导尿的目的、意义、配合要点及注意事项。 (2) 患者自己清洗干净外阴；如不能自理，家属或操作者协助患者清洁外阴
	物品准备	(1) 治疗车上层 ① 一次性无菌导尿包：包括初步消毒和导尿用物。 ② 初步消毒用物：弯盘1个，内盛镊子1把、消毒液棉球包1包（目前常用0.5%碘伏棉球数个）和手套1只。 ③ 导尿用物：大毛毯、方盘1个、弯盘1个、镊子2把、导尿管1根、10 mL注射器1支、生理盐水10~20 mL、消毒液棉球包1包（内有0.5%碘伏棉球4个）、润滑油袋（内有润滑棉片1个）、集尿袋1个、标本瓶1个、纱布1~2块、洞巾1条、手套1副。 ④ 速干手消毒剂。 ⑤ 一次性垫巾、胶布、别针。 (2) 治疗车下层　生活垃圾桶、医疗垃圾桶。 (3) 其他　围帘或屏风

(续表)

工作程序		操 作 要 求
操作前准备	环境准备	整洁,光线明亮柔和,温、湿度适宜(温度 22~24 ℃,湿度 50%~60%)。关好门窗。请现场无关人员离开。用屏风或围帘遮挡患者
操作步骤	体　位	(1) 操作者站在患者右侧,松开床尾盖被;协助患者脱去对侧裤腿,盖在近侧腿部,盖上大毛毯,对侧腿用盖被遮盖。 (2) 患者取屈膝仰卧位,两腿充分外展外旋,暴露局部区域。如患者因病情不能配合,需其他医务人员协助。 (3) 铺垫巾于患者臀下
	打开无菌导尿包	检查并打开无菌导尿包的外包装,将外包装袋置于生活垃圾桶内
	初步消毒区	(1) 手消毒。 (2) 取出初步消毒用物,弯盘(内放镊子及碘伏棉球)置于患者两腿间。 (3) 操作者左手戴手套,右手持镊子夹取碘伏棉球,依次消毒阴阜、大阴唇。左手分开大阴唇,消毒小阴唇、尿道口至会阴部。 (4) 将消毒用物、脱下的手套投入医疗垃圾桶
	铺孔巾	(1) 将导尿包放在患者两腿之间,按无菌操作原则打开治疗巾。 (2) 戴好无菌手套后,取出洞巾,铺在患者的外阴处并暴露会阴部
	检查导尿管	(1) 按操作顺序整理用物,取出导尿管并向气囊注水后抽空,检查是否渗漏。 (2) 润滑导尿管。根据需要连接导尿管和集尿袋的引流管,将消毒液棉球置于弯盘内
	二次消毒	(1) 左手分开并固定小阴唇,暴露尿道口。 (2) 右手持镊子夹消毒液棉球,再次消毒尿道口、两侧小阴唇,最后一个棉球在尿道口加强消毒
	导　尿	(1) 左手继续分开并固定小阴唇,将弯盘置于洞巾口旁,嘱患者张口呼吸。 (2) 右手用另一把镊子夹持导尿管,对准尿道口轻轻插入 4~6 cm,见尿液流出后再插入 1~2 cm。 (3) 用左手下移固定导尿管,将尿液引流到集尿袋内,用胶布和别针固定导尿管及集尿袋。 (4) 导尿完毕,轻轻拔出导尿管,撤下洞巾,擦净外阴
操作后处置	观　察	观察患者意识状态、心理状态、患者反应及排尿等情况
	患者安置	(1) 告知患者操作完毕。撤下一次性垫巾,协助患者穿好裤子。 (2) 询问患者感觉,安置舒适体位,撤屏风或拉围帘
	用物处理	(1) 脱去手套,导尿用物按医疗废弃物分类处理(可回收物品,收集归类,统一清洁消毒备用;其余废弃物品投入医疗垃圾桶)。 (2) 尿液倒入医疗污物池,洗手。 (3) 留置标本,及时标本送检
	记　录	记录导尿时间、尿量、尿液颜色及性质等情况

(续表)

注意事项	(1) 导尿过程中,若尿管触及尿道口以外区域,应重新更换尿管。 (2) 尿潴留患者一次导出尿量不超过 1 000 mL,以防出现虚脱和血尿。 (3) 患者导尿管拔出后,观察患者排尿时的异常表现。 (4) 如需做尿培养,弃去前段尿液,用无菌标本瓶接取中段尿液 5 mL,放置稳妥处(操作结束后尿标本贴标签送检)
相关知识点	根据导尿的目的完成导尿操作。若选择留置导尿,完成消毒后,左手继续固定小阴唇,将弯盘置于洞巾口旁,嘱患者张口呼吸。右手用另一把镊子夹持导尿管,对准尿道口轻轻插入 4~6 cm,见尿液流出后再插入 1~2 cm,将尿液引流至集尿袋内。夹闭导尿管,连接注射器,根据导尿管上注明的气囊容积向气囊注入等量的无菌溶液,轻拉导尿管有阻力感,即证明导尿管固定于膀胱内。导尿成功后,撤下洞巾,擦净外阴。集尿袋固定于床旁,安置妥当后放开夹闭的导尿管,保持引流通畅

> 操作流程

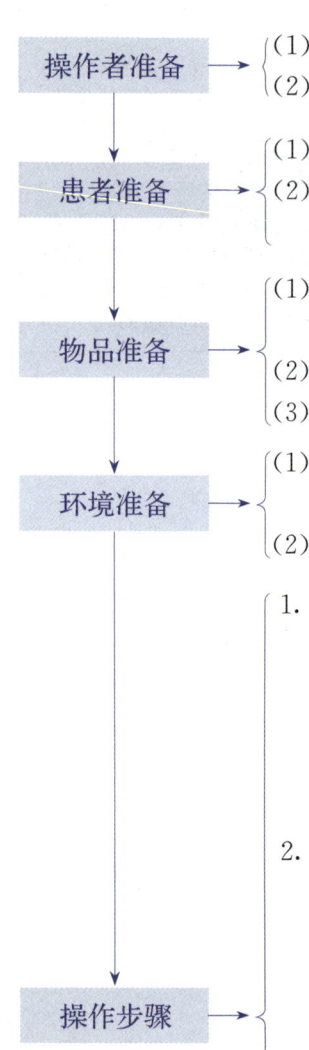

操作者准备
(1) 按七步洗手法洗手,戴帽子、口罩,取病历。
(2) 核对患者信息,了解患者病情,告知导尿目的及配合事项。

患者准备
(1) 患者及家属了解导尿的目的、意义、配合要点及注意事项。
(2) 患者自行清洁外阴;如不能自理,家属或操作者协助患者进行外阴清洁。

物品准备
(1) 治疗车上层　放一次性无菌导尿包(初步消毒用品和导尿用物),速干手消毒剂,一次性垫巾、胶布、别针。
(2) 治疗车下层　生活垃圾桶、医疗垃圾桶。
(3) 其他　围帘或屏风。

环境准备
(1) 整洁,光线明亮柔和,温、湿度适宜(温度22～24 ℃,湿度50%～60%)。
(2) 关好门窗。请现场无关人员离开。用屏风或围帘遮挡患者。

操作步骤
1. 体位
   (1) 操作者站在患者右侧,松开床尾盖被,协助患者脱去对侧裤腿,盖在近侧腿部,并盖上大毛毯,对侧腿用盖被遮盖。
   (2) 患者取屈膝仰卧位,两腿充分外展外旋,暴露局部区域。如患者因病情不能配合,由其他医务人员协助。
   (3) 铺垫巾于患者臀下。
2. 初步消毒
   (1) 手消毒。
   (2) 取出初步消毒用物,弯盘(内放镊子及碘伏棉球)置于患者两腿间。
   (3) 操作者左手戴手套,右手持镊子夹取碘伏棉球,依次消毒阴阜、大阴唇。左手分开大阴唇,消毒小阴唇、尿道口至会阴部。
3. 铺洞巾
   (1) 将导尿包放在患者两腿之间,按无菌操作原则打开治疗巾。
   (2) 戴好无菌手套后,取出洞巾,铺在患者的外阴处并暴露会阴部。
4. 检查导尿管
   (1) 按操作顺序整理用物,取出导尿管并向气囊注水后抽空,检查是否渗漏。
   (2) 润滑导尿管。
   (3) 根据需要连接导尿管和集尿袋的引流管,将消毒液棉球置于弯盘内。

| 操作步骤 | 5. 二次消毒
　(1) 左手固定小阴唇,暴露尿道口。
　(2) 右手持镊子夹消毒液棉球,再次消毒尿道口、两侧小阴唇,最后用一个棉球在尿道口加强消毒。
6. 导尿
　(1) 左手继续固定小阴唇,将弯盘置于洞巾口旁,嘱患者张口呼吸。
　(2) 右手用另一把镊子夹持导尿管,对准尿道口轻轻插入 4~6 cm,见尿液流出后再插入 1~2 cm。
　(3) 用左手下移固定导尿管,将尿液引流到集尿袋内,用胶布、别针固定导尿管及集尿袋。
　(4) 导尿完毕,轻轻拔出导尿管,撤下洞巾,擦净外阴。 |

| 观察 | 观察患者意识状态、心理状态、患者反应及排尿等情况。 |

| 患者安置 | (1) 告知患者操作完毕,撤下一次性垫巾,协助患者穿好裤子。
(2) 询问患者感觉,安置舒适体位,撤屏风或拉围帘。 |

| 用物处理 | (1) 脱去手套,各类物品分类处理,洗手。
(2) 将尿液倒入医疗污物池,洗手。
(3) 若留置标本,及时将标本送检。 |

| 记录 | 记录导尿时间、尿量、尿液颜色及性质等情况。 |

| 注意事项 | (1) 导尿过程中,严格执行无菌操作。若尿管触及尿道口以外区域,应重新更换尿管。
(2) 尿潴留患者一次导出尿量不超过 1 000 mL,以防出现虚脱和血尿。
(3) 如需做尿培养,弃去前段尿液,用无菌标本瓶接取中段尿液 5 mL,放置于稳妥处。操作结束后,尿标本贴标签送检。 |

操作评分表

操作步骤	操作内容	操作质量要求	分值	得分	备注
操作准备 （10分）	操作者	按要求做自身准备；了解病史，与患者沟通	2		
	患者	患者及家属了解导尿的目的、意义、配合要点及注意事项；清洗外阴	2		
	物品	用物准备齐全，有序放置在合理位置	4		
	环境	整洁，光线明亮柔和，温湿度适宜。关好门窗。屏风或围帘遮挡患者	2		
操作实施 （60分）	体位	（1）操作者站在患者右侧，松开床尾盖被，协助患者脱去对侧裤腿，盖在近侧腿部，并盖上大毛毯，对侧腿用盖被遮盖。 （2）患者取屈膝仰卧位，两腿充分外展外旋，暴露局部区域。如患者因病情不能配合时，需其他医务人员协助。 （3）铺垫巾于患者臀下	8		
	初步消毒	（1）手消毒。 （2）取出初步消毒用物，弯盘（内放镊子及碘伏棉球）置于患者两腿间。 （3）操作者左手戴手套，右手持镊子夹取碘伏棉球，依次消毒阴阜、大阴唇、小阴唇、尿道口至会阴部	10		
	铺洞巾	（1）将导尿包放在患者两腿之间，按无菌操作原则打开治疗巾。 （2）戴好无菌手套后，取出洞巾，铺在患者的外阴处并暴露会阴部	10		
	检查导尿管	（1）按操作顺序整理用物，取出导尿管并向气囊注水后抽空，检查是否渗漏。 （2）润滑导尿管。 （3）根据需要连接导尿管和集尿袋的引流管，将消毒液棉球置于弯盘内	10		
	二次消毒	（1）左手分开并固定小阴唇，暴露尿道口。 （2）右手持镊子夹消毒液棉球，再次消毒尿道口、两侧小阴唇，最后用一个棉球在尿道口加强消毒	10		

(续表)

操作步骤	操作内容	操作质量要求	分值	得分	备注
操作实施 (60分)	导尿	(1) 左手固定小阴唇,将弯盘置于洞巾口旁,嘱患者张口呼吸。 (2) 右手用另一把镊子夹持导尿管,对准尿道口轻轻插入4~6 cm,见尿液流出后再插入1~2 cm。 (3) 用左手下移固定导尿管,将尿液引流到集尿袋内,用胶布、别针固定导尿管及集尿袋。 (4) 导尿完毕,轻轻拔出导尿管,撤下洞巾,擦净外阴	12		
操作后处置 (30分)	观察	观察患者意识状态、心理状态、患者反应及排尿等情况	5		
	患者安置	(1) 告知患者操作完毕。撤下一次性垫巾,协助患者穿好裤子。 (2) 询问患者感觉,安置舒适体位,撤屏风或拉围帘	10		
	用物处理	(1) 脱去手套,导尿用物按医疗废弃物分类处理:可回收物品收集归类,统一清洁消毒备用;其余废弃物品投入医疗垃圾桶。 (2) 尿液倒入医疗污物池,洗手。 (3) 若留置标本,及时将标本送检	5		
	记录	记录导尿时间、尿量、尿液颜色及性质等情况	5		
	总体评价	体现人文关怀,操作熟练,动作规范	5		
总　　分			100		

注意事项
(1) 导尿过程中,若尿管触及尿道口以外区域,应重新更换尿管。
(2) 尿潴留患者一次导出尿量不超过1 000 mL,以防出现虚脱和血尿。
(3) 患者导尿管拔出后,观察患者排尿时的异常表现。
(4) 如需做尿培养,弃去前段尿液,用无菌标本瓶接取中段尿液5 mL,放置于稳妥处。操作结束后,将尿标本贴标签送检。

二十二、穿脱隔离衣

操作规范

操作目的	(1) 保护医务人员避免受血液、体液和其他感染性物质污染。 (2) 保护患者避免感染	
适 应 证	(1) 需接触传染病患者、多重耐药菌感染等患者。 (2) 需诊治、护理大面积烧伤、骨髓移植等患者。 (3) 可能受到患者血液、体液、分泌物、排泄物喷溅	
禁 忌 证	无	
工作程序	操 作 要 求	
操作前准备	操作者准备	(1) 取下手表,卷袖过肘,按七步洗手法洗手,戴口罩、帽子,取病历。 (2) 核对患者信息,了解病情及隔离种类
	患者准备	了解治疗目的,配合治疗操作
	物品准备	隔离衣、挂衣架、衣夹、洗手盆1个(消毒液)、速干手消毒剂、刷子2把、口罩、帽子、小毛巾、洗手液、避污纸、污物盘、擦手纸
	环境准备	(1) 光线明亮柔和,温、湿度适宜(温度22~24℃,湿度50%~60%)。 (2) 操作区清洁、宽敞
操作步骤	体 位	无特殊要求
	取衣	检查隔离衣有无破损、污染,尺寸是否合适(一般能覆盖工作服下5cm)。手持衣领从衣夹上取下隔离衣,清洁面朝向自己,将衣服向外折,充分露出肩袖内口
	穿衣	(1) 右手持衣领,左手伸入袖内并向上抖,右手将衣领向上拉,使左手露出。依次穿好右袖。 (2) 两手持衣领中央顺边缘由前向后扣好领扣(污染的衣袖勿触及衣服清洁面及衣领下3寸以上部位)。 (3) 扣好袖口或系上袖带(此时双手已污染)。 (4) 从腰部向下约5cm处,自一侧衣缝将隔离衣后身向前拉,见到衣边捏住。依法将另一边捏住,两手在背后将两侧衣边内面对齐,向一侧按压折叠。一手按住折叠处,另一手松开腰带活结,将腰带在背后交叉,回到前面打一活结,系好腰带

(续表)

工作程序			操 作 要 求
操作步骤	操 作	脱衣	(1) 解开腰带,在前面打一活结。 (2) 解开袖口,在肘部将部分袖子塞入工作服内,裸露前臂。 (3) 消毒双手,按前臂至指尖顺序刷洗 2 min。前臂由上往下刷,至手腕绕两圈,然后由掌心、手背,再由大鱼际起沿每个指缝刷到小鱼际。换刷另一手。换刷子重复洗刷第二遍,共计 2 min。最后清水冲洗,用小毛巾擦干。 (4) 解开衣领。 (5) 一手伸入另一侧袖口内,拉下衣袖过手,用遮盖着的手在外面拉下另一衣袖。 (6) 两手在袖内使袖肩对齐,双臂逐渐退出
		挂衣	双手持领,将隔离衣两边对齐,清洁面朝外,用衣夹夹衣领,挂于半污染处
		洗手	七步洗手法洗手,流动水冲洗
	操作后安置		对患者无要求
	整理物品		(1) 重复使用的隔离衣 24 h 定期送洗。如有污染破损潮湿则随时更换。 (2) 其余用品按传染病消毒原则处理,先消毒再清洁
注意事项			(1) 隔离衣的长短要合适,需全部遮盖工作服。如有破洞,应补好后再穿。 (2) 隔离衣每日更换。如有潮湿或污染,应立即更换。 (3) 穿脱隔离衣的过程中要始终保持衣领的清洁。 (4) 穿好隔离衣后,不得进入清洁区,避免接触清洁物品。 (5) 消毒手时不能沾湿隔离衣,隔离衣也不可触及其他物品。 (6) 脱下的隔离衣如挂在半污染区,清洁面向外;如挂在污染区,则污染面向外。 (7) 穿上隔离衣后的相关操作,临床上多采用戴手套后操作
相关知识点	标准预防		针对医院所有患者和医务人员采取的一组预防感染措施。包括手卫生,根据预期可能的暴露,选用手套、隔离衣、口罩、护目镜或防护面罩以及安全注射;也包括穿戴合适的防护用品处理患者环境中污染的物品与医疗器械。标准预防是基于患者的血液、体液、分泌物(不包括汗液)、非完整皮肤和黏膜均可能含有感染性因子的原则
	个人防护用品		用于保护医务人员避免接触感染性因子的各种屏障用品,包括口罩、手套、护目镜、防护面罩、防水围裙、隔离衣、防护服、鞋套等
	传播途径		(1) 空气传播 由悬浮于空气中、能在空气中远距离传播(>1 m),并长时间保持感染性的飞沫核(≤5 μm)导致的传播。 (2) 飞沫传播 带有病原体的飞沫核(>5 μm),在空气中短距离(≤1 m)移动到易感人群的口、鼻黏膜或眼结膜等导致的传播。 (3) 接触传播 病原体通过手、物体表面等媒介物直接或间接接触导致的传播

> **操作流程**

操作者准备 → (1) 取下手表,卷袖过肘,按七步洗手法洗手,戴口罩、帽子。取病历。
(2) 明确隔离患者种类。

患者准备 → 了解诊疗目的,配合诊疗操作。

物品准备 → 隔离衣、挂衣架、衣夹、洗手盆1个(消毒液)、快速手消毒液、洗手液、刷子2把、口罩、帽子、毛巾或擦手纸、污物盘、流动水。

环境准备 → 温、湿度适宜(温度22~24℃、湿度50%~60%),操作区清洁、宽敞。

操作步骤 →
1. 取衣　检查隔离衣有无破损、污染,尺寸是否合适(一般能覆盖工作服下5cm)。手持衣领从衣夹上取下隔离衣,清洁面朝向自己,将衣服向外折,充分露出肩袖内口。
2. 穿隔离衣
   (1) 手持衣领,穿袖(一左二右三抖袖),注意勿触及衣服清洁面及领下3寸以上。
   (2) 系领口,避免袖口污染领子;系袖口(手已污染,切勿触及隔离衣清洁面);先拉左后拉右,对齐叠紧两侧衣边至腰下5cm,腰带在身前打一活结。
3. 脱隔离衣
   (1) 解开腰带,在身前打一活结。
   (2) 解开袖口,塞衣袖,将衣袖向上拉塞在上臂衣袖内,裸露前臂。
   (3) 刷手、消毒2min。刷手顺序:前臂→腕部→手掌→手背→指缝→指甲。每只手刷洗2次,每次30s,共刷洗2min。用小毛巾擦干。
   (4) 解领口,脱衣袖。
4. 提衣领,将隔离衣挂在衣钩上
5. 洗手　七步洗手法,流动水冲洗,纸巾擦干。

患者安置 → 无特殊要求。

整理物品 → (1) 重复使用的隔离衣24h定期送洗,如有污染破损潮湿则随时更换。
(2) 其余用品按传染病消毒原则处理,先消毒再清洁。

记　　录 → 无。

注意事项
- (1) 隔离衣的长短要合适,需全部遮盖工作服。如有破洞,应补好后再穿。
- (2) 隔离衣每日更换,如有潮湿或污染,应立即更换。
- (3) 穿脱隔离衣的过程中要始终保持衣领的清洁。
- (4) 穿好隔离衣后,不得进入清洁区,避免接触清洁物品。
- (5) 消毒手时不能沾湿隔离衣,隔离衣也不可触及其他物品。
- (6) 脱下的隔离衣如挂在半污染区,清洁面向外;如挂在污染区,则污染面向外。
- (7) 穿上隔离衣后的相关操作,临床上多采用戴手套后操作。

操作评分表

操作步骤	操作内容	操作质量要求	分值	得分	备注
操作准备 （10分）	操作者	取下手表，卷袖过肘，按要求做自身准备。了解病情及隔离种类	2		
	患者	了解治疗目的，配合治疗操作	2		
	物品	用物准备齐全，有序放置在合理位置	4		
	环境	光线明亮柔和，温、湿度适宜；操作区清洁、宽敞	2		
操作步骤 （60分）	取衣	检查隔离衣，手持衣领取下隔离衣，清洁面朝向穿衣者	5		
	穿衣	将衣领两端向外折，对齐肩缝，露出袖笼；右手持衣领，左手伸入袖内上抖，右手将衣领向上拉，使左手露出；依次穿好右袖。两手上举将衣袖尽量上举，以免污染衣领扣	10		
	系领扣、腰带	（1）两手持衣领中央，顺边缘向后扣好领扣；双手分别在两侧腰下约 5 cm 处捏住隔离衣拉向前；用左手按住，右手抓住右后身衣正面边缘。 （2）同法，左手抓住左后身衣正面边缘；两边缘对齐，向后拉直并向一侧按压折叠，系好腰带；无衣襟两边缘上下折叠扣	15		
	脱衣	解开腰带打活结，再解袖口；在肘部将部分袖子塞入工作服袖内，裸露双手前臂；双手消毒后，解开衣领；一手伸入另一袖口内，拉下衣袖包住手。用遮盖着的手握住另一衣袖的外面，将袖拉下过手	15		
	叠折衣服及挂衣	两手于袖内将用双手退出，手持衣领，清洁面反叠向外，挂放在规定地方	10		
	洗手	七步洗手法洗手，流动水冲洗，擦干	5		

(续表)

操作步骤	操作内容	操作质量要求	分值	得分	备注
操作后处置 （30分）	患者安置	无要求	0		
	整理物品	（1）隔离衣24 h定期送洗，如有污染破损潮湿则随时更换。 （2）其余用品按传染病消毒原则处理，先消毒再清洁	15		
	总体评价	操作熟练，动作规范	15		
总　　分			100		

第三部分

外科操作技能

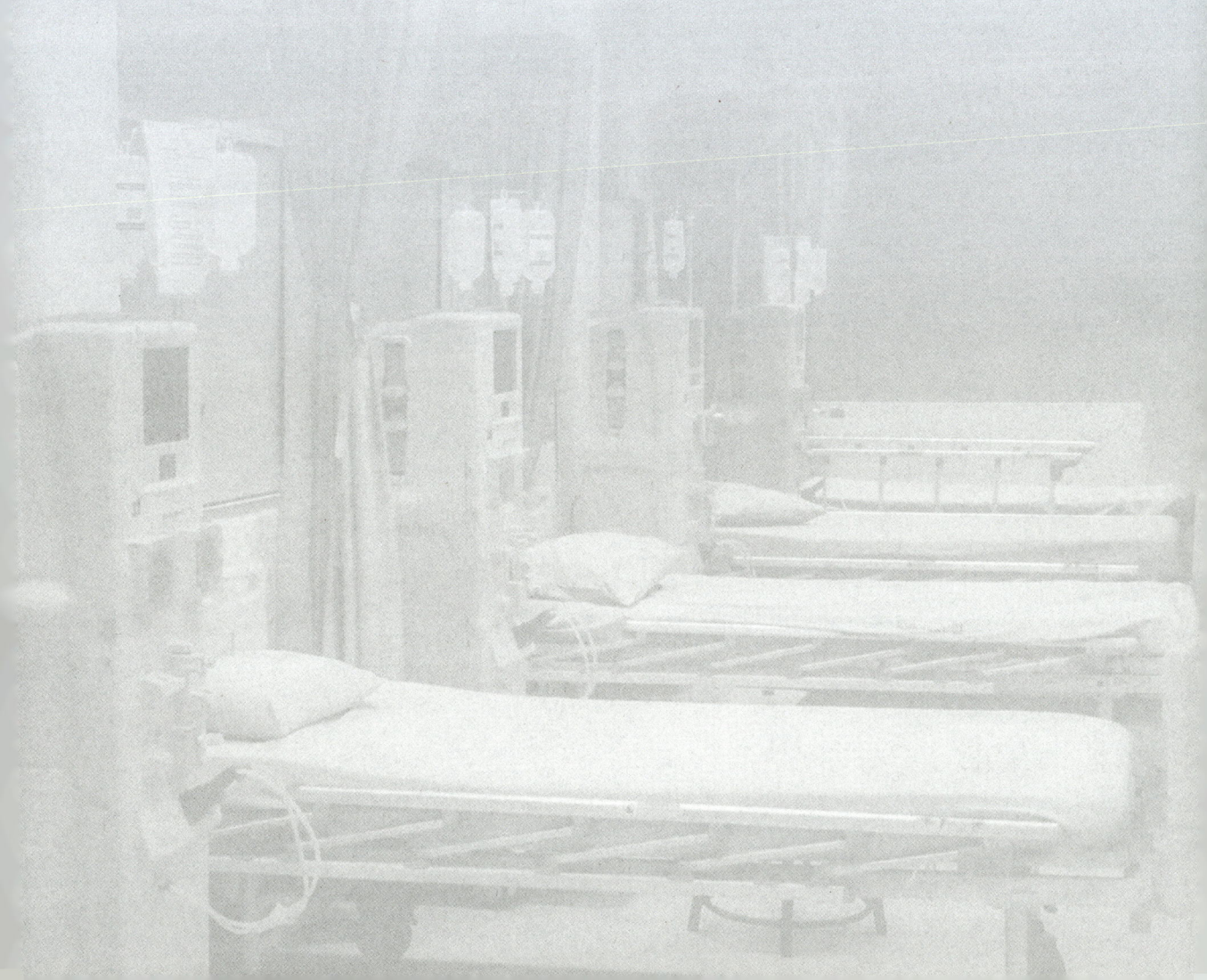

二十三、清 创 术

操作规范

操作目的		(1) 对新鲜开放性损伤,及时、正确地采用手术方法清理伤口,可以修复重要组织。 (2) 使开放污染的伤口变为清洁伤口,防止感染,有利于伤口一期愈合
适应证		(1) 伤后 6~8h 以内的新鲜伤口。 (2) 污染较轻,不超过 24h 的伤口。 (3) 头面部伤口,一般伤后 48h 以内,争取清创后一期缝合
禁忌证		(1) 超过 24h、污染严重的伤口。 (2) 有活动性出血、休克、昏迷的患者
工作程序		操 作 要 求
操作前准备	操作者准备	(1) 按七步洗手法洗手,戴口罩、帽子,取病历。 (2) 核对患者信息,评估伤情,告知患者及家属操作目的、方法及配合要点。 (3) 询问过敏史,签署知情同意书
	患者准备	(1) 了解清创术的治疗目的、方法,配合操作。 (2) 利多卡因皮试呈阴性
	物品准备	(1) 治疗车上层 ① 无菌清创包:内有 1 个弯盘、2 条洞巾、1 个无菌杯、无菌棉球、无菌纱布、2 个治疗碗、2 把有齿镊、2 把无齿镊、1 把持针器、2 把血管钳、1 把组织剪、1 把线剪、刀柄等。 ② 消毒治疗盘:软毛刷、肥皂水(治疗碗)、无菌生理盐水、3%过氧化氢溶液、0.5%碘伏消毒液、0.1%苯扎溴铵溶液(新洁尔灭)、止血带、无菌纱布、棉垫、绷带、无菌凡士林纱布条或引流条、1%或 2%利多卡因溶液、5mL 注射器 1 支、无菌持物钳、3 副无菌手套、胶布、刀片、三角针、圆针、3-0 号外科缝线、4-0 号外科缝线等。 (2) 治疗车下层 生活垃圾桶、医疗垃圾桶、锐器盒
	环境准备	环境整洁,光线充足,温、湿度适宜(温度 22~24℃,湿度 50%~60%)

(续表)

工作程序		操 作 要 求
操作过程	体 位	根据患者受伤部位，协助患者摆放适宜体位
	清 洗	(1) 皮肤的清洗　核对无菌清创包的有效期。打开无菌清创包，戴无菌手套，整理物品，取无菌敷料覆盖伤口后用肥皂水和无菌毛刷刷洗伤口周围的皮肤3遍。每遍均由助手用生理盐水冲洗，注意勿使冲洗液流入伤口内。 (2) 伤口的清洗　移除覆盖伤口的无菌纱布，先以生理盐水冲洗伤口，再用3%过氧化氢溶液（双氧水）冲洗伤口，直至出现泡沫，交替冲洗伤口3次。取无菌纱布擦干伤口及周围皮肤，初步检查伤口内有无活动性出血和异物，有无合并重要的血管、神经、肌腱等组织损伤，如有损伤转入手术室进行清创修复术
	消毒铺巾	脱手套，洗手，戴无菌手套，用碘伏棉球消毒伤口周围皮肤3遍（注意勿使消毒液流入伤口），铺洞巾
	麻 醉	操作者取5 mL注射器，在助手配合下抽取2%利多卡因溶液（双人核对有效期，观察有无沉淀物）；沿伤口外周距伤口边缘1～2 cm，做局部浸润麻醉
	清 理	(1) 皮肤清创　修剪失去活力的皮肤，清除被污染、失去活力或不出血的皮下组织。 (2) 清除失活组织　清除异物和凝血块，坏死或失活的肌肉组织，结扎活动性出血点。 (3) 重要组织清创　略。 (4) 再次清洗　3%的过氧化氢溶液及生理盐水冲洗伤口，无菌纱布擦干伤口及周围皮肤。 (5) 若无一期缝合的指征，则消毒皮肤，覆盖敷料，用胶布固定，手术完毕
	缝 合	若有一期缝合的指征，则继续行一期缝合。按组织的解剖层次逐层缝合伤口。缝合后处理：消毒皮肤，覆盖敷料，胶布固定
	引 流	根据伤口情况决定是否放置引流物。 (1) 伤口表浅、止血良好、缝合后无死腔，一般不必放置引流物。 (2) 伤口深、损伤范围大且重、污染严重的伤口，或伤口有死腔、可能有血肿形成时，应在伤口低位或另外做切口放置引流物，并保持引流通畅
操作后处置	观察评估	观察伤口是否平整，坏死组织清除是否彻底；评估患者意识状态，有无面色苍白、脉搏细弱、血压降低
	患者安置	帮助患者整理衣物，安置患者休息，开医嘱；肌内注射破伤风抗毒素。告知患者，伤口避免碰水，保持干燥，定期换药，如有不适及时就诊
	整理物品	(1) 布料、器械统一归还送供应室消毒处理。 (2) 刀片、针头放入利器盒。 (3) 其他辅料放入医疗垃圾桶。 (4) 洗手
	记 录	伤口损伤情况、处理过程，患者有无不适反应
	并发症处理	(1) 体液和营养代谢失衡　根据血电解质、血红蛋白、血浆蛋白等检验结果采取相应措施。 (2) 感染　合理使用抗菌药和破伤风抗毒素或免疫球蛋白。术后应观察伤口有无红肿、压痛、渗液及分泌物等感染征象，一旦出现感染征象，应拆除部分缝线乃至全部缝线，敞开引流。 (3) 伤肢坏死或功能障碍　术后应适当抬高伤肢，以利血液回流。注意观察伤肢血供、感觉和运动功能。X线摄片了解骨折复位情况，如复位不佳，需待伤口完全愈合后再行处理

(续表)

注意事项	(1) 严格掌握适应证与禁忌证。 (2) 严格掌握无菌操作原则。 (3) 操作时注意患者情况,安抚患者情绪,保护患者隐私
相关知识	(1) 脉冲式伤口冲洗器　是一种脉冲式直流电驱动变速柔和振动冲洗装置,可自控变速。将抗生素、冲洗液根据不同的软组织,以脉冲的方式喷射到创伤组织内,同时利用前置的冲洗盘以柔软的方式刷洗创伤组织,将异物以及坏死组织清除。脉冲式伤口冲洗器可将沉积在伤口内的冲洗液吸到回收瓶内,以使伤口保持清洁,并减少手术清创反复冲刷创伤组织造成的二次损伤。 (2) 负压封闭引流技术(vacuum sealing drainage, VSD)　是一种处理各种复杂创面和用于深部引流的全新方法。利用医用高分子泡沫材料作为负压引流管和创面间的中介,高负压经过引流管传递到医用泡沫材料,且均匀分布在医用泡沫材料的表面。由于泡沫材料的高度可塑性,负压可以到达被引流区的每一点,全方位引流。较大块的、质地不太硬的块状引出物在高负压作用下会被分割和塑形成颗粒状,经过泡沫材料的孔隙进入引流管,再被迅速吸入收集容器。而可能堵塞引流管的大块引出物则被泡沫材料阻挡,只能附着在泡沫材料表面,在去除或更换引流管时与泡沫材料一起离开机体。通过封闭创面,伤口与外界隔绝,可有效防止污染和交叉感染,并保证负压的持续存在。持续负压使创面渗出物立即被吸走,从而有效保持创面清洁并抑制细菌生长。高负压经过作为中介的柔软的泡沫材料,均匀分布于被引流区的表面,可以有效地防止传统负压引流时可能发生的脏器被吸住或受压而致的缺血、坏死、穿孔等并发症。在这个高效引流系统中,渗出物和坏死组织能够被及时地清除,被引流区内可达到"零积聚",利于创面清洁。在有较大的腔隙存在时,腔隙也将因高负压而加速缩小。对浅表创面,透性粘贴薄膜和泡沫材料组成复合型敷料,使局部环境更接近生理性的湿润状态。高负压同时也有利于局部微循环的改善和组织水肿的消退,并刺激肉芽组织生长

操作流程

操作者准备 → 按七步洗手法洗手,戴帽子、口罩;取病历,核对患者信息,评估伤情,签署知情同意书;询问过敏史,过敏体质者行利多卡因皮试。

患者准备 →
（1）了解清创术目的、方法,能够配合操作。
（2）利多卡因皮试呈阴性。

物品准备 → 治疗车上放置无菌清创包、消毒治疗盘及其他用物。

环境准备 → 环境整洁,光线充足,温、湿度适宜(温度 22～24℃,湿度 50%～60%)。

操作过程 →
1. 体位　根据患者受伤部位,协助患者摆放适宜体位。
2. 清洗　核对检查清创包并打开,戴无菌手套;取无菌敷料盖伤口,清洗伤口周围;清洗伤口。
   （1）清洗皮肤　用肥皂水和无菌毛刷刷洗伤口周围的皮肤3遍。
   （2）清洗伤口　用3%过氧化氢溶液、生理盐水交替冲洗伤口3次。初步检查伤口,如有重要血管、神经、肌腱等组织损伤,转入手术室进行清创修复术。
3. 消毒铺巾　更换无菌手套,消毒伤口周围皮肤,铺洞巾。
4. 麻醉　抽取2%利多卡因溶液,局部浸润麻醉。
5. 清理伤口　皮肤清创,清除坏死、失活组织。结扎活动性出血点。再次清洗,覆盖敷料,胶布固定。
6. 缝合　若有一期缝合指征,则行一期缝合。缝合后,消毒皮肤,覆盖敷料,胶布固定。
7. 引流　根据伤口情况决定是否放置引流物。

观察评估 → 观察伤口是否平整,坏死组织清除是否彻底;评估患者意识状态,有无面色苍白、脉搏细弱、血压下降。

患者安置 → 帮助患者整理衣物,安置患者休息,开医嘱,肌内注射破伤风抗毒素。告知伤口避免碰水,定期换药,如有不适及时就诊。

整理物品 → 各类物品分类处理,洗手。

记录 → 伤口损伤情况、处理过程,患者有无不适反应。

注意事项 →
（1）严格掌握适应证与禁忌证。
（2）严格掌握无菌操作原则。
（3）操作时注意患者情况,安抚患者情绪,保护患者隐私。

操作评分表

操作步骤	操作内容	操作质量要求	分值	得分	备注
操作准备（10分）	操作者	按要求做自身准备；了解病史，与患者沟通	2		
	患者	患者了解操作目的、要求	2		
	物品	用物准备齐全，有序放置在合理位置	4		
	环境	室内环境清洁，温、湿度适宜	2		
操作过程（60分）	体位	根据患者受伤部位，协助患者摆放适宜体位	2		
	清洗	检查开包，戴无菌手套。 (1) 清洗皮肤　取无菌敷料盖伤口。肥皂水刷洗至少3遍。 (2) 清洗伤口　生理盐水、3%过氧化氢溶液交替冲洗伤口3次，检查伤口损伤情况	18		
	消毒铺巾	洗手，戴无菌手套，消毒（注意次数、范围），铺洞巾	10		
	麻醉	局部浸润麻醉，核对有效期，注药前回抽注射器	8		
	清理伤口	清除坏死、失活的组织，结扎出血点，清除异物和凝血块；使用过氧化氢溶液及生理盐水冲洗伤口，换手套	10		
	缝合	若无一期缝合的指征，则消毒包扎伤口。若有一期缝合的指征，则缝合伤口	6		
	引流	根据伤口情况决定是否放置引流物（口述）	6		
操作后处置（30分）	观察评估	伤口是否平整，坏死组织清除是否彻底；患者意识状态，有无面色苍白、脉搏细弱、血压降低	5		
	操作后安置	帮助患者整理衣物，安置患者，开医嘱，肌肉注射破伤风抗毒素，告知患者伤口避免碰水、定期换药，如有不适及时就诊	10		
	整理物品	垃圾分类处理，洗手	5		
	记录	伤口情况、处理过程、患者反应	5		
	总体评价	体现人文关怀，操作熟练，动作规范	5		
总　分			100		

注意事项
(1) 严格掌握适应证与禁忌证。
(2) 严格掌握无菌操作原则。
(3) 操作时注意患者情况，安抚患者情绪，保护患者隐私。

二十四、体表脓肿切开引流术

> 操作规范

	工作程序	操作要求
	操作目的	(1) 组织感染形成脓肿时,应及时切开引流以减少毒素吸收,减轻中毒症状,防止脓液向周边蔓延而造成感染扩散。 (2) 将脓液送细菌培养并做细菌药敏试验,以指导抗感染治疗
	适应证	(1) 表浅脓肿有波动感。 (2) 需行细菌药敏试验以指导抗感染治疗
	禁忌证	(1) 全身出血性疾病者。 (2) 化脓性炎症早期,脓肿尚未形成,而抗生素治疗有效,炎症有吸收消散趋势
	工作程序	操作要求
操作前准备	操作者准备	(1) 按七步洗手法洗手,戴口罩、帽子,取病历。 (2) 核对患者信息,了解病情,告知患者及家属操作目的、方法及配合要点,询问过敏史,签署知情同意书
	患者准备	(1) 了解操作目的、操作过程和可能的风险,以及需要配合的事项。 (2) 利多卡因皮试呈阴性。 (3) 必要时清洗皮肤,剪去毛发
	物品准备	(1) 治疗车上层 ① 脓肿切开包:包括治疗碗、无菌杯、洞巾、消毒巾、布巾钳、刀柄、小止血钳、组织钳、有齿镊、无齿镊、组织剪、线剪、持针器、无菌棉球、纱布、弯盘等。 ② 消毒治疗盘:0.5%碘伏溶液、2%利多卡因溶液、5mL注射器1个、10mL注射器1个、注射用生理盐水、无菌凡士林纱布条或引流条若干、无菌纱布、棉垫、无菌橡皮管1根、尖刀片、圆刀片、缝针、缝线、无菌手套2副、胶布1卷、3%过氧化氢溶液、速干手消毒剂 (2) 治疗车下层 生活垃圾桶、医疗垃圾桶、锐器盒
	环境准备	环境整洁,光线充足,温、湿度适宜(温度22~24℃,湿度50%~60%)
操作过程	体位	根据脓肿部位的不同,协助患者摆放适宜体位
	消毒、铺巾	(1) 开包 操作者洗手,规范打开脓肿切开包,将所需物品放入打开的脓肿切开包内;戴手套,在无菌杯内放入数个棉球或纱布,助手协助,倒入适量0.5%碘伏。 (2) 消毒 使用0.5%碘伏消毒手术区域3遍(范围距手术切口边缘至少15cm,由内向外)。 (3) 铺巾 铺无菌洞巾,洞巾中心对准操作区域

(续表)

工作程序		操 作 要 求
操作过程	麻 醉	在助手协助下,术者抽取2%利多卡因溶液,行局部浸润麻醉,避免针头接触感染区域。注射局麻药前,回抽注射器无血液,再推注局麻药物
	切开及排脓	(1) 于脓肿波动明显处,用10 mL注射器穿刺抽出脓液,注入培养皿中,送细菌培养及做药敏试验。于脓肿波动明显处,用尖刀适当刺入,然后刀刃翻转,由里向外挑开脓肿壁,即可见脓液排出。 (2) 待脓液排尽后,以手指伸入脓腔,探查其大小、位置以及形状,据此考虑是否延长切口,并清除坏死组织。 (3) 脓腔内有纤维隔膜将其分隔为多个小房者,应用手指钝性分离,使其变为单一大脓腔,以利引流。 (4) 术中切忌动作粗暴而损伤血管,导致大出血,或挤压脓肿,造成感染扩散。 (5) 因局部解剖关系,切口不能扩大或脓腔过大者,可在两极做对口引流,充分敞开脓腔
	引 流	脓肿排尽后,使用3%过氧化氢溶液、生理盐水冲洗脓腔,用凡士林纱布条引流。用止血钳将凡士林纱布条一端送到脓腔底部,填塞脓腔,纱条另一端留置于脓腔外。注意引流口宽松无狭窄,引流物不应填塞过紧。伤口以无菌纱布覆盖,胶带固定
操作后处置	观察评估	评估伤口有无出血,脓液是否排净,观察患者有无面色苍白、血压下降、脉搏异常
	患者安置	帮助患者整理衣物,安置患者,开医嘱,送检标本。告知患者伤口避免碰水,保持干燥,术后1天换药、更换引流条,如有不适及时就诊
	用物处理	(1) 布料、金属器械统一送供应室消毒处理。 (2) 刀片、针头放入利器盒。 (3) 其他辅料放入医疗垃圾桶。 (4) 洗手
	记 录	记录脓肿部位、大小,脓液量与性质,患者有无不适反应
并发症与处理		(1) 出血 脓肿壁渗血不应盲目止血,以凡士林纱布条填塞压迫可达止血目的。 (2) 感染扩散 局部引流调整,全身敏感抗生素的使用
注意事项		(1) 严格掌握适应证与禁忌证。 (2) 严格掌握无菌操作原则。 (3) 操作时注意患者情况,安抚患者情绪,保护患者隐私
相关知识点		(1) 在波动最明显处做切口。 (2) 切口在脓腔最低位,长度足够,以利引流。 (3) 切口方向选择与大血管、神经干、皮纹平行,避免跨越关节,以免瘢痕挛缩而影响关节功能。 (4) 切口不要穿过对侧脓腔壁而达到正常组织,以免感染扩散。 (5) 若脓肿切开后切口经久不愈,可能与脓腔引流不畅、异物存留或寒性脓肿等有关。 (6) 术后第一天,更换包扎敷料及引流条,根据引流液量及脓腔愈合情况,逐步更换为盐水引流条,并最终拔除

操作流程

操作者准备 → 按七步洗手法洗手,戴帽子、口罩;取病历,核对患者信息,评估病情,询问过敏史,签署知情同意书。

患者准备 →
(1) 了解脓肿切开引流目的、方法,配合操作。过敏体质者行利多卡因皮试。
(2) 必要时清洗皮肤,剪去毛发。

物品准备 →
(1) 治疗车上层　脓肿切开包、消毒治疗盘及用物。
(2) 治疗车下层　生活垃圾桶、医疗垃圾桶、锐器盒。

环境准备 → 整洁,光线充足,温度 22~24℃,湿度 50%~60%。

操作过程 →
1. 体位　根据脓肿部位的不同采取适宜的体位。
2. 消毒铺巾　洗手开包,戴手套,消毒手术区域 3 遍,铺洞巾。
3. 麻醉　两人核对,取 2% 利多卡因,行局部浸润麻醉。
4. 切开及排脓　脓肿波动明显处穿刺,抽出脓液,注入培养皿中,送细菌培养,做药物试验。用尖刀刺入,使脓液排出。手指探查脓腔,钝性分离脓腔内纤维隔膜。延长切口,清除坏死组织。
5. 引流　过氧化氢溶液、生理盐水冲洗脓腔,用凡士林纱布条填塞脓腔引流,无菌纱布覆盖伤口、胶带固定。

观察评估 → 伤口有无出血,脓液是否排净,患者有无面色苍白、血压下降、脉搏异常。

患者安置 → 帮助患者整理衣物,安置患者休息,开医嘱,送检标本。告知注意伤口避免碰水,保持干燥,术后 1 天换药、更换引流条,如有不适及时就诊。

用物处理 → 各类物品分类处理,洗手。

记录 → 记录脓肿部位、大小,脓液量,患者反应。

注意事项 →
(1) 严格掌握适应证与禁忌证。
(2) 严格掌握无菌操作原则。
(3) 注意操作中患者情况,安抚患者情绪,隐私保护。

操作评分表

操作步骤	操作内容	操作质量要求	分值	得分	备注
操作准备 （10分）	操作者	按要求做自身准备；了解病史，与患者沟通	2		
	患者	患者了解操作目的要求，过敏体质者做皮试	2		
	物品	用物准备齐全，有序放置在合理位置	4		
	环境	室内环境清洁，温、湿度适宜	2		
操作过程 （60分）	体位	根据脓肿部位的不同，协助患者摆放适宜体位	5		
	消毒铺巾	开包，洗手，戴无菌手套，消毒（次数、范围），铺洞巾	10		
	麻醉	核对有效期，抽取药液，行局部浸润麻醉	6		
	切开及排脓	（1）脓肿波动明显处穿刺，抽出脓液，注入培养皿中，送细菌培养。 （2）用尖刀刺入，翻转刀刃挑开脓肿壁，使脓液排出。 （3）手指探查脓腔，延长切口，清除坏死组织。 （4）打开多房脓肿纤维间隔，利于引流。 （5）避免挤压脓腔，动作轻柔。 （6）切口不能扩大或脓腔过大者，可在两极做对口引流	30		
	引流	过氧化氢溶液、生理盐水冲洗脓腔，用凡士林纱布条引流，伤口包扎，胶带固定	9		
操作后处置 （30分）	观察评估	伤口有无出血，脓液是否排净，患者有无面色苍白、血压下降、脉搏减弱	5		
	患者安置	安置患者休息，开医嘱，送检标本。告知伤口避免碰水，保持干燥，术后1天换药、更换引流条，如有不适及时就诊	10		
	用物处理	非一次性用物收集、分类，统一消毒；医用垃圾分类处理	5		
	记录	记录脓肿情况、脓液量及性质、患者反应	5		
	总体评价	体现人文关怀，操作熟练，动作规范	5		
总　分			100		

注意事项
（1）严格掌握适应证与禁忌证。
（2）严格掌握无菌操作原则。
（3）注意操作中患者情况，安抚患者情绪，隐私保护。

二十五、体表肿物切除术

> 操作规范

	工作程序	操作要求
	操作目的	(1) 诊断作用　了解体表肿物性质。 (2) 治疗作用　切除肿物不仅能去除病变，同时可解决肿物引起的局部压迫或不适等情况。 (3) 整形作用　特殊部位手术如脸部等，可满足患者对美容效果的要求
	适应证	全身各部位的体表肿物，如皮脂腺囊肿、皮样囊肿、腱鞘囊肿、纤维瘤、脂肪瘤等
	禁忌证	(1) 全身出血性疾病者。 (2) 肿物合并周围皮肤感染情况者
操作前准备	操作者准备	(1) 按七步洗手法洗手，戴口罩、帽子，取病历。 (2) 评估患者病情，核对患者信息，告知患者及家属操作目的、方法及配合要点，签署知情同意书。 (3) 询问过敏史
	患者准备	(1) 了解操作目的、操作过程和可能的风险。了解需要配合的事项。 (2) 利多卡因皮试呈阴性。 (3) 必要时清洗皮肤，剪去毛发
	物品准备	(1) 治疗车上层 ① 无菌手术包：包括治疗碗、无菌杯、洞巾、消毒巾、布巾钳、圆刀片、刀柄、小止血钳、组织钳、有齿镊、无齿镊、组织剪、线剪、持针器、无菌棉球、纱布、弯盘等。 ② 消毒治疗盘：内有 0.5% 碘伏、2% 利多卡因、注射器(5 mL)1 个、注射用生理盐水、甲醛(福尔马林)溶液 1 瓶、标本袋 2 个、圆刀片、三角针、圆针、3-0 号线、4-0 号线、无菌手套 2 副、胶布 1 卷、无菌纱布、速干手消毒剂。 (2) 治疗车下层　生活垃圾桶、医疗垃圾桶、锐器盒
	环境准备	环境整洁，光线充足，温、湿度适宜(温度 22～24℃，湿度 50%～60%)
操作过程	体位	根据体表肿物部位，协助患者摆放适宜体位
	铺消毒铺巾	(1) 准备　操作者洗手，规范打开切开缝合包，将所需物品放入打开的切开缝合包内。带手套，在消毒杯内放入数个棉球或纱布，助手协助，倒入适量 0.5% 碘伏。 (2) 消毒　使用 0.5% 碘伏消毒手术区域 3 遍(距手术切口至少 15 cm 范围，由内向外)。 (3) 铺巾　铺无菌洞巾，洞巾中心对准操作区域

(续表)

工作程序		操 作 要 求
操作过程	麻醉	由助手协助,抽取2%利多卡因,沿表浅肿物周围做环形局部浸润麻醉。推药之前注意回抽注射器有无血液。若无血液再给药,皮肤切口线可加用皮内麻醉
	切除肿物	(1) 取手术刀,根据肿物大小不同,采用梭形或纵行切口(应平行于皮纹方向,避开关节、血管等部位)。 (2) 切开皮肤后,用组织钳将一侧皮缘提起,用剪刀沿肿物或囊肿包膜外做钝性或锐性分离。 (3) 按相同方法分离肿物的另一侧及基底部,直到肿物完全摘除。对于囊肿而言,若分离时不慎剥破囊肿,应先用纱布擦去其内容物。然后,继续将囊肿完全摘除,之后可用生理盐水冲洗术野。如果是腱鞘囊肿,需将囊肿连同其茎部的病变组织以及周围部分正常的腱鞘与韧带彻底切除,以减少复发机会。 (4) 检查术野是否有活动性出血并予处理,再次用0.5%碘伏消毒切口周围皮肤,缝合切口,一般不放置引流。 (5) 无菌纱布覆盖切口,胶布固定
	标本处理	病理检查单记录肿物的位置、外形、大小、硬度、性质及与周围组织的毗邻关系等;若为囊肿,还需描述囊壁及囊内容物情况。将标本给患者或家属过目后,置于甲醛溶液标本袋中,送病理检查
操作后处置	观察评估	伤口是否整齐,有无渗血,肿物是否完整切除,患者有无面色苍白、血压下降、脉搏减弱
	患者安置	安置患者休息,开医嘱。告知拆线时间,伤口避免碰水,保持干燥,定期换药,术后1周来医院咨询病理结果,如有不适及时就诊
	整理物品	(1) 布料、金属器械统一归还送供应室消毒处理。 (2) 刀片、针头放入利器盒。 (3) 其他辅料放入医疗垃圾桶。洗手
	记录	肿物部位、大小、质地、性质、有无包膜、活动度与周围组织的关系等,患者有无不适
并发症与处理		(1) 出血 出血少,可以局部加压包扎;出血多,需重新拆开切口止血。 (2) 感染 脓液送细菌培养及药敏检查;定期更换敷料,有时需要伤口引流及使用抗生素;感染恢复期,可局部热敷或理疗。 (3) 复发 了解病变性质后,再次手术治疗
相关知识点		(1) 若病变病理检查为恶性,需再次手术扩大切除范围,或行相关后期治疗。 (2) 合并感染的体表肿物(如皮脂腺囊肿),术后易发生切口感染,可考虑术中引流(如橡皮片引流)。 (3) 若皮脂腺囊肿术中破裂,极易复发
注意事项		(1) 严格掌握适应证与禁忌证。 (2) 严格掌握无菌操作原则。 (3) 注意操作中患者情况,安抚患者情绪,保护隐私

操作流程

操作者准备
(1) 按七步洗手法洗手,戴帽子、口罩;取病历。
(2) 核对患者信息,评估伤情,询问过敏史,签署知情同意书。

患者准备
(1) 了解操作目的、方法及配合事项。
(2) 过敏体质者行利多卡因皮试,阴性者方可实施。
(3) 必要时清洗皮肤,剪去毛发。

物品准备
(1) 治疗车上层　无菌手术包、消毒治疗盘及用物。
(2) 治疗车下层　生活垃圾桶、医疗垃圾桶、锐器盒。

环境准备
环境整洁,光线充足,温度22~24℃,湿度50%~60%。

操作过程
1. 体位　根据体表肿物部位,协助患者摆放适宜体位。
2. 消毒铺巾　检查,开包;洗手,戴无菌手套;备消毒棉球,消毒手术区3遍;对准操作区铺无菌洞巾。
3. 麻醉　2人核对2%利多卡因后抽取药液,沿浅表肿物周围行环形局部浸润麻醉。
4. 切除肿物
(1) 取手术刀,行梭形或纵行切口,沿皮纹,避开重要血管、神经。
(2) 用组织钳将一侧皮缘提起,用剪刀做钝性或锐性分离。
(3) 按相同方法分离肿物的另一侧及基底部,直到肿物完全摘除。
(4) 检查有无出血并处理,消毒、缝合切口。
(5) 用无菌纱布覆盖切口,胶布固定。
5. 标本处理　填写病理检查单,将标本给患方过目后,送病理检查。

观察评估
伤口是否整齐,有无渗血,肿物是否完整切除,患者有无面色苍白、血压下降、脉搏异常。

患者安置
安置患者休息。告知拆线时间,伤口避免碰水,保持干燥,定期换药,术后1周来医院咨询病理检查结果。如有不适及时就诊。

整理物品
各类物品分类处理,洗手。

记　录
记录肿物部位、大小、质地、性质、有无包膜、活动度与周围组织的关系等,患者有无不适。

注意事项
(1) 严格掌握适应症与禁忌症。
(2) 严格掌握无菌操作原则。
(3) 注意操作中患者情况,安抚患者情绪,保护隐私。

操作评分表

操作步骤	操作内容	操作质量要求	分值	得分	备注
操作准备 (10分)	操作者	按要求做自身准备,了解病史,与患者沟通	2		
	患者	患者了解操作目的、要求	2		
	物品	用物准备齐全,有序放置在合理位置	4		
	环境	室内环境清洁,温、湿度适宜	2		
操作过程 (60分)	体位	根据体表肿物部位,协助患者摆放适宜体位	5		
	消毒铺巾	(1) 开包,洗手,戴无菌手套。 (2) 消毒(次数、范围)。 (3) 铺洞巾	9		
	麻醉	核对有效期,抽取药液行局部浸润麻醉	6		
	切除肿物	(1) 取手术刀,采用梭形或纵行切口(沿皮纹,避开重要的血管、神经)。 (2) 用组织钳将一侧皮缘提起,用剪刀做钝性或锐性分离。 (3) 分离肿物的另一侧及基底部,直到肿物完全摘除。 (4) 不慎剥破囊肿,处理腱鞘囊肿。 (5) 检查有无出血并处理,消毒、缝合切口。 (6) 无菌纱布覆盖切口,胶布固定	30		
	标本处理	填写病理检查单,将标本给患方过目后,置于甲醛溶液标本袋,送病理检查	10		
操作后处置 (30分)	观察评估	伤口是否整齐,有无渗血,肿物是否完整切除;患者有无面色苍白、血压下降、脉搏减弱	5		
	患者安置	帮助患者整理衣物,安置患者休息,开医嘱。告知伤口避免碰水,保持干燥,定期换药,如有不适及时就诊	10		
	整理物品	非一次性用物收集归类,统一消毒;医疗垃圾分类处理	5		
	记录	记录体表肿物性质、手术过程、患者反应	5		
	总体评价	体现人文关怀,操作熟练,动作规范	5		
总 分			100		

注意事项
(1) 严格掌握适应证与禁忌证。
(2) 严格掌握无菌操作原则。
(3) 注意操作中患者情况,安抚患者情绪,保护隐私。

二十六、切开、间断、8字缝合

操作规范

	操作目的	(1) 清除脓肿和病变组织。 (2) 借缝合的张力维持伤口边缘相互对合,以消灭空隙,有利于组织愈合
	适应证	(1) 普通手术切口。 (2) 适宜一期缝合的新鲜创伤伤口
	禁忌证	污染严重或已化脓感染的伤口
工作程序		**操作要求**
操作前准备	操作者准备	(1) 按七步洗手法洗手,戴口罩、帽子,取病历。 (2) 核对患者信息,了解病情,询问过敏史,告知患者及家属操作目的、方法及配合要点,签署知情同意书
	患者准备	(1) 了解操作目的、操作过程和可能的风险,配合操作。 (2) 利多卡因皮试呈阴性
	物品准备	(1) 治疗车上层 ① 无菌手术包:包括治疗碗、无菌杯、洞巾、消毒巾、布巾钳、刀柄、小止血钳、组织钳、有齿镊、无齿镊、组织剪、线剪、持针器、无菌棉球、纱布、弯盘等。 ② 消毒治疗盘:消毒用品:0.5%活力碘、2%利多卡因、注射器两个(1个10 mL,1个5 mL)、注射用生理盐水、无菌凡士林纱布若干条或引流条、无菌纱布、棉垫、无菌橡皮管1根、尖刀片、圆刀片、三角针、圆针、3-0号线、4-0号线、无菌手套2副、胶布1卷、3%过氧化氢溶液等。 (2) 治疗车下层 生活垃圾桶、医疗垃圾桶、锐器盒
	环境准备	环境整洁,光线充足。温、湿度适宜(温度22~24℃,湿度50%~60%)
操作过程	体位	根据手术部位的不同,协助患者摆放适宜体位。(在模拟皮肤上做一个5 cm切口,3个间断缝合,1个8字缝合,单手及持针器打结)
	消毒、铺巾	(1) 开包 术者洗手,规范打开切开缝合包,戴手套,在无菌杯内放入数个棉球或纱布;助手协助,倒入适量0.5%碘伏。 (2) 消毒 使用0.5%碘伏消毒手术区域3遍(范围距手术切口边缘15 cm,由内向外)。 (3) 铺巾 铺无菌洞巾,洞巾中心对准操作区域
	麻醉	在助手协助下,术者用5 mL注射器抽取2%利多卡因,行局部浸润麻醉

(续表)

工作程序		操 作 要 求
操作过程	切 开	(1) 正确安装刀片。 (2) 用拇指和示指在切口两侧固定皮肤。 (3) 在模具上做皮肤切开,执刀方法正确。垂直入刀,水平起刀,垂直收刀。 (4) 切口长度适中,切口整齐,深度均匀
	缝 合	选择三角针,穿好合适的缝线,持针钳夹针位置正确,一手持有齿镊,另一手持持针钳,握持方法正确。 (1) 间断缝合 ① 缝合手法正确(垂直进针,沿缝针弧度挽出),不留死腔。 ② 打结手法正确,两个单结方向相反,松紧适度,剪线手法正确,线头长度适中。 (2) 8字缝合 ① 缝合手法正确(垂直进针,沿缝针弧度挽出),不留死腔。 ② 打结,手法正确,两个单结方向相反,松紧适度,剪线手法正确,线头长度适中。针距、边距适当,皮肤对合整齐,碘伏消毒切口,无菌纱布包扎固定,胶带固定
操作后处置	观察评估	伤口是否整齐,有无渗血;患者有无面色苍白、血压下降、脉搏异常
	患者安置	帮助患者整理衣物,安置患者休息。告知伤口避免碰水,保持干燥,定期换药,如有不适及时就诊
	整理物品	(1) 布料、金属器械统一归还送供应室消毒处理。 (2) 刀片、针头放入锐器盒。 (3) 其他辅料放入医疗垃圾桶。洗手
	记 录	记录操作过程,患者有无不适反应
相关知识	执刀方式	(1) 执弓法 适用于较大的胸腹部切口。 (2) 抓持法 适用于范围较广的大块组织切割,如截肢等。 (3) 执笔法 适用于小的皮肤切口或较为精细组织的解剖等。 (4) 反挑法 先将刀锋刺入组织,再向上反挑,适用于胆管、肠管的切开,局部的小脓肿切开等
	切口选择	(1) 方便手术区域的暴露。 (2) 减少组织损伤,避开可能的主要血管和神经。 (3) 切口的大小要选择合适,对简单的手术提倡微创切口,而复杂的恶性肿瘤根治等手术则尽量要求足够的显露。 (4) 方向尽量保持和皮纹一致,注意术后的瘢痕不影响外观(如乳腺、甲状腺)和各种关节的功能。 (5) 各种探查手术还要考虑便于手术切口的延长
	皮肤切开	(1) 切开前再次消毒一次,用有齿镊检查切口的麻醉情况,通知麻醉师手术开始。 (2) 切开时不可使皮肤随时移动,分开左手拇指和示指,绷紧、固定切口两侧皮肤,较大切口,操作者和助手应用左手掌边缘或纱布垫相对应地压迫皮肤。 (3) 刀刃与皮肤垂直,否则切成斜形的创口,不易缝合,影响愈合;切时时用力要均匀,一刀切开皮肤全层,避免多次切割致切口不整齐。要点是垂直下刀,水平走行,垂直出刀,用力均匀

(续表)

工作程序		操作要求
相关知识	单纯间断缝合法	简单，安全，不影响创缘的血运，最常用。常用于皮肤、皮下组织、腹膜及胃肠道等的缝合。一般皮肤缝合的针距 1～2 cm、边距 0.5～1 cm
	8字形缝合法	两个间断缝合，结扎较牢固且可节省时间。常用于缝合腱膜、腹直肌鞘前层及缝扎止血
	缝合注意事项	(1) 无论何种缝线（可吸收或不可吸收）均为异物，因此应尽可能选用较细缝线或少用。一般选用线的拉力能胜过组织张力即可。为了减少缝线量，肠线宜用连续缝合，丝线宜用间断缝合。 (2) 不同的组织器官有不同的缝合方法，选择适当的缝合方法是做好缝合的前提条件。 (3) 1号丝线用于皮肤、皮下组织及部分内脏，或用于小血管结扎；4号或7号丝线做较大血管结扎止血，肌肉或肌膜、腹膜缝合；10号丝线仅用于减张性缝合及在结扎未闭的动脉导管时用；5-0、7-0的丝线做较小血管及神经吻合用。 (4) 增加缝合后切口抗张力的方法是增加缝合密度而不是增粗缝线。虽然连续缝合的力量分布均匀，抗张力较间断缝合者强，但缺点是一处断裂可使全部缝线松脱，伤口裂开；同时，连续缝合的线较多，异物反应亦较大，特别是伤口感染后的处理较间断缝合伤口更为困难。如无特殊需要，一般少用连续缝合。 (5) 缝合切口时应将创缘各层对合好。缝合皮肤、皮下时，垂直进针和出针，包括切口 2/3 深度，不宜过深或过浅。结扎时以将创缘对拢为宜，不宜过紧或过松。过浅或过松将留下死腔、积血积液，或切口对合不齐，导致伤口感染或裂开；过深或过紧则皮缘易内卷或下陷，过紧尚可影响切口血液循环，妨碍愈合。以间断缝合为佳，一般情况下，每针边距为 0.5～0.6 cm，针距为 1.0～1.2 cm，相邻两针间的四点形成正方形为佳。 (6) 结扎张力适当。结扎过紧，会造成组织缺血坏死，造成感染或脓肿。结扎过松，遗留死腔，形成血肿或血清肿，导致感染而影响愈合。 (7) 已经感染的伤口除皮肤外，不宜用丝线缝合。 (8) 剪线。深浅不同，使用专用的弯头（体腔深部）和直头的线剪（表浅部位）。剪线时由打结者将两线头尽量并拢牵直，由持剪者将线剪尖端略微张开，沿线滑下，在接近线头 3～4 mm 处将剪刀倾斜 45°，可刚好保留 2～3 mm 线头处将线剪断。原则上，体内组织结扎的丝线线头保留 2 mm；肠线线头保留 3～4 mm；血管线缝保留 5～8 mm；皮肤缝合的线头应留长，一般为 5～8 mm，便于以后拆除
注意事项		(1) 严格掌握适应证与禁忌证。 (2) 严格掌握无菌操作原则。 (3) 注意操作中患者情况，安抚患者情绪，保护隐私

其他情况说明：皮肤缝合一般不用 8 字缝合，在模拟皮肤上行 8 字缝合是为了掌握 8 字缝合的方法。

二十六、切开、间断、8字缝合

> 操作流程

操作者准备	(1) 七步洗手法洗手，戴帽子、口罩，取病历。 (2) 核对患者信息，评估伤情，询问过敏史，签署知情同意书。
患者准备	(1) 了解操作目的、方法、配合操作。 (2) 过敏体质者行利多卡因皮试，阴性者方可实施。
物品准备	(1) 治疗车上层　无菌手术包，消毒治疗盘及用物。 (2) 治疗车下层　生活垃圾桶、医疗垃圾桶、锐器盒。
环境准备	整洁，光线充足，温度22～24℃，湿度50%～60%。
操作过程	1. 体位　根据手术部位的不同采取适宜的体位。 2. 消毒铺巾　洗手，检查，开包，戴无菌手套，备消毒棉球，消毒手术区域3遍，范围15 cm，铺洞巾。 3. 麻醉　两人核对，抽取2%利多卡因，行局部浸润麻醉。 4. 切开　安装刀片，固定并切开皮肤(垂直入刀，水平走刀，垂直收刀)，切口长度适中，切口整齐，深度均匀。 5. 缝合　持三角针，穿线后，持针钳夹针。一手持有齿镊，另一手持持针钳，间断缝合，8字缝合，无菌纱布覆盖伤口，胶带固定。打结、剪线手法正确，针距边距适当，持针器夹持缝针位置正。
观察评估	伤口是否整齐，有无渗血，患者有无面色苍白、血压下降、脉搏异常。
患者安置	帮助患者整理衣物，安置患者休息。告知伤口避免碰水，保持干燥，定期换药，如有不适及时就诊。
整理物品	各类物品分类处理，洗手。
记　　录	记录病情、操作过程、患者有无不适反应。
注意事项	(1) 严格掌握适应证与禁忌证。 (2) 严格掌握无菌操作原则。 (3) 注意操作中患者情况，安抚患者情绪，保护隐私。

操作评分表

操作步骤	操作内容	操作质量要求	分值	得分	备注
操作准备 （10分）	操作者	按要求做自身准备；了解病史，与患者沟通	2		
	患者	患者了解操作目的要求	2		
	物品	用物准备齐全，有序放置在合理位置	4		
	环境	室内环境清洁，温、湿度适宜	2		
操作过程 （60分）	体位	根据手术部位的不同，协助患者摆放适宜体位	5		
	消毒铺巾	（1）开包，洗手，戴无菌手套。 （2）消毒（3遍，15 cm范围）。 （3）铺洞巾	9		
	麻醉	局部浸润麻醉。两人核对有效期，抽取药液行局麻	6		
	切开	（1）正确安装刀片。 （2）固定切口两侧皮肤。 （3）执刀方法正确。 （4）切开的手法正确。 （5）切口长度适中，切口整齐，深度均匀	20		
	缝合	（1）选择合适的缝针、缝线，持针钳夹针位置、握法正确。 （2）间断缝合，8字缝合，缝合手法正确，垂直进针，沿缝针弧度挽出，不留死腔。 （3）打结、剪线手法正确，线头长度适中。 （4）针距、边距适当。 （5）消毒切口，无菌纱布覆盖伤口，胶带固定	20		
操作后处置 （30分）	观察评估	伤口是否整齐，有无渗血；患者有无面色苍白、血压下降、脉搏异常	5		
	患者安置	帮助患者整理衣物，安置患者休息。告知伤口避免碰水，保持干燥，定期换药，如有不适及时就诊	10		

(续表)

操作步骤	操作内容	操作质量要求	分值	得分	备注
操作后处置 （30分）	整理物品	分类处理，非一次性用物收集归类，统一消毒	5		
	记录	记录病情、操作过程、患者反应	5		
	总体评价	体现人文关怀，操作熟练，动作规范	5		
总　　分			100		

注意事项
（1）严格掌握适应证与禁忌证。
（2）严格掌握无菌操作原则。
（3）注意操作中患者情况，安抚患者情绪，保护隐私。

二十七、换　药

操作规范

目　的	(1) 观察伤口变化,通过换药,保护伤口,避免再损伤。 (2) 预防及控制伤口继发性感染,促进伤口愈合
适 应 证	(1) 术后无菌伤口,如无特殊反应,3天后第一次换药。 (2) 伤口有血液或液体流出,需换药检视并止血。 (3) 感染伤口,分泌物较多,需每天换药
禁 忌 证	无

工　作　程　序		操　作　要　求
操作前准备	操作者准备	(1) 按七步洗手法洗手、戴口罩、帽子,取病历。 (2) 核对患者信息,了解患者病情,告知患者及家属操作目的、方法及配合要点,必要时签署知情同意书。 (3) 患者伤口较复杂或疼痛较重,可给予镇痛药或镇静药物
	患者准备	(1) 了解伤口换药目的、换药的作用,配合操作。 (2) 如疼痛较重,按医嘱用镇痛药或镇静剂。 (3) 根据伤口情况清洁局部皮肤。
	物品准备	(1) 治疗车上层 ① 无菌换药包:内含换药碗2个,弯盘1个,有齿、无齿镊各1把或止血钳2把,手术剪1把。 ② 换药用品:75%酒精棉球或碘伏,生理盐水棉球若干,根据伤口所选择的敷料、胶布卷,取物镊1套,速干手消毒剂。 ③ 其他:必要时备汽油或松节油、棉签、酒精灯、火柴、穿刺针、无菌手套。根据伤口需要酌情备用胸腹带或绷带。 (2) 治疗车下层　生活垃圾桶、医疗垃圾桶、锐器盒
	环境准备	整洁,光线充足,温、湿度适宜(温度22～24℃,湿度50%～60%)
操作步骤	体　位	患者取卧位或坐位
	打开换药包	(1) 取速干手消毒剂洗手。 (2) 取换药包,检查消毒有效期。 (3) 打开换药包,将物品按操作顺序摆放在打开的包布中

(续表)

工作程序		操 作 要 求
操作步骤	观察伤口	(1) 暴露患者换药部位，注意隐私保护和人文关怀。用手沿切口方向揭开外层敷料，将污敷料内面向上，放在弯盘内。 (2) 用镊子或血管钳轻轻揭去内层敷料，如分泌物干结黏着，可用生理盐水润湿后揭下，必要时用剪刀剪除其余部分，留下干结部分纱布。 (3) 观察伤口愈合情况及有无感染现象
	换药处理	(1) 消毒　用沾有消毒液的棉球自内向外消毒伤口及周围皮肤3次（消毒方式根据切口等级），范围大于纱布敷料覆盖的范围，勿留空白。生理盐水棉球轻拭伤口表面。 (2) 盖敷料　纱布光滑面内层向着皮肤，外层向着外面。胶布固定，敷料宽度占粘贴胶布长度的1/2～2/3，胶布距敷料边缘约0.5 cm
操作后处置	观　　察	(1) 局部伤口有无红肿，出血，是否平整。 (2) 有无疼痛不适反应。
	患者安置	整理患者衣物和床单。告知患者及家属保持伤口干洁，不要剧烈运动
	整理物品	金属物品回收，统一消毒；一次性辅料放医疗垃圾桶，洗手
	记　　录	伤口换药后的变化情况
注意事项		严格执行无菌操作；操作过程中要询问患者是否疼痛，保护隐私，体现出人文关怀
相关知识 （换药时间）		(1) 新鲜肉芽创面，隔1～2天换药。 (2) 有烟卷、皮片、纱条等引流物的伤口，每日换药1～2次，以保持敷料干燥。 (3) 硅胶管引流伤口，隔2～3天换药1次，引流3～7天更换或拔除时给予换药。 (4) 严重感染或置引流的伤口及粪瘘等，应根据引流量的多少决定换药的次数

操作流程

操作者准备 →
(1) 按七步洗手法洗手,戴帽子、口罩,取病历。
(2) 核对患者信息,评估病情,必要时签署知情同意书。
(3) 复杂伤口或疼痛较重,可给予镇痛药或镇静药。

患者准备 →
(1) 了解换药目的和作用,配合操作。按医嘱用镇痛药或镇静剂。
(2) 根据伤口情况清洁局部皮肤。

用物准备 →
(1) 治疗车上层　无菌换药包、治疗盘及用物、其他。
(2) 治疗车下层　生活垃圾桶、医疗垃圾桶、锐器盒。

环境准备 → 整洁,光线充足,温度 22~24℃,湿度 50%~60%。

操作过程 →
1. 体位　患者取卧位或坐位。
2. 打开换药包　洗手,检查,开包,按操作顺序摆放物品。
3. 观察伤口
    (1) 揭去外层敷料,用无菌镊子取下内层敷料,放入弯盘内。
    (2) 观察伤口愈合情况。
4. 换药处理
    (1) 按清洁伤口由内向外用碘伏消毒液棉球消毒伤口周围皮肤 3 遍。生理盐水拭擦伤口。
    (2) 盖敷料(纱布光滑面内层向着皮肤,外层向着外面)。
    (3) 胶布固定,敷料宽度占粘贴胶布长度的 1/2~2/3,胶布距敷料边缘约 0.5 cm。

观　察 → 局部伤口有无红肿,出血,是否平整,有无疼痛不适反应。

患者安置 → 整理患者衣物和床单。告知患者及家属保持伤口干洁,不要剧烈运动。

整理物品 → 各类物品分类处理,洗手。

记　录 → 伤口换药后的变化情况。

注意事项 → 严格执行无菌操作,操作过程中要询问患者是否疼痛,保护隐私,体现人文关怀。

操作评分表

操作步骤	操作内容	操作质量要求	分值	得分	备注
操作准备 （20分）	操作者	洗手，戴帽子、口罩；核对患者信息，评估病情	10		
	患者	了解操作目的、过程、风险，保持适宜体位	3		
	物品	检查物品是否齐全，核对有效期	5		
	环境	环境整洁，光线充足，温度湿度适宜	2		
操作步骤 （50分）	体位	根据手术部位患者取卧位或坐位	5		
	摆放换药包	洗手，开包，按操作顺序摆放物品	5		
	观察伤口	（1）揭去外层敷料，用无菌镊子取下内层敷料，放入弯盘内；若敷料与创面粘连，用无菌生理盐水浸湿后再揭开。 （2）观察伤口愈合情况	15		
	换药处理	（1）按清洁伤口，由内向外用碘伏消毒液棉球消毒伤口周围皮肤3遍（范围、方向，勿留白）。生理盐水拭擦伤口	15		
		（2）用无菌纱布覆盖伤口（层数，保护范围）。 （3）胶布固定（部位，平整）	10		
操作后处置 （30分）	观察	局部伤口有无红肿、出血，是否平整，有无疼痛不适反应	5		
	患者安置	整理患者衣物和床单。告知患者及家属保持伤口干洁，不要剧烈运动	5		
	整理物品	金属物品回收统一消毒，一次性辅料放医疗垃圾桶	5		
	记录	伤口换药后的变化情况	5		
	总体评价	操作熟练，动作轻柔，手法正确，保护患者隐私，体现人文关怀	10		
总　分			100		

注意事项　严格执行无菌操作；操作过程中要询问患者是否疼痛，保护隐私，体现人文关怀。

二十八、拆　　线

> 操作规范

操作目的	（1）剪除皮肤缝线，促进伤口进一步愈合。 （2）拆除切口内缝线，便于充分引流和线段异物的去除
适应证	（1）正常手术切口，已到拆线时间，切口愈合良好，局部及全身无异常表现者。 （2）伤口术后有红肿热痛等明显感染者，应提前拆线
延迟拆线的指征	（1）严重贫血、消瘦、轻度恶病质者。 （2）严重失水或水、电解质紊乱尚未纠正者。 （3）老年体弱及婴幼儿患者伤口愈合不良者。 （4）伴有呼吸道感染、咳嗽、没有控制的胸、腹部切口者。 （5）切口局部水肿明显且持续时间较长者。 （6）有糖尿病史者。 （7）服用糖皮质激素者。 （8）腹内压增高、大量腹水者等

工作程序		操 作 要 求
操作前准备	操作者准备	（1）按七步洗手法洗手，戴口罩、帽子，取病历。 （2）核对患者信息，了解伤口情况。告知患者及家属拆线目的及配合要点，必要时签署知情同意书
	患者准备	（1）了解伤口拆线目的，配合操作。 （2）按需清洁局部皮肤
	物品准备	（1）治疗车上层 ① 无菌拆线包：内含换药碗2个，弯盘1个，有齿、无齿镊各1把或止血钳2把，线剪1把。 ② 拆线用品：75％酒精棉球或碘伏，生理盐水棉球若干，根据伤口所选择的敷料、胶布卷，取物镊1套，速干手消毒剂。 根据伤口需要酌情备胸腹带或绷带 （2）治疗车下层　生活垃圾桶、医疗垃圾桶
	环境准备	（1）环境清洁、安静，光线充足。 （2）温、湿度适宜（温度22～24℃，湿度50％～60％）

(续表)

工作程序		操作要求
操作步骤	体位	协助患者取卧位或适当体位
	打开拆线包	（1）再次洗手。 （2）取拆线包，检查有效期及消毒标记。 （3）打开拆线包，将操作用物在无菌区域内按操作顺序排放
	观察伤口	（1）暴露患者拆线部位，揭去外层敷料，用无菌镊子取下内层敷料。若内层敷料与创面粘连较紧，用无菌生理盐水浸湿后再揭开。将污敷料内面向上，放在弯盘内。 （2）观察伤口愈合情况
	拆线处理	（1）消毒　用消毒液棉球自内向外消毒伤口及周围皮肤3次（消毒方式根据切口等级），范围稍大于纱布敷料覆盖的范围，勿留空白。用生理盐水棉球轻拭伤口表面。 （2）剪线　用有齿镊子或血管钳夹起线头轻轻提起，把埋在皮内的线段拉出针眼之外1～2mm；将剪刀尖插进线结下空隙，紧贴针眼，在由皮内拉出的部分将线剪断。 （3）拉线　随即将皮外缝线向切口的缝线剪断侧拉出，动作要轻巧。 （4）消毒　拆线后伤口再次消毒一遍。 （5）盖敷料　纱布光滑面内层向着皮肤，外层向外。胶布固定，敷料宽度占粘贴胶布长度的1/2～2/3，胶布距敷料边缘约0.5 cm。
操作后处置	观察	局部伤口愈合是否平整，有无出血，是否有不适反应
	患者安置	安置患者休息，告知患者及家属保持伤口干洁，不要剧烈运动
	整理物品	金属物品回收统一消毒，一次性辅料放医疗垃圾桶，洗手
	记录	拆线伤口愈合情况
注意事项		操作过程中要保护患者隐私，询问患者是否疼痛，体现出人文关怀，合理安排拆线时间、地点、顺序。 （1）安排时间　避开患者进食等时间，操作前半小时勿清扫。 （2）决定顺序　多个伤口操作时，先处理清洁伤口，再处理污染伤口，避免交叉感染。 （3）拆线地点　根据操作部位和操作的复杂程度，可以选择在病房或换药室进行，必要时需进入手术室操作
相关知识 （外科拆线时间）		头面颈部手术后4～5日；下腹部、会阴部手术后6～7日；胸部、上腹部、背部、臀部手术后7～9日；四肢手术后10～12日；近关节处手术和减张缝线需14日

> **操作流程**

- **操作者准备** → (1) 按七步洗手法洗手，戴口罩、帽子，取病历。
  (2) 核对患者信息，了解伤口情况。告知拆线目的及配合要点。

- **患者准备** → 了解伤口拆线目的，配合操作，按需清洁局部皮肤。

- **物品准备** → (1) 治疗车上层　治疗盘、无菌拆线包、拆线用品、速干手消毒液等用品。
  (2) 治疗车下层　生活垃圾桶、医疗垃圾桶

- **环境准备** → 整洁，光线充足，温度 22～24℃，湿度 50%～60%。

- **操作过程** →
  1. 体位　协助患者取卧位或适当体位。
  2. 打开拆线包　洗手，开包，将操作用物在无菌区域内按操作顺序排放。
  3. 观察伤口　暴露患者换药部位，揭去敷料，观察伤口愈合情况。
  4. 拆线
     (1) 消毒　用消毒液棉球自内向外消毒伤口及周围皮肤 3 次，勿留空白。用生理盐水棉球轻拭伤口表面。
     (2) 剪线　用有齿镊子或血管钳夹起线头轻轻提起，用剪刀尖插进线结下空隙将线剪断。
     (3) 拉线　随即将皮外缝线向切口的缝线剪断侧拉出，动作要轻巧。
     (4) 消毒　拆线后伤口再次消毒一遍。
     (5) 盖敷料　纱布光滑面内层向着皮肤，胶布固定。

- **观察** → 局部伤口愈合是否平整，有无出血，是否有不适反应。

- **患者安置** → 安置患者休息，告知患者及家属保持伤口干洁，不要剧烈运动。

- **整理物品** → 各类物品分类处理，洗手。

- **记录** → 拆线伤口愈合情况。

- **注意事项** → (1) 严格执行无菌技术操作原则。
  (2) 操作过程中要保护患者隐私，询问患者是否疼痛，体现出人文关怀，合理安排拆线时间、地点、顺序。

二十八、拆　线

> 操作评分表

操作步骤	操作内容	操作质量要求	分值	得分	备注
操作准备 （10分）	操作者	洗手，戴帽子、口罩，核对患者信息，评估病情	2		
	患者	了解操作目的及配合事项	2		
	物品	物品准备齐全，核对有效期	4		
	环境	环境整洁，光线充足，温度湿度适宜	2		
操作步骤 （60分）	体位	根据手术部位的不同采取适宜的体位	5		
	打开换药包	洗手，拆包，物品摆放适当	5		
	观察伤口	（1）揭去外层敷料，用无菌镊子取下内层敷料，放入弯盘内；若内层敷料与创面粘连较紧，用无菌生理盐水浸湿后再揭开。 （2）观察伤口愈合情况	5		
	伤口消毒	按清洁伤口由内向外用碘伏消毒液棉球消毒伤口周围皮肤3遍（范围、方向、勿留白）。生理盐水拭擦伤口	15		
	剪线	轻轻提起线头，紧贴针眼，在由皮内拉出的部分将线剪断	15		
	拉线	方向（向剪线侧抽出），动作要轻巧	10		
	覆盖敷料	再消毒一次，用无菌纱布覆盖伤口，胶布固定	5		
操作后处置 （30分）	观察	局部伤口愈合是否平整，有无出血，是否有不适反应	5		
	患者安置	安置患者休息，告知患者及家属保持伤口干净，不要剧烈运动	5		
	整理物品	金属物品回收统一消毒，一次性辅料放医疗垃圾桶	5		
	记录	拆线伤口愈合情况	5		
	总体评价	（1）操作熟练，手法正确。 （2）拆线程序正确，抽线方向正确。 （3）保持双手持镊方式正确，无接触。 （4）保护患者隐私，体现人文关怀；动作轻柔、细致、敏捷	10		
总　　分			100		

注意事项
（1）严格执行无菌技术操作原则，如严重违反无菌原则视为不及格。
（2）操作过程中要保护患者隐私，询问患者是否疼痛，体现出人文关怀，合理安排拆线时间、地点、顺序。

二十九、开放性伤口止血包扎

操作规范

操作目的	（1）对伤口起到局部加压止血的效果。 （2）避免外界的细菌侵入伤口，造成伤口感染进行性加重
适应证	头面部、躯干及四肢的开放性损伤伴出血
禁忌证	动脉硬化症、肾功能不全者慎用止血带止血

工作程序		操作要求
操作前准备	操作者准备	（1）按七步洗手法洗手，戴好帽子、口罩，取病历。 （2）核对患者信息，了解病情，告知伤口止血包扎的目的及配合事项
	患者准备	（1）了解伤口止血包扎的目的、配合要点及注意事项。 （2）脱离危险环境（右小腿开放性伤口伴搏动性出血）
	物品准备	急救箱内有消毒纱布、棉垫、绷带、胶布、止血带、三角巾、夹板、生理盐水、过氧化氢溶液、碘伏，无菌手套、血压计、剪刀、医疗垃圾桶等
	环境准备	院外：清理现场环境，保持安全、整洁，光线充足
操作步骤	评估	快速评估患者生命体征，测脉搏、血压
	体位	戴手套，安置患者舒适体位，充分暴露小腿伤口，迅速评估患者伤口的损伤情况及出血情况。发现患者右小腿开放性伤口伴搏动性出血，继续剪开裤腿至腹股沟
	止血	打开急救箱，取出急救用品，在右大腿中、上1/3交界处，给予衬垫保护皮肤；用止血带结扎止血，松紧度以停止出血、远端摸不到足背动脉搏动为宜。记录止血带时间，尽量缩短止血带时间，通常可允许1h左右。如情况危急需持续应用，可松开止血带（局部加压包扎）10 min左右。再次应用时更改位置
	清洗	经止血带止血后，局部伤口内无明显活动性出血，使用生理盐水、过氧化氢溶液、碘伏清洗伤口并清除异物、油污等
	包扎	用无菌敷料盖住伤口，再用绷带加压包扎。用绷带自远心端向近心端包扎，起始处做环形两周固定绷带头，再将绷带平贴肢体或躯干环绕。遮过前周绷带1/3～1/2，指、趾端暴露在外面，以观察肢体血循环情况。包扎完毕，继续环形包绕两周，用胶布固定，或将绷带端撕开结扎

(续表)

工作程序		操 作 要 求
操作后处置	观　察	肢体末梢血供(皮肤颜色),有无麻木疼痛感觉。如有异常,要及时告知并处理
	患者安置	(1) 包扎止血后迅速将患者安排至合适的休息环境中并尽快送医。 (2) 与院方进行病情交接,就医后进一步处理
	整理物品	(1) 可使用的物品整理放回急救箱内,统一归类处理后备用。 (2) 已用的一次性医疗废弃物放医疗垃圾袋,按要求处理
	记　录	记录患者基本信息、伤情、处理及转运情况
注意事项		(1) 根据伤口部位、大小、出血量,选择合适的止血包扎方式。 (2) 操作中注意患者情况,安抚患者情绪,隐私保护。 (3) 包扎绷带时一手紧握绷带勿使落地。包扎时每周用力要适度,太松易滑脱,太紧易致血液障碍;注意绷带打结处不应在伤处及发炎部、骨突起处、四肢内侧面、患者坐卧受压部位及易受摩擦部位。 (4) 如合并骨折需同时固定(参考骨折的夹板固定操作)
相关知识点	止血术	1. 压迫包扎法 (1) 找出并暴露伤口,必要时可以剪开或撕开衣服。 (2) 迅速检查损伤部位末梢的脉搏和神经功能。 (3) 用灭菌纱布、灭菌医用无纺布(也可用清洁毛巾、布料、手帕等代替)直接覆盖伤口,再用手掌在上面直接压迫,或用绷带或布带加压包扎。 注意 ① 骨折或伤口有异物时不宜采用此法; ② 为减轻出血,可抬高损伤部位(有禁忌时例外); ③ 如覆盖在伤口上的敷料及包扎绷带已被血液渗透,不必移去敷料,可再加敷料于其上,再用绷带缠绕包扎。 2. 填塞止血法 用无菌敷料或干净的布料填入较深、较大的伤口内,外加大块敷料加压包扎。一般用于穿通伤,以及腋窝、肘窝、腘窝或腹股沟等处的伤口。 3. 指压止血法 用于动脉出血的一种临时止血方法。依据动脉分布情况,操作时用手指、手掌或拳头在出血部位的近心端,用力将该动脉压在骨上,以切断血流,达到止血的目的。适用于头、面、颈部和四肢。 4. 加垫屈肢止血法 可用于外伤出血量较大、肢体无骨折的伤病员。但使用不当会造成血管、神经损伤,故不作为首选。使用时,注意肢体远端的血运情况,一般每隔40～50 min 放松一次,每次 1～3 min。 5. 止血带止血法 一般只适用于四肢大、中动脉损伤,采用其他止血方法后仍不能有效控制的大出血才用,若使用不当会造成严重的出血或肢体缺血坏死。伤肢远端明显缺血或有严重挤压伤时禁用此种方法止血。 (1) 勒紧止血法　在伤口上部用绷带或三角巾或布条等勒紧止血,第一道绕扎衬垫,第二道压在第一道上面,并适当勒紧。 (2) 绞紧止血法　将三角巾或布料叠成带状,绕肢体一圈,两端向前拉紧打一活结,并在一头留出一小套。取小棒、笔杆、筷子等作为绞棒,插在圈内,提起绞棒绞紧,再将绞楼头插入小套内,小套拉紧固定。

(续表)

相关知识点	止血术	(3) 橡胶止血带止血法 ① 将衬垫置于恰当部位； ② 展开左手掌，用左手拇指、示指持止血带一端15～20 cm处，头端朝向小指，手背放在衬垫上； ③ 将长的尾端绕肢体一圈，压住头端； ④ 再绕一圈，并用左手示指、中指夹住止血带下拉引出小圈，系成活结。 (4) 充气止血带止血法　将袖带绑在伤口的近心端并充气，上肢压力为250～300 mmHg，下肢为300～500 mmHg。 **注意** ① 放置止血带部位要准确，应扎在伤口的近心端，尽量靠近伤口，上臂不可扎在下1/3处，以防损伤桡神经。 ② 止血带下应加衬垫，松紧度要适当，以刚达到远端动脉搏动消失为度。 ③ 放置止血带的患者应有标记，注明部位、开始与放松时间，便于转运时了解情况。 ④ 使用止血带时应尽量缩短时间，以1 h内为宜，最长不超过5 h。其间一般每隔40～50 min放松一次，每次3～5 min，再在该平面上但不在同一部位绑扎。放松前要改用加压或指压止血法止血，松解时要缓慢，以防发生大出血。 ⑤ 要严密观察伤情及患肢情况，注意止血带有无脱落或绑扎过紧等现象，并及时调整。要注意肢体保暖
	包扎术	1. 卷轴绷带基本包扎法 (1) 环行包扎法　用于绷带包扎的开始与结束时固定带端，包扎颈、腕、胸、腹等粗细相同部位的小伤口。 (2) 蛇形包扎法(斜绷法)　用于从一处迅速延伸到另一处进行简单固定，可用于夹板的固定。 (3) 螺旋形包扎法　用于包扎直径基本相同的部位，如上臂、手指、躯干、大腿等。 (4) 螺旋反折包扎法(折转法)　用于直径大小不等的部位，如前臂、小腿等。 (5) 8字形包扎法　用于直径不一的部位或屈曲的关节，如肘、肩、髋、膝等。 (6) 回返包扎法　用于包扎没有顶端的部位，如指端、头部、截肢残端。 2. 三角巾包扎法 三角巾的大小要符合规格。打结时应用外科结(方结)，具有牢靠且解开迅速的优点。 (1) 包扎伤口时，先简单清创再包扎。手及污染物不要触及伤口，不要用水冲洗伤口(除化学伤外)，突出体腔外的内脏不要回纳，伤口内异物不要随意取出。 (2) 包扎时要牢靠，松紧要适宜。 (3) 包扎时要使患者舒适。用胸带时注意呼吸，包扎肢体时注意将其保持于功能位。皮肤皱褶处、骨隆突处应用棉垫或纱布等作衬垫，需要抬高肢体时，应给予适当的扶托物。 (4) 包扎方向为从远心端向近心端，要将指(趾)端外露，以便观察血运情况。绷带固定时结应放在肢体的外侧面，忌在伤口上、骨隆突处或易于受压的部位打结。 (5) 解除绷带时，先解开固定结或取下胶布，然后以两手互相传递松解。紧急时或绷带已被伤口分泌物浸透干涸时，可用剪刀剪开

操作流程

操作者准备
(1) 按七步洗手法洗手,戴好帽子、口罩,取病历。
(2) 核对患者信息,了解病情,告知伤口止血包扎的目的及配合事项。

患者准备
(1) 了解伤口止血包扎的目的、配合要点及注意事项。
(2) 脱离危险环境,右小腿开放性伤口伴搏动性出血。

物品准备
急救箱内包含消毒纱布、棉垫、绷带、胶布、止血带、三角巾、夹板、生理盐水、过氧化氢溶液(双氧水)、碘伏、无菌手套、血压计、剪刀、医疗垃圾袋等。

环境准备
院外:清理现场环境,保持安全、整洁,光线充足。

操作步骤
1. 评估 快速评估患者生命体征,测脉搏、血压。
2. 体位 戴手套,安置患者舒适体位,充分暴露小腿伤口,迅速评估患者伤口的损伤情况及出血情况。发现患者为右小腿开放性伤口伴搏动性出血,继续剪开裤腿至腹股沟。
3. 止血 打开急救箱,取出急救用品,在右大腿中、上1/3交界处,给予衬垫保护皮肤,用止血带结扎止血。松紧度以停止出血、远端摸不到足背动脉搏动为宜。记录止血带时间。尽量缩短止血带时间,通常可允许1 h左右。如情况危急需持续应用,可松开止血带(局部加压包扎)10 min左右,再次应用时更改位置。
4. 清洗 经止血带止血后,局部伤口内无明显活动性出血,使用生理盐水、过氧化氢溶液、碘伏清洗伤口并清除异物、油污。
5. 包扎 用无菌敷料盖住伤口,再用绷带加压包扎。绷带包扎自远心端向近心端包扎,起始处做环形两周固定绷带头,再将绷带平贴肢体或躯干环绕,每一环绕遮过前周绷带的1/3~1/2,指、趾端暴露在外面,以观察肢体血循环情况。包扎完毕,继续环形包绕两周,用胶布固定,或将绷带端撕开结扎。

观察
观察肢体末梢血供(皮肤颜色),有无麻木疼痛感觉。如有异常,要及时告知并处理。

患者安置
(1) 包扎止血后迅速将患者安排至合适的休息环境中并尽快送医。
(2) 与院方进行病情交接,就医后进一步处理。

整理物品
各类物品分类处理,洗手。

记录
记录患者信息、伤情、处理及转运情况。

注意事项 → (1) 操作前要安抚患者情绪,隐私保护。
(2) 绷带包扎时每周环绕用力要适度,观察血运情况。
(3) 如合并骨折需同时固定,参考四肢骨折现场急救外固定技术。

二十九、开放性伤口止血包扎

> 操作评分表

操作步骤	操作内容	操作质量要求	分值	得分	备注
操作准备 （10分）	操作者	按要求做自身准备，了解病史，告知伤口止血包扎的目的及配合事项	2		
	患者	了解操作目的、要求。已脱离危险环境	2		
	物品	用物准备齐全，有序放置在合理位置	4		
	环境	院外：清理现场环境，保持安全、整洁，光线充足	2		
操作步骤 （60分）	评估	快速评估患者生命体征，测脉搏、血压	5		
	体位	戴手套，安置患者舒适体位，充分暴露小腿伤口。迅速评估患者伤口及出血情况，确定患者右小腿开放性伤口伴搏动性出血，继续剪开裤腿至腹股沟	15		
	止血	打开急救箱，取出急救用品。在右大腿中、上1/3交界处，给予衬垫保护皮肤，用止血带结扎止血。松紧度以停止出血、远端摸不到足背动脉搏动为宜。记录止血带时间，尽量缩短止血带时间，通常可允许1h左右，如情况危急需持续应用，可松开止血带（局部加压包扎）10 min左右，再次应用时更改位置	15		
	清洗	经止血带止血后，局部伤口内无明显活动性出血，使用生理盐水、过氧化氢溶液、碘伏清洗伤口并清除异物、油污等	10		
	包扎	用无菌敷料盖住伤口，再用绷带加压包扎。绷带一般应自远心端向近心端包扎，开始处做环形两周固定绷带头。以后包扎应使绷带平贴肢体或躯干，并遮过前周绷带1/3～1/2，指、趾端最好暴露在外面，以观察肢体血循环情况。包扎完毕，要环形包绕两周用胶布固定，或将绷带端撕开结扎	15		
操作后处置 （25分）	观察	肢体末梢血供（皮肤颜色），有无麻木疼痛感觉。如有异常，要及时告知	5		
	患者安置	（1）包扎止血后迅速将患者安排至合适的休息环境中并尽快送医。 （2）与院方进行病情交接，就医后进一步处理	10		

操作步骤	操作内容	操作质量要求	分值	得分	备注
操作后处置 (25分)	整理物品	(1) 可使用的物品整理放回急救箱内，统一归类处理后备用。 (2) 已用的一次性医疗废弃物放医疗垃圾袋，按要求处理	5		
	记录	记录患者信息、伤情、处理及转运情况	5		
	总体评价	体现人文关怀，操作熟练，动作规范	5		
总　　分			100		

注意事项

（1）操作前要安抚患者情绪，隐私保护。

（2）绷带包扎时每周环绕用力要适度，观察血运情况。

（3）如合并骨折需同时固定，参考四肢骨折现场急救外固定技术。

三十、肛门指诊

> 操作规范

操作目的	（1）肛门直肠周围疾病诊断　如肛管、直肠、前列腺等。 （2）盆腔疾病诊断　如盆腔脓肿、髂窝脓肿等。 （3）肛指取标本
适应证	（1）检查肛管、直肠等肠道疾病。 （2）前列腺、精囊占位性病变，前列腺增生等疾病。 （3）下腹腹腔或骨盆内肿块等行双合诊。 （4）采取粪便标本及活检组织检查标本
禁忌证	新鲜肛裂患者存在相对禁忌
工作程序	操作要求

	工作程序	操作要求
操作前准备	操作者准备	（1）按七步洗手法洗手，戴口罩、帽子，取病历。 （2）核对患者信息，了解病情，向患者及家属解释肛门指诊的目的及注意事项。 （3）嘱患者排空大小便
	患者准备	（1）了解操作的目的，配合操作。 （2）排空大小便
	物品准备	备屏风、液体石蜡油、手套或指套、一次性垫巾、速干手消毒剂
	环境准备	备好屏风，温、湿度适宜（温度22～24℃，湿度50%～60%），保护患者隐私；异性检查时必须第三人在场
操作步骤	体位	（1）左侧卧位　左下肢略屈，右下肢屈曲贴近腹部，此体位适用于身体衰弱患者。 （2）膝胸位　患者跪于检查床，头及前胸紧贴床，臀部抬高，两大腿略分开。此体位内脏上移，盆腔空虚，肛管下垂，肛门显露清楚。示指进入直肠较深，操作易成功。 （3）截石位　适于双合诊及三合诊检查。患者仰卧，屈髋屈膝，两腿外展。左手做腹部扪诊，右手配合行肛门指检，即双合诊。必要时，可将另一指进入阴道形成三合诊，以了解肿块位置、范围及活动度。 （4）蹲位　患者蹲下做排便姿势，排便用力，适用于指检检查内痔、外痔、脱肛以及直肠息肉脱出等
	视诊	用双手指或示、中、环3指分开肛门沟，观察肛门处有无红肿、血、脓、粪便、黏液、瘘口、外痔、疣状物、溃疡、肿块及脱垂等，以便分析判断病变性质

(续表)

工作程序		操 作 要 求
操作步骤	触　诊	右手示指戴指套或手套，并涂以润滑剂。将示指置于肛门外口轻轻按摩，等患者肛门括约肌适应放松后，再徐徐插入肛门、直肠内。先检查肛门及括约肌的紧张度，再查肛管及直肠的内壁。检查有无压痛、黏膜是否光滑，有无肿块及波动感
操作后处置	观　察	观察手套表面有无血液、黏液、脓液等异常分泌物，脱手套
	患者安置	协助穿衣裤，安置患者休息；告知如有肛门不适感或出血，及时告知医生
	整理物品	(1) 归还备屏风、液体石蜡油、速干手消毒剂。 (2) 其他一次性物品放医疗垃圾桶，洗手
	记　录	肛周视诊及触诊检查情况
注意事项		指诊后手套表面带有黏液、脓液或血液，应取其涂片镜检或做细菌学检查
相关知识		常见诊断肛瘘、肛门失禁、外痔、疣状物、肛裂、肛周脓肿、痔及直肠脱垂。 直肠指诊时应注意有无以下异常： (1) 直肠剧烈触痛，常因肛裂及感染引起。 (2) 触痛伴有波动感见于肛门、直肠周围脓肿。 (3) 直肠内触及柔软、光滑而有弹性的包块常为直肠息肉。 (4) 触及坚硬凹凸不平的包块，应考虑直肠癌。 (5) 指诊后指套表面带有黏液、脓液或血液，应取其涂片镜检或做细菌学检查。如直肠病变病因不明，应进一步做内镜检查，如直肠镜和乙状结肠镜（见内镜检查），以助鉴别。 男性直肠指检还可触诊前列腺与精囊；女性则可检查子宫颈子宫、输卵管等。必要时配用双合诊

操作流程

操作者准备 →	(1) 按七步洗手法洗手,戴口罩、帽子,取病历。 (2) 核对患者信息,了解病情,告知操作目的、配合要点,嘱患者排空大小便。
患者准备 →	了解操作的目的,配合操作;排空大小便。
物品准备 →	备屏风、液体石蜡油、手套或指套、一次性垫巾、速干手消毒剂。
环境准备 →	整洁,光线充足,温度 22~24℃,湿度 50%~60%。
操作过程 →	1. 体位 取合适体位:左侧卧位、膝胸位、截石位、蹲位。 2. 视诊 双手戴手套,用双手指或示、中、环 3 指分开肛门沟。观察肛门有无红肿、血、脓、粪便、黏液、瘘口、外痔、疣状物、溃疡、肿块及脱垂等。 3. 触诊 将戴手套的右手,涂以润滑剂后,按摩肛门口。待括约肌适应放松后,再插入肛门、直肠内。先检查肛门及括约肌的紧张度,再查肛管及直肠的内壁。检查有无压痛、黏膜是否光滑,有无肿块及波动感。
观 察 →	观察手套表面有无血液、黏液、脓液等异常分泌物。脱手套。
患者安置 →	协助穿衣裤,安置患者休息;告知如有肛门不适感或出血,及时告知医生。
整理物品 →	各类物品分类处理,洗手。
记 录 →	记录肛周视诊及触诊检查情况。
注意事项 →	指诊后手套表面带有黏液、脓液或血液,应取其涂片镜检或做细菌学检查。

操作评分表

操作步骤	操作内容	操作质量要求	分值	得分	备注
操作准备 （10分）	操作者	按要求做自身准备，了解病史，与患者沟通	2		
	患者	患者了解操作目的要求	2		
	物品	用物准备齐全，有序放置在合理位置	4		
	环境	室内环境清洁，温、湿度适宜	2		
操作步骤 （60分）	体位	协助患者摆放体位：膝胸位、左侧卧位、蹲位、截石位	5		
	视诊	（1）双手戴手套，用双手指或示、中、环3指分开肛门沟。	10		
		（2）观察肛门处有无红肿、血、脓、粪便、黏液、瘘口、外痔、疣状物、溃疡、肿块及脱垂等，以便分析判断病变性质	15		
	触诊	（1）将戴手套的右手，涂以润滑剂后，将示指置于肛门外口轻轻按摩。等患者肛门括约肌适应放松后再徐徐插入肛门、直肠内。	10		
		（2）先检查肛门及括约肌的紧张度，再查肛管及直肠的内壁。检查有无压痛、黏膜是否光滑，有无肿块及波动感。	10		
		（3）检查毕，退出肛门	10		
操作后处置 （30分）	观察	观察手套表面有无血液、黏液、脓液等异常分泌物；脱手套	5		
	患者安置	协助穿衣裤，安置患者休息；告知如有肛门不适感或出血，及时告知医生	5		
	整理物品	（1）备屏风、液体石蜡油、速干手消毒剂归还。 （2）其他一次性物品放医疗垃圾桶	5		
	记录	肛周视诊及触诊检查情况	5		
	总体评价	体现人文关怀，操作熟练，动作规范	10		
总　　分			100		

注意事项　指诊后手套表面带有黏液、脓液或血液，应取其涂片镜检或做细菌学检查。

三十一、手术刷手法

操作规范

操作目的	(1) 有效预防和控制病原体传播。 (2) 防止术后感染的发生
适应证	操作者手术前准备
禁忌证	(1) 手臂皮肤有破损或有化脓性感染者。 (2) 患有传染性疾病且处于传染期者

工作程序		操作要求
操作前准备	操作者准备	(1) 更换洗手衣,换手术用鞋,戴好医用帽和口罩。 (2) 修剪指甲,去除甲下污垢,摘除手部饰品。 (3) 将刷手衣袖挽至肘上 10 cm 以上
	物品准备	消毒毛刷、皂液、无菌小方巾、0.5%碘伏溶液、75%酒精,以及洗手池和流动水
	环境准备	整洁,光线明亮柔和,温、湿度适宜(温度 22~24℃,湿度 50%~60%)
操作步骤	洗　手	先用皂液按七步洗手法洗手至肘上 10 cm,用流动水冲洗双手皂液
	刷　手	(1) 用消毒毛刷蘸皂液,依次刷手指尖、指缝、手掌、手背、腕部(环形)、前臂(螺旋性)、肘部、上臂下 1/3(螺旋型)。由远及近,沿一个方向顺序刷洗,两上肢交替刷洗。 (2) 刷毕,将手刷弃于水池内。刷完一次后用清水将肥皂水冲去。手指向上,肘部屈曲朝下,先冲手部,再冲前臂,最后冲上臂,使水流自手部流向肘部。 (3) 按上述方法刷洗 3 遍,共 10 min。冲洗后保持拱手姿势(双手勿低于肘、高于肩为标准)
	擦　手	抓取无菌巾中心部位,先擦干双手;之后,将无菌小方巾对角折叠成三角形。底边向里,尖向外,平放于一只手背上,另一只手持方巾底边两角对合。由手腕向前臂、肘部到上臂(肘上 10 cm 处)顺序擦干。先擦干一侧,翻转手巾再擦另一侧。擦过肘部的擦手巾不能再接触手和前臂。将擦手巾弃于固定容器内
	泡　手	将手、前臂到肘上 6 cm 处浸泡在 75%酒精或 0.1%苯扎溴铵(新洁尔灭)内,共 5 min

(续表)

工作程序		操 作 要 求
操作步骤	干　手	手臂浸泡后保持拱手姿势,待其自然晾干
操作后处置		(1) 手臂保持拱手姿势。 (2) 准备穿手术衣
注意事项		(1) 清洁刷手后必须将肥皂彻底冲洗干净,避免与消毒剂中和失效。 (2) 刷洗后的手、臂、肘部不可触及他物,如误触他物,应视为污染。 (3) 消毒后的双手应悬空 15～20 cm,置于胸前,抬高肘部与胸前平,避免污染。 (4) 核对消毒刷、无菌擦手巾的灭菌日期,手消毒液的有效期

操作流程

操作者准备 → (1) 更换刷手衣,换手术用鞋,戴好医用帽子和口罩。
(2) 修剪指甲,去除甲下污垢,摘除手部饰品。
(3) 将刷手衣袖挽至肘上 10 cm 以上。

物品准备 → 消毒毛刷、皂液、无菌小方巾、0.5%碘伏、75%酒精、洗手池和流动水。

环境准备 → 整洁,宽敞,明亮,温度 24～26℃,湿度 50%～60%。

操作步骤 →
1. 洗手　用皂液按七步洗手法洗手至肘上 10 cm,用流动水冲洗双手皂液。
2. 刷手　用消毒毛刷蘸皂液依次刷手指尖、指缝、手掌、手背、腕部(环形)、前臂(螺旋形)、肘部、上臂下 1/3(螺旋型)。由远及近,沿一个方向顺序刷洗。两上肢交替刷洗。刷毕将毛刷弃于水池内。刷完一次后用清水将肥皂水冲去,手指向上,肘部屈曲朝下,先冲手部,再冲前臂,最后冲上臂,使水流自手部流向肘部。每次时间不少于 3 min。按上述方法刷洗 3 遍,共 10 min。冲洗后保持拱手姿势,双手勿低于肘、高于肩为标准。
3. 擦手　抓取无菌擦手巾中心部位,先擦干双手,之后对角折叠成三角形(底边向里,尖向外),平放于一只手背上;另一只手持方巾底边两角对合处,由手腕向前臂、肘部到上臂(肘上 10 cm 处)顺序擦干。先擦干一侧,后翻转手巾再擦另一侧。擦过肘部的手巾不能再接触手和前臂。
4. 泡手　将手、前臂到肘上 6 cm 处浸泡在 75%酒精内,共 5 min。
5. 干手　手臂浸泡后保持拱手姿势,待其自然晾干。

操作后处置 → 保持拱手姿势,准备穿手术衣。

注意事项 →
(1) 清洁刷手后必须将肥皂彻底冲洗干净,避免与消毒剂中和失效。
(2) 刷洗后的手、臂、肘部不可触及他物,如误触他物,应视为污染。
(3) 消毒后的双手应悬空 15～20 cm,置于胸前,抬高肘部与胸前平避免污染。
(4) 核对消毒刷、无菌擦手巾的灭菌日期,手消毒液的有效期。

操作评分表

操作步骤	操作内容	操作质量要求	分值	得分	备注
操作准备（10分）	操作者	(1) 更换刷手衣、手术用鞋，戴好医用帽子和口罩。 (2) 修剪指甲，去除甲下污垢，摘除手部饰品。 (3) 将刷手衣袖挽至肘上10 cm以上	5		
	物品	用物准备齐全，有序放置在合理位置	3		
	环境	室内环境清洁，温、湿度适宜	2		
操作步骤（60分）	洗手	先用皂液按七步洗手法洗手至肘上10 cm，用流动水冲洗双手皂液	10		
	刷手	(1) 用消毒毛刷蘸皂液依次刷手指尖、指缝、手掌、手背、腕部（环形）、前臂（螺旋形）、肘部、上臂下1/3（螺旋型）。由远及近，沿一个方向顺序刷洗。两上肢交替刷洗。 (2) 刷毕将毛刷弃于水池内。刷完一次后用清水将肥皂水冲去，手指向上，肘部屈曲朝下，先冲手部，再冲前臂，最后冲上臂。使水流自手部流向肘部。 (3) 每次时间不少于3 min。按上述方法刷洗3遍，共10 min。冲洗后保持拱手姿势	25		
	擦手	抓取无菌巾中心部位，先擦干双手。之后对角折叠成三角形，底边向里，尖向外，平放于一只手背上；另一只手持方巾底边两角对合。由手腕向前臂、肘部到上臂（肘上10 cm处）顺序擦干。先擦干一侧，翻转手巾再擦另一侧。擦过肘部的擦手巾不能再接触手和前臂。将擦手巾弃于固定容器内	10		
	泡手	将手、前臂到肘上6 cm处浸泡在75%酒精内，共5 min。	10		
	干手	手臂浸泡后保持拱手姿势，待其自然晾干	5		

（续表）

操作步骤	操作内容	操作质量要求	分值	得分	备注
操作后处置 （30分）		手臂保持拱手姿势。准备穿手术衣	10		
	总体评价	（1）操作流程熟练、规范、敏捷。 （2）遵守无菌操作原则，无污染	20		
总　　分			100		

注意事项

（1）清洁刷手必须将肥皂彻底冲洗干净，避免与消毒剂中和失效。

（2）刷洗后的手、臂、肘部不可触及他物，如误触他物，应视为污染，重新刷手。

（3）消毒后的双手应悬空15～20 cm置于胸前，抬高肘部与胸前平，避免污染。

（4）核对消毒刷、无菌擦手巾的灭菌日期，手消毒液的有效期。

三十二、穿脱手术衣与戴无菌手套

操作规范

操作目的	(1) 隔绝手术室医护人员皮肤及衣物上的细菌。 (2) 防止细菌移位到手术切口和皮肤引起污染
适应证	临床手术者
禁忌证	无

工作程序		操作要求
操作前准备	操作者准备	(1) 进入手术室后更换手术衣、裤、鞋,戴好口罩和帽子,剪短指甲。选择合适的手术衣。了解手术名称。 (2) 穿无菌手术衣与戴无菌手套前,必须进行外科洗手,并经消毒液刷手和晾干
	物品准备	前交叉式手术衣(或包背式手术衣)、无菌手套、污料车、医用垃圾桶
	环境准备	整洁,明亮,温、湿度适宜(温度22~24℃,湿度50%~60%)
操作步骤	穿无菌手术衣	(1) 巡回护士打开无菌手术衣包。 (2) 操作者从器械台上拿取叠放的无菌手术衣。一手抓住手术衣中部拿起,不要污染下面的手术衣。远离胸前手术台和其他人员,辨认手术衣的前后及上下。 (3) 用双手分别提起手术衣衣领的两端,轻轻抖开手术衣;有腰带的一面向外,手术衣的内侧面面向自己。 (4) 将手术衣略向上抛起,顺势双手同时插入袖筒,手向前平举伸直,不可高举过肩。 (5) 巡回护士在操作者背后抓住衣领内面,往后轻拉,协助穿衣,使双手伸出袖口,并系住衣领后带。 (6) 系腰带,对开式手术衣与包背式手术衣不同。 ① 前交叉式手术衣:术者身体略向前倾,使腰带悬垂离开手术衣,双手交叉提起左右腰带略向后送,递给巡回护士在身后系紧。 ② 包背式手术衣:待巡回护士协助系好衣领后带后,操作者先戴无菌手套,自行解开腰部系带,并将系带一端递给巡回护士。由巡回护士用无菌持物钳夹住腰带。转身一周,手术衣包围背部,再接住腰部系带,并自行在腰间打结

(续表)

工作程序		操 作 要 求
操作步骤	戴无菌手套	(1) 穿好无菌手术衣后,选取合适尺码的手套。 (2) 由巡回护士拆开手套外包。操作者取出内层套袋,取出手套,检查两只手套的拇指是否相对。注意,没有戴手套的手只允许接触手套套口向外翻折的部分,不允许碰到手套的外面。 (3) 左手捏住手套翻折处,右手对准手套五指插入戴好。暂时不处理右手手套的翻折部。戴手套的右手,除拇指外,其余四指插入左手手套翻折部的内侧面,左手插入手套内。先将左手手套翻折部翻回手术衣袖口上,然后用戴好手套的左手指插入右手手套的翻折部,将翻折部翻回右手手术衣袖口上。 (4) 戴手套后双手应放于胸前,防止污染
	脱无菌手术衣和手套	(1) 先脱衣后脱手套 如果前一台手术是无菌手术,手术完毕后还有接台手术,应先脱手术衣,后脱手套。 (2) 脱手术衣 巡回护士从背部解开领带和腰带。若为包背式手术衣,操作者应先自行解开腰前的活结;然后,请巡回护士面对自己,将手术衣自背部向前反折脱下,小心使手套的腕口随之翻转于手上 (3) 脱手套 先用右手将左手手套脱至左手掌指部,再以左手指脱去右手手套。最后,用右手指在左手掌部脱下左手手套。全过程应防止手部皮肤接触到手套的外面
操作后处置	用物处理	手术衣脱下后投入污料车,手套脱下投入医疗垃圾桶
注意事项	穿无菌手术衣	(1) 应一次整件地拿起手术衣,不能只抓衣领将手术衣拖出无菌手术包。 (2) 穿衣时双手不能高举过头或伸向两侧,否则手部超出视野范围,容易碰触未消毒物品。 (3) 未戴手套的手不能触及手术衣的正面,更不能将手插入胸前衣兜里。 (4) 传递腰带时,不能与协助穿衣人员的手相接触。 (5) 手术衣穿好后的无菌区域为肩部以下至腰部以上的胸前,两侧腋中线之间以及双手、双臂。 (6) 穿前交叉式手术衣:先穿手术衣,再系腰带(别人系),最后戴手套。 (7) 穿包背式手术衣:先穿手术衣,再戴手套,最后系腰带(自己系)
	戴无菌手套	(1) 手套的选取:选择大小合适的手套,有利于操作。手套太大会严重影响无菌操作。 (2) 在戴手套过程中,严格无菌操作

操作流程

操作者准备
(1) 进入手术室后,更换手术衣、裤、鞋,戴好口罩和帽子,剪短指甲。选择合适的手术衣。了解手术名称。
(2) 穿无菌手术衣与戴无菌手套前,必须进行外科洗手,并经消毒液刷手和晾干。

物品准备 → 前交叉式手术衣(或包背式手术衣)、无菌手套、污料车、医用垃圾桶。

环境准备 → 整洁,明亮,温度 22～24℃,湿度 50%～60%。

操作过程

1. 穿无菌手术衣
   (1) 巡回护士打开无菌手术衣包。
   (2) 操作者从器械台上拿取叠放着的无菌手术衣。一手抓住手术衣中部拿起,不要污染下面的手术衣。远离胸前手术台和其他人员,辨认手术衣的前后及上下。
   (3) 用双手分别提起手术衣衣领的两端,轻轻抖开手术衣;有腰带的一面向外,手术衣的内侧面面向自己。
   (4) 将手术衣略向上抛起,顺势双手同时插入袖筒;手向前平举伸直,不可高举过肩。
   (5) 巡回护士在操作者背后抓住衣领内面,往后轻拉,协助穿衣,使双手伸出袖口,并系住衣领后带。
   (6) 系腰带:注意交叉式手术衣与包背式手术衣不同,巡回护士协助系带。

2. 戴无菌手套
   (1) 选取手套　穿好无菌手术衣后,选取合适尺码的手套。
   (2) 由巡回护士拆开手套外包。操作者取出内层套袋,取出手套,检查两只手套的拇指是否相对。注意,没有戴手套的手只允许接触手套套口向外翻折的部分,不允许碰到手套的外面。
   (3) 戴手套　左手捏住手套翻折处,右手对准手套五指插入戴好,暂时不处理右手手套的翻折部。戴手套的右手,除拇指外,其余四指插入左手手套翻折部的内侧面,左手插入手套内。先将左手手套翻折部翻回手术衣袖口上,然后用戴好手套的左手指插入右手手套的翻折部,将翻折部翻回右手手术衣袖口上。
   (4) 戴手套后双手应放于胸前,防止污染。

3. 脱无菌手术衣和手套
   (1) 先脱衣后脱手套　如果前一台手术是无菌手术,手术完毕后还有接台手术,应先脱手术衣,后脱手套。

(2) 脱手术衣　巡回护士从背部解开领带和腰带。若为包背式手术衣，操作者应先自行解开腰前的活结。然后，请巡回护士面对自己，将手术衣自背部向前反折脱下。小心使手套的腕口随之翻转于手上。

(3) 脱手套　先用右手将左手手套脱至左手掌指部，再以左手指脱去右手手套；最后，用右手指在左手掌部脱下左手手套。全过程应防止手部皮肤接触到手套的外面。

用物处理 → 手术衣脱下投入污料车，手套脱下投入医疗垃圾桶。

注意事项 → (1) 严格执行无菌操作。
(2) 选择合适的手术衣、无菌手套。

操作评分表

操作步骤	操作内容	质量要求	分值	得分	备注
操作准备（10分）	操作者	（1）进入手术室后更换手术衣、裤、鞋，戴好口罩和帽子，剪短指甲。选择合适的手术衣。了解手术名称。 （2）操作前必须进行外科洗手，并经消毒液刷手和晾干	8		
	物品	前交叉式手术衣（或包背式手术衣）、无菌手套	2		
	环境	室内环境清洁，温、湿度适宜	2		
操作步骤（60分）	穿手术衣	（1）巡回护士打开无菌手术衣包。 （2）操作者从器械台上拿取叠放着的无菌手术衣，一手抓住手术衣中部拿起，注意不要污染下面的手术衣。远离胸前手术台和其他人员，辨认手术衣的前后及上下。 （3）用双手分别提起手术衣衣领的两端，轻轻抖开手术衣，有腰带的一面向外，手术衣的内侧面面向自己。 （4）将手术衣略向上抛起，顺势双手同时插入袖筒，手伸向前平举伸直，不可高举过肩。 （5）系领带　巡回护士在术者背后抓住衣领内面，往后轻拉协助穿衣使双手伸出袖口，并系住衣领后带。 （6）系腰带　交叉式手术衣与包背式手术衣不同。护士协助系带： ① 前交叉式手术衣：术者身体略向前倾，使腰带悬垂离开手术衣。双手交叉提起左右腰带略向后送，递给巡回护士在身后系紧。 ② 包背式手术衣：操作者待巡回护士协助系好衣领后带后，需先戴无菌手套，自行解开腰部系带，并将系带一端递给巡回护士。由巡回护士用无菌持物钳夹住腰带。操作者转身一周，手术衣包围其背部；再接住腰部系带，并自行在腰间打结	30		
	戴无菌手套	（1）选取手套　穿好无菌手术衣后，选取合适尺码的手套。 （2）由巡回护士拆开手套外包。操作者取出内层套袋，取出手套，检查两只	15		

(续表)

操作步骤	操作内容	质量要求	分值	得分	备注
操作步骤 （60分）	戴无菌手套	手套的拇指是否相对。注意没有戴手套的手只允许接触手套套口向外翻折的部分，不允许碰到手套的外面。 (3) 左手捏住手套翻折处，右手对准手套五指插入戴好，暂时不处理右手手套的翻折部。戴手套的右手，除拇指外，其余四指插入左手手套翻折部的内侧面，左手插入手套内。先将左手手套翻折部翻回手术衣袖口上，然后用戴好手套的左手指插入右手手套的翻折部，将翻折部翻回右手手术衣袖口上			
	脱无菌手套及手术衣	(1) 先脱衣后脱手套 如果前一台手术是无菌手术，手术完毕后还有接台手术，应先脱手术衣，后脱手套。 (2) 脱手术衣 巡回护士从背部解开领带和腰带（若为包背式手术衣。操作者应先自行解开腰前的活结），然后请巡回护士面对自己，将手术衣自背部向前反折脱下，小心使手套的腕口随之翻转于手上。 (3) 脱手套 先用右手将左手手套脱至左手掌指部，再以左手指脱去右手手套，最后用右手指在左手掌部脱下左手手套。全过程应防止手部皮肤接触到手套的外面	15		
操作后处置 （30分）	用物处理	手术衣脱下投入污料车，手套脱下投入医疗垃圾桶	10		
	总体评价	操作规范，遵守无菌操作原则，无污染	20		
总　　分			100		

三十三、手术区消毒

操作规范

操作目的		（1）消除手术区皮肤的致病菌。 （2）防止细菌进入创口
适应证		在手术室接受手术者
禁忌证		对某种消毒剂过敏者应更换其他消毒剂消毒
工作程序		操作要求
作前准备	操作者准备	（1）进入手术准备室更换手术衣、裤、鞋。戴好口罩和帽子。 （2）操作者剪短指甲，消毒手及手臂后进入手术室。
	患者准备	（1）择期手术患者在病情允许的情况下，术前一天要沐浴更衣。 （2）手术前备皮并加以保护（护士协助）
	物品准备	手术扇形台、0.5%碘伏、消毒棉球、消毒碗、托盘1只、卵圆钳2把、医疗垃圾桶
	环境准备	整洁，光线明亮柔和，温、湿度适宜（温度22～24℃，湿度50%～60%）
操作步骤	体位	以腹部手术为例，患者平卧于手术台上，暴露手术视野
	消毒原则	（1）离心形消毒　清洁刀口皮肤消毒应从手术野中心部开始向周围涂擦。 （2）向心形消毒　感染伤口或肛门、会阴部的消毒，应从手术区外周清洁部向感染伤口或肛门、会阴部涂擦
	消毒范围	（1）上腹部手术皮肤消毒范围　上至乳头，下至耻骨联合，两侧至腋中线。 （2）下腹部手术皮肤消毒范围　上至剑突，下至大腿上1/3处，两侧至腋中线
	消毒方式	（1）环形或螺旋形消毒，用于小手术野的消毒。 （2）平行或叠瓦形消毒，用于大手术野的消毒

(续表)

工作程序		操 作 要 求
操作步骤	消毒步骤	(1) 操作者站在患者右侧,检查消毒区皮肤及清洁情况。 (2) 操作者手臂消毒后(不戴手套),从器械护士手中接过盛有浸蘸消毒液的消毒碗与无菌卵圆钳。 (3) 用无菌卵圆钳夹持碘伏纱球完成3次手术皮肤消毒。 ① 第一遍消毒:由手术中心开始,向周围皮肤无遗漏地涂擦消毒液。感染切口由周围皮肤向手术中心涂布消毒液。 ② 第二遍消毒:待消毒液干后,换无菌卵圆钳以同样的方式涂擦消毒皮肤。 ③ 第三次消毒:同第二遍消毒方法。每次消毒范围较前次略小。消毒腹部皮肤时,先在脐窝中滴数滴消毒溶液,待皮肤消毒完毕后再擦净
操作后处置	观察	手术区域皮肤消毒范围及手术切口周围15~20 cm的区域皮肤达到消毒要求
	患者安置	消毒完成后,准备手术区铺巾
	整理物品	(1) 消毒纱布、棉球使用后丢入医疗垃圾桶,由手术室护士统一处理。 (2) 消毒器械交予巡回护士
	记录	随手术结束后一并记录
	注意事项	(1) 术前沐浴 用肥皂温水洗净皮肤,尤其手术区域必须洗净。注意清除脐或会阴等处的积垢,以免影响手术台上的皮肤消毒。 (2) 备皮 应对手术区进行清洗、必要的剃毛和酒精消毒
相关知识点	手术野皮肤消毒范围	手术切口周围15~20 cm的区域。 (1) 头部手术皮肤 头及前额。 (2) 口、唇部手术皮肤 面唇、颈及上胸部。 (3) 颈部手术皮肤 上下唇,下至乳头,两侧至斜方肌前缘。 (4) 锁骨部手术皮肤 上至颈部上缘,下至上臂上1/3处和乳头上缘,两侧过腋中线。 (5) 胸部手术皮肤 前后过中线,上至锁骨及上臂1/3处,下过肋缘。 (6) 乳腺癌根治手术皮肤 前至对侧锁骨中线,后至腋后线,上过锁骨及上臂,下过脐平行线。如大腿取皮,则大腿过膝,周围消毒。 (7) 腹股沟及阴囊部手术皮肤 上至脐水平线,下至大腿上1/3,两侧至腋中线。 (8) 颈椎手术皮肤 上至颅顶,下至两腋窝连线。 (9) 胸椎手术皮肤 上至肩,下至髂嵴连线,两侧至腋中线。 (10) 腰椎手术皮肤 上至两腋窝连线,下过臀部,两侧至腋中线。 (11) 肾脏手术皮肤 前后过中线,上至腋窝,下至腹股沟。 (12) 会阴部手术皮肤 耻骨联合、肛门周围及臀,大腿上1/3内侧。 (13) 四肢手术皮肤 周围消毒,上下各超过一个关节。
	手术区皮肤消毒	(1) 面部、口唇和会阴部黏膜、阴囊等处,不能耐受碘酊的刺激,宜用刺激性小的消毒液来代替。如用2%红汞或0.5%碘伏液消毒,以上两种消毒剂都不能与碘接触或混用。 (2) 涂擦各种消毒溶液时,应稍用力,增加消毒剂渗透力。 (3) 清洁伤口应以切口为中心向四周消毒;感染伤口或肛门处手术,则应由手术区外周开始向感染伤口或肛门处消毒。已接触消毒范围边缘或污染部位的消毒纱布,不能再返擦清洁处。 (4) 消毒范围要包括手术切口周围15~20 cm的区域,如有延长切口的可能,则应扩大消毒范围。 (5) 碘酊纱球勿蘸过多消毒液,以免流散他处,烧伤皮肤。脱碘必须干净。 (6) 操作者双手勿与患者皮肤或其他未消毒物品接触,消毒用钳不可放回手术器械桌

操作流程

操作者准备
(1) 进入手术准备室更换手术衣、裤、鞋;戴好口罩和帽子。
(2) 操作者剪短指甲,消毒手及手臂后进入手术室。

患者准备
(1) 择期手术患者在病情允许的情况下,术前一天要沐浴更衣。
(2) 手术前备皮并加以保护(护士协助)。

物品准备
手术扇形台、0.5%碘伏、消毒棉球、消毒碗、托盘1只、卵圆钳2把、医疗垃圾桶。

环境准备
洁净、明亮,温度22~24℃,湿度50%~60%。

操作步骤
1. 体位　以腹部手术为例,患者平卧于手术台上,暴露手术视野。
2. 消毒原则
   (1) 离心形消毒　清洁刀口皮肤消毒。
   (2) 向心形消毒　感染伤口或肛门、会阴部的消毒。
3. 消毒范围
   (1) 上腹部手术皮肤消毒范围　上至乳头,下至耻骨联合,两侧至腋中线。
   (2) 下腹部手术皮肤消毒范围　上至剑突,下至大腿上1/3,两侧至腋中线。
4. 消毒方式
   (1) 环形或螺旋形消毒,用于小手术野的消毒。
   (2) 平行或叠瓦形消毒,用于大手术野的消毒。
5. 消毒步骤
   (1) 操作者站在患者右侧,检查消毒区皮肤及清洁情况。
   (2) 操作者手臂消毒后(不戴手套),从器械护士手中接过盛有浸蘸消毒液的消毒碗与无菌卵圆钳。
   (3) 用无菌卵圆钳夹持碘伏纱球完成3次手术皮肤消毒。
   ① 第一遍消毒:由手术中心开始,向周围皮肤无遗漏地涂擦消毒液。感染切口由周围皮肤向手术中心涂布消毒液。
   ② 第二遍消毒:待消毒液待干后,换无菌卵圆钳以同样的方式涂擦消毒皮肤。
   ③ 第三次消毒:同第二遍消毒方法。每次消毒范围较前次略小。

观察
手术区域皮肤消毒范围及手术切口周围15~20 cm的区域皮肤达到消毒要求。

患者安置
消毒完成后,准备手术区铺巾。

整理物品 → (1) 一次性用物放医疗垃圾桶，由手术室护士统一处理。
(2) 消毒器械交给巡回护士。

记　　录 → 随手术结束后一并记录。

注意事项 →
(1) 面部、口唇和会阴部黏膜、阴囊等处，不能耐受碘酊的刺激，宜用刺激性小的消毒液代替。如用2%红汞或0.5%碘伏液消毒，以上两种消毒剂都不能与碘接触或混用。
(2) 涂擦各种消毒溶液时，应稍用力，增加消毒剂渗透力。
(3) 清洁伤口应以切口为中心向四周消毒；感染伤口或肛门处手术，则应由手术区外周开始向感染伤口或肛门处消毒。已接触消毒范围边缘或污染部位的消毒纱布，不能再返擦清洁处。
(4) 消毒范围要包括手术切口周围15～20 cm的区域，如有延长切口的可能，则应扩大消毒范围。
(5) 消毒腹部皮肤时，先在脐窝中滴数滴消毒溶液，待皮肤消毒完毕后再擦净。
(6) 碘酊纱球勿蘸过多消毒液，以免流散他处，烧伤皮肤。脱碘必须干净。
(7) 消毒者双手勿与患者皮肤或其他未消毒物品接触，消毒用钳不可放回手术器械桌。

操作评分表

操作步骤	操作内容	操作质量要求	分值	得分	备注
操作准备 （10分）	操作者	（1）进入手术准备室更换手术衣、裤、鞋。戴好口罩和帽子。 （2）操作者剪短指甲，消毒手及手臂后进入手术室	2		
	患者	（1）择期手术患者在病情允许的情况下，术前一天要沐浴更衣。 （2）手术前备皮并加以保护（护士协助）	2		
	物品	手术扇形台、0.5％碘伏、消毒棉球、消毒碗、托盘1只、卵圆钳2把	4		
	环境	室内环境清洁，温、湿度适宜	2		
操作步骤 （60分）	体位	以腹部手术为例，患者平卧于手术台上	2		
	消毒原则	（1）离心形消毒　清洁刀口皮肤消毒。 （2）向心形消毒　感染伤口或肛门、会阴部的消毒	6		
	消毒范围	（1）上腹部手术皮肤消毒范围　上至乳头，下至耻骨联合，两侧至腋中线。 （2）下腹部手术皮肤消毒范围　上至剑突，下至大腿上1/3，两侧至腋中线	6		
	消毒方式	（1）环形或螺旋形消毒，用于小手术野的消毒。 （2）平行或叠瓦形消毒，用于大手术野的消毒	6		
	消毒步骤	（1）操作者站在患者右侧，检查消毒区皮肤及清洁情况。 （2）操作者手臂消毒后（不戴手套），从器械护士手中接过盛有碘伏纱球的消毒碗与无菌卵圆钳。 （3）用无菌卵圆钳夹持碘伏纱球消毒，第一遍消毒由手术中心开始，向周围皮肤无遗漏地涂擦消毒液。感染切口由周围皮肤向手术中心涂布消毒液。 （4）第二遍消毒　待消毒液待干后，换无菌卵圆钳以同样的方式涂擦消毒皮肤。 （5）第三次消毒　同第二遍消毒方法。	40		

(续表)

操作步骤	操作内容	操作质量要求	分值	得分	备注
操作后处置 （30分）	观察	手术区域皮肤消毒范围及手术切口周围15～20 cm的区域皮肤达到消毒要求	5		
	患者安置	消毒完成后，准备手术区铺巾	5		
	整理物品	（1）消毒纱布、棉球使用后放医疗垃圾桶，由手术室护士统一处理。 （2）消毒器械交给巡回护士	5		
	记录	随手术结束后一并记录	5		
	总体评价	（1）操作流程熟练、规范 （2）遵守无菌操作原则，无污染	10		
总　　分			100		

注意事项
（1）根据不同部位皮肤特性选择合适的消毒液。
（2）涂擦各种消毒溶液时，应稍用力，增加消毒剂渗透力。
（3）清洁伤口应以切口为中心向四周消毒；感染伤口或肛门处手术，则应由手术区外周开始向感染伤口或肛门处消毒。已接触消毒范围边缘或污染部位的消毒纱布，不能再返擦清洁处。
（4）消毒范围要包括手术切口周围15～20 cm的区域，如有延长切口的可能，则应扩大消毒范围。
（5）消毒腹部皮肤时，先在脐窝中滴数滴消毒溶液，待皮肤消毒完毕后再擦净。
（6）碘酊纱球勿蘸过多消毒液，以免流散他处，烧伤皮肤。脱碘必须干净。
（7）消毒者双手勿与患者皮肤或其他未消毒物品接触，消毒用钳不可放回手术器械桌。

三十四、手术区铺巾

操作规范

操作目的		(1) 使手术部位成为无菌区域。 (2) 遮盖手术区以外的身体其他部位,以避免或尽量减少手术中污染
适应证		在手术室接受手术者
禁忌证		无
工作程序		操作要求
操作前准备	操作者准备	(1) 了解患者病情、拟行手术方案及主刀者的切口设计。 (2) 进入手术准备室,更换手术衣、裤、鞋。戴好口罩和帽。 (3) 操作者剪短指甲,消毒手及手臂后进入手术室
	患者准备	(1) 手术患者已完成相应的麻醉及手术区皮肤消毒。 (2) 相应手术部位已做醒目标记。 (3) 根据手术需要,完成留置导尿
	物品准备	无菌巾 4~6 块、中单 2 条、洞巾 1 条、巾钳 4 把,并有序放置在合理位置
	环境准备	整洁,光线明亮柔和,温、湿度适宜(温度 22~24℃,湿度 50%~60%)
操作步骤	体位	以腹部手术为例,患者平卧于手术台上,暴露已消毒的手术视野
	站位	操作者站在患者右侧,并确定切口
	无菌巾传递	洗手护士将 4 块无菌巾按 1/4 和 3/4 折叠后逐一递给铺巾者。前 3 块折边向着手术助手,第 4 块折边向着洗手护士。铺巾者先铺 4 块无菌布于切口四周(近切口侧的无菌布向下反折 1/4,反折部朝下)
	铺无菌巾顺序	首先接第一块无菌巾,无菌巾在距皮肤 10cm 以上高度放下,盖在切口的下方;然后,铺置于手术野对侧、上方。第 4 块无菌巾盖住铺巾者的贴身侧。铺巾距切口 2~3cm
	固定	用持巾钳夹住无菌布之交叉处固定
	铺中单	洗手护士协助铺巾者铺中单,头侧超过麻醉架,足侧超过手术台
	铺大单	(1) 铺完中单后,铺巾者手及手臂应再消毒后穿灭菌手术衣,戴灭菌的手套,铺大单。 (2) 铺大单时洞口对准手术区,指示大单头部的标记应位于切口上方。两侧铺开后,先向上展开,盖住麻醉架,再向下展开,盖住手术托盘及床尾,遮盖手术区以外身体所有部位

(续表)

工作程序		操作要求
操作后准备	观察	手术巾位置正确,固定不移位
	患者安置	处于麻醉状态,准备手术
	用物处理	手术结束后由护士统一处理
	记录	随手术结束后一并记录
注意事项		(1) 铺好的手术巾不能移动。若手术巾位置不正确,只能由手术区向外移动;否则取走,用新手术巾重新铺巾。 (2) 铺巾者与洗手护士的手不能接触,应与洗手护士两手内侧接单。 (3) 铺巾时每块手术巾的反折处靠近切口,并且反折部向下。 (4) 消毒的手臂不能接触靠近手术区的灭菌敷料。 (5) 铺单时双手只接触手术单的边角处。铺无菌单时如被污染,立即更换。 (6) 固定最外一层无菌单或固定吸引、电刀线等不可使用巾钳,以防止巾钳移动造成污染,可用组织钳固定。 (7) 大单的头端应盖过手术架,两侧和足端部应垂下超过手术台边缘 30 cm
相关知识点 (一般原则)		铺巾者未穿上手术衣铺巾、单时,应先铺对侧,后铺操作侧;穿上手术衣后,先铺操作侧,后铺对侧;先铺"脏区"(如会阴部、下腹部),后铺洁净区;先铺下方,后铺上方

操作流程

操作者准备
(1) 了解患者病情、拟行手术方案及主刀者的切口设计。
(2) 进入手术准备室更换手术衣、裤、鞋。戴好口罩和帽子。
(3) 操作者剪短指甲,消毒手及手臂后进入手术室。

患者准备
(1) 手术患者已完成相应的麻醉及手术区皮肤消毒。
(2) 相应手术部位已做醒目标记。
(3) 根据手术需要,对手术患者完成留置导尿。

物品准备
无菌巾 4~6 块、中单 2 条、洞巾 1 条、持巾钳 4 把,并有序放置在合理位置。

环境准备
洁净,光线明亮柔和,温度 24~26℃,湿度 50%~60%。

操作步骤
1. 体位 以腹部手术为例,患者平卧于手术台上,暴露已消毒的手术视野。操作者站在患者右侧,并确定切口。
2. 无菌巾传递 洗手护士将 4 块无菌巾按 1/4 和 3/4 折叠后逐一递给铺巾者,前 3 块折边向着手术助手,第 4 块折边向着洗手护士。铺巾者先铺 4 块无菌布于切口四周。近切口侧的无菌布向下反折 1/4,反折部朝下。
3. 铺无菌巾顺序 首先接第一块无菌巾,无菌巾在距皮肤 10 cm 以上高度放下盖在切口的下方;然后铺置于手术野对侧、上方。第 4 块无菌巾盖住铺巾者的贴身侧。铺巾距切口 2~3 cm。
4. 固定 用持巾钳夹住无菌布之交叉处固定。
5. 铺中单 洗手护士协助铺巾者铺中单,头侧超过麻醉架,足侧超过手术台。
6. 铺大单 铺完中单后,铺巾者手及手臂应再消毒后穿灭菌手术衣,戴灭菌手套,铺大单。铺大单时洞口对准手术区,指示大单头部的标记应位于切口上方。两侧铺开后,先向上展开,盖住麻醉架,再向下展开,盖住手术托盘及床尾,遮盖手术区以外身体所有部位。

观察
手术巾位置正确,固定不移位。

患者安置
处于麻醉状态,准备手术。

用物处理
手术结束后由护士统一处理。

记录
随手术结束后一并记录。

注意事项
(1) 铺好的手术巾不能移动。若手术巾位置不正确，只能由手术区向外移动；否则取走之，用新手术巾重新铺巾。
(2) 铺巾者与洗手护士的手不能接触，应与洗手护士两手内侧接单。
(3) 铺巾时每块手术巾的反折处靠近切口，并且反折部向下。
(4) 消毒的手臂不能接触靠近手术区的灭菌敷料。
(5) 铺单时双手只接触手术单的边角处。铺无菌单时如被污染，立即更换。
(6) 固定最外一层无菌单或固定吸引、电刀线等不可使用巾钳，以防止巾钳移动造成污染，可用组织钳固定。
(7) 大单的头端应盖过手术架，两侧和足端部应垂下超过手术台边缘30 cm。

> 操作评分表

操作步骤	操作内容	操作质量要求	分值	得分	备注
操作准备（10分）	操作者	（1）了解患者病情、拟行手术方案及主刀者的切口设计。 （2）进入手术准备室更换手术衣、裤、鞋。戴好口罩和帽子。 （3）操作者剪短指甲，消毒手及手臂后进入手术室	2		
	患者	（1）手术患者已完成相应的麻醉及手术区皮肤消毒。 （2）相应手术部位已做醒目标记。 （3）根据手术需要，完成留置导尿	3		
	物品	无菌巾4～6块、中单2条、洞巾1条、持巾钳4把，并有序放置在合理位置	3		
	环境	室内环境清洁，温、湿度适宜	2		
操作步骤（60分）	体位	以腹部手术为例，患者平卧于手术台上，暴露已消毒的手术视野	2		
	站位	操作者站在患者右侧，并确定切口	2		
	无菌巾传递	洗手护士将4块无菌巾按1/4和3/4折叠后逐一递给铺巾者。前3块折边向着手术助手，第4块折边向着洗手护士。铺巾者先铺4块无菌布于切口四周。近切口侧的无菌布向下反折1/4，反折部朝下	8		
	铺无菌巾顺序	首先接第一块无菌巾，无菌巾在距皮肤10 cm以上高度放下盖在切口的下方；然后，铺置于手术野对侧、上方。第4块无菌巾盖住铺巾者的贴身侧。铺巾距切口2～3 cm	20		
	固定	用巾钳夹住无菌布之交叉处固定	8		
	铺中单	洗手护士协助铺巾者铺中单，头侧超过麻醉架，足侧超过手术台	6		
	铺大单	（1）铺完中单后，铺巾者手及手臂应再进行消毒后穿灭菌手术衣、戴灭菌的手套，铺大单。 （2）铺大单时洞口对准手术区，指示大单头部的标记应位于切口上方。两侧铺开后，先向上展开，盖住麻醉架，再向下展开，盖住手术托盘及床尾，遮盖手术区以外身体所有部位	16		

(续表)

操作步骤	操作内容	操作质量要求	分值	得分	备注
操作后处置 (30分)	观察	手术巾位置正确,固定不移位	4		
	患者安置	处于麻醉状态,准备手术	2		
	用物处理	手术结束后由护士统一处理	2		
	记录	随手术结束后一并记录	2		
	总体评价	动作轻巧、稳重、准确,操作顺序正确,严格遵守无菌原则	20		
总　　分			100		

注意事项

(1) 铺好的手术巾不能移动。若手术巾位置不正确,只能由手术区向外移动;否则取走之,用新手术巾重新铺巾。

(2) 铺巾者与洗手护士的手不能接触,应与洗手护士两手内侧接单。

(3) 消毒的手臂不能接触靠近手术区的灭菌敷料。

(4) 铺单时双手只接触手术单的边角处。铺无菌单时如被污染,立即更换。

(5) 大单的头端应盖过手术架,两侧和足端部应垂下超过手术台边缘30 cm。

三十五、三腔二囊插管术

> 操作规范

操作目的		(1) 用于食管、胃底静脉破裂出血的局部压迫止血。 (2) 抽吸尽胃内积液（血）、积气、减轻胃扩张
适应证		适用于一般止血措施难于控制的门静脉高压症合并食管胃底静脉曲张破裂出血： (1) 经输血、补液、药物治疗难以控制的出血。 (2) 手术后、内镜下注射硬化剂或套扎术后再出血，一般止血治疗无效者。 (3) 不具备紧急手术的条件。 (4) 不具备紧急内镜下行硬化剂注射或套扎术的条件，或内镜下紧急止血操作失败者
禁忌证		(1) 病情垂危或深昏迷不合作者。 (2) 咽喉食管肿瘤病变或曾经手术者。 (3) 胸腹主动脉瘤者。 (4) 严重冠心病、高血压、心功能不全者
工作程序		操 作 要 求
操作前准备	操作者准备	(1) 按七步洗手法洗手，戴好帽子、口罩，取病历。 (2) 核对患者信息，了解病情，向患者及家属解释插管的目的、重要性及注意事项，签署知情同意书
	患者准备	(1) 病情较稳定，神志清楚，能配合操作。 (2) 了解三腔二囊插管操作的目的、操作过程和可能的风险，以及配合的事项
	物品准备	(1) 治疗车上层 　① 三腔二囊管：检查两个气囊是否漏气，导管腔是否通畅，气囊胶皮是否老化。分别标记3个腔的通道。长度标记。测试气囊的注气量。一般胃气囊注气200～300 mL，食管气囊注气100～150 mL，并测量压力。要求注气后气囊有足够大小，外观匀称。 　② 辅助用品：血压表、听诊器、电筒、压舌板。 　③ 治疗盘：50 mL 注射器2个、止血钳3把、镊子2个、治疗碗2个、无菌手套2副、无菌纱布、液状石蜡、0.5 kg 重沙袋（或盐水瓶）、绷带、宽胶布、棉签、治疗巾若干、生理盐水、滑轮。 (2) 治疗车下层　生活垃圾桶、医疗垃圾桶、锐器盒
	环境准备	整洁，光线充足，温、湿度适宜（温度22～24℃，湿度50%～60%）

(续表)

工作程序		操 作 要 求
操作步骤	体　位	患者取平卧位或半卧位,头偏向一侧或取侧卧位
	检　查	评估患者意识状态、合作程度,评估鼻腔状况(有无鼻息肉、鼻中隔偏曲或分泌物阻塞等)
	润　滑	(1) 铺放治疗巾,清洁、润滑鼻孔。 (2) 取三腔二囊管,前 50～60 cm 涂以液状石蜡,用注射器抽尽囊内残气后夹闭导管
	插　管	将润滑后的三腔二囊管经鼻孔插入,入管 14～16 cm。检查口腔以防返折。达咽喉部时嘱患者做吞咽动作,慢慢插,边插边观察患者情况,注意勿插入气道。至 65 cm 处进行抽吸
	判　断	助手协助判断三腔二囊管是否进入患者胃内: (1) 抽取胃液法　经三腔二囊管抽出胃液。 (2) 听气过水声法　将听诊器放在患者上腹部,快速经三腔二囊管内注入 10 mL 左右气体,听到气过水声。 (3) 三腔二囊管末端置于盛水治疗盘内,无气泡溢出。如胃管腔末端置水中有气泡说明在气管
	胃囊注气	(1) 用 50 mL 注射器向胃气囊内注入 200～300 mL 空气,使胃气囊膨胀。用血压计测定囊内压力,使压力保持在 40～50 mmHg。 (2) 用止血钳将胃气囊的管口夹住,以防气体外漏。 (3) 将三腔二囊管向外牵引,使已膨胀的胃气囊压在胃底部,牵引时感到有中等阻力感为止
	固　定	用宽胶布将三腔二囊管固定于患者的面部或用 0.5 kg 的沙袋拉于床前的牵引架上(最好用滑轮)
	胃肠减压	(1) 用注射器经胃管吸出全部胃内容物后,将胃管连接于胃肠减压器上,可自吸引器瓶中了解止血是否有效。 (2) 也可以每隔 15～30 min,用注射器抽一次胃液,每次抽净以了解出血是否停止。如减压瓶内引流液或抽出胃液无血迹,色淡黄,表示压迫止血有效。 (3) 每隔 12～24 h 放气 15～30 min,避免压迫过久引起黏膜糜烂
	食管气囊注气	(1) 向食管气囊内注入 100～150 mL 空气,气囊压迫食管下 1/3 部位。 (2) 测气囊压力保持在 30～40 mmHg 为宜,具体囊内压力大小可根据实际需要来调整,管口用止血钳夹住。 (3) 每隔 8～12 h 放气 30～60 min,避免压迫过久引起黏膜糜烂
	拔　管	(1) 出血停止后 24 h,先放出食管囊气体,然后放松牵引再放出胃囊气体,继续观察有无出血。 (2) 观察 24 h 仍无出血者,即可考虑拔出三腔二囊管。 (3) 首先口服液体石蜡 20～30 mL,抽尽食管囊及胃囊气体,然后缓缓拔出三腔二囊管。 (4) 观察囊壁上的血迹,以了解出血的大概部位
操作后处置	观察评估	(1) 观察患者生命体征及病情变化。 (2) 胃肠减压瓶内引流液或抽出胃液色、质、量。 (3) 压迫止血有效及引流情况

(续表)

工作程序		操 作 要 求
操作后处置	患者安置	整理患者衣物、床单,嘱卧床休息。 告知患者如有胸闷、胸痛、气促、咳嗽、痰中带血,及时告知医务人员
	整理用物	(1) 可回收物品收集归类,统一清洁消毒备用。 (2) 一次性使用物品投入医疗垃圾桶
	记 录	做好操作、生命体征记录,记录胃肠减压瓶内引流液的色、质、量
	并发症及处理	(1) 鼻咽部和食管黏膜损伤、狭窄乃至梗阻 由于大出血时烦躁不安,不合作治疗,食管处于痉挛状态中,强行插管,损伤食管黏膜、黏膜下层甚至肌层组织,造成疤痕狭窄。在短期内反复多次插管,食管在原已狭窄的基础上更易损伤。食管囊和胃囊同时注气加压,食管囊对食管的压迫可引起组织水肿、炎症,甚至坏死,严重者也可造成食管疤痕狭窄。为了防止上述并发症,三腔管外应充分涂抹液状石蜡后慢慢送入,动作要轻柔、熟练;三腔管放置妥当后,牵拉方向要与鼻孔成一直线,定时(12~24 h)放气,每次充气前必须吞入液状石蜡 15 mL,以润滑食管黏膜,防止囊壁与黏膜粘连。改成单用胃囊充气压迫出血,食管囊不充气,效果也很满意,又可避免损伤食管黏膜。拔管后应仔细检查鼻腔黏膜,如有破损、炎症等情况应及时处理,以免发生疤痕狭窄。 (2) 心律失常 由于膨胀的气囊压迫胃底,导致迷走神经张力突然升高,心律失常。应立即抽出胃囊内气体,吸氧,上述症状即可消失。气囊压迫期间,每 2 h 测压 1 次,若压力不够要随时注气补充,以防漏气后出现意外,但也要防止因注气过多而引起心律失常。此外,避免牵引物过重,贲门、膈肌过度牵拉上提,顶压心尖导致心律失常。成人牵引持重 400~500 g 较为安全。 (3) 呼吸困难 发生呼吸困难的主要原因是插管时三腔二囊管未完全通过贲门,使胃囊嵌顿于贲门口或食管下端即予充气;多由于气囊漏气后,致牵拉脱出阻塞喉部,出现呼吸困难甚至窒息。主要临床表现为呼吸费力,重症患者出现三凹征,可闻高调吸气性哮鸣音。因此,插管前要按照插胃管法量好长度,在管上做好标记,插管时尽量将管长度超过标记处;将胃囊充气再慢慢往后拉,直到有阻力感为止。如为插管深度不够出现呼吸困难,立即将气囊放气;如为胃囊破裂或漏气导致的食管囊压迫咽喉部或气管引起的窒息,立即剪断导管,放尽囊内气体拔管,解除堵塞。如病情需要,可更换三腔管重新插入。如为胃囊充气不足引起三腔二囊管外滑,致使食管囊压迫咽喉部或气管,应将囊内气体放尽,将管送入胃内,长度超过管身标记处,再重新充气。 (4) 食管穿孔 引起食管穿孔的主要原因是患者不合作、操作者插管操作用力不当或粗暴,导致食管穿孔;食管静脉曲张破裂出血患者的食管黏膜对缺氧、缺血的耐受力明显降低,使用三腔二囊管压迫时间过长、压力过大,易造成食管黏膜缺血、坏死、穿孔。临床表现主要为置管过程中出现剧烈胸痛伴呼吸困难,置管时未抽出血性液体;置管后发热、咳嗽、咳白色黏痰,继而出现痰中带血、进食饮水呛咳等症状。做 X 线胸片、食管吞钡检查可确诊。因此,插管前应做好患者心理护理,给予精神安慰与鼓励,使其主动配合操作。操作时动作应轻柔、敏捷,避免过度刺激。在三腔二囊管压迫初期,持续 12~24 h 放气 1 次,时间 15~30 min,牵引重量为 0.5 kg 左右。 (5) 三腔二囊管断裂 多由于拔管前未将胃囊内气体抽净,胃囊壁未完全空瘪,加之牵引力过大所致。给予石蜡 30 mL,每日 1 次口服,使残管随大便排出。在拔管前,先将气囊的气放净,使之空瘪,再口服石蜡 20~30 mL,15 min 后再拔出,以防止囊壁与黏膜粘连,拔管时导致黏膜破损。应缓缓拔管,动作粗暴或用力过大可能会拉断三腔管

(续表)

注意事项	(1) 保护患者隐私，操作过程密切观察病情及出血量。 (2) 插管动作轻柔，减少食道、胃黏膜损伤
相关知识	(1) 做好插管前患者的心理指导可提高插管成功率　插管前做好患者的心理指导，可缓解其紧张、恐惧的心理；讲解置管对于治疗该病的重要性，可让患者冷静面对该项操作，并且按照操作者的嘱咐主动配合，使插管中有可能出现的症状降到最低。插管过程中，嘱患者做吞咽动作配合操作，不断鼓励患者，使其充满信心，尽量克服不适感。 (2) 取左侧卧位插管优于平卧位插管　取左侧卧位，头稍向前屈，喉头位置向左前移位，左侧的会厌襞呈水平位，掩盖左侧梨状窝；右侧会厌襞呈直立位，右侧梨状窝变平坦。这样易使管道顺右侧梨状窝进入食管内。而且，侧卧位可防止呕吐时呕吐物吸入气管内发生窒息。另外，取左侧卧位，由于重力作用，胃内的积血积存于胃大弯侧，而减少了呕血量。 (3) 液状石蜡作用　使用足量的液状石蜡润滑管腔表面可降低插管阻力，减少黏膜损害。 (4) 插管至咽喉部后嘱患者做吞咽动作可减少呕吐　三腔二囊管过了咽喉部以后，仍嘱患者做吞咽动作。每咽一次就顺势将三腔管往下送一次。这样减轻了对咽喉部的刺激。由于不强行插入，而且患者主动配合，即使有轻微的不适感，也很快消失，将管顺利地插入。 (5) 三腔两囊管的术后效果及临床应用现状　三腔两囊管压迫止血可使80%食管胃底静脉曲张出血得到控制，但拔管后约一半的患者可再次出血，且有可能并发呼吸道感染、食管溃等严重并发症。因此，目前仅限于在药物和内镜治疗不能控制出血，为了抢救生命、争取时间的情况下使用

> 操作流程

- **操作者准备** → (1) 按七步洗手法洗手,戴帽子、口罩,取病历,核对患者信息,评估患者病情。
  (2) 说明插管的目的,签署知情同意书。

- **患者准备** → 了解操作目的及配合的事项,病情较稳定,神志清楚。

- **物品准备** → (1) 治疗车上层 三腔二囊管、治疗盘及用物,辅助用品等。
  (2) 治疗车下层 生活垃圾桶、医疗垃圾桶、锐器盒。

- **环境准备** → 整洁,光线充足,温度22～24℃,湿度50％～60％。

- **操作步骤** →
  1. 体位 取平卧位或半卧位,头偏向一侧或取侧卧位。检查评估患者意识状态、合作程度、鼻腔状况。
  2. 润滑 铺治疗巾,弯盘置于患者口角旁,清洁润滑鼻腔,润滑三腔二囊管。
  3. 插管 插入14～15 cm时,检查口腔,嘱做吞咽动作,至60～65 cm。
  4. 判断
     (1) 抽出胃液。
     (2) 听气过水声法。
     (3) 管末端置于盛水治疗盘内,无气泡溢出。
  5. 胃囊注气 注入200～300 mL空气,使压力保持在40～50 mmHg。
  6. 固定 用宽胶布将三腔二囊管固定于患者的面部或用0.5 kg的沙袋拉于床前的牵引架上。
  7. 胃肠减压 将胃管连接于胃肠减压器上。
  8. 食管气囊注气 注入100～150 mL空气,测气囊压力保持在30～40 mmHg为宜。
  9. 拔管 出血停止24 h,放出食管囊、胃管囊气体;观察24 h仍无出血,口服液体石蜡20～30 mL,抽尽气体,缓缓拔出。

- **观察评估** → (1) 观察患者生命体征及病情变化。
  (2) 胃肠减压瓶内引流液或抽出胃液色、质、量。
  (3) 压迫止血效果及引流情况。

- **患者安置** → 整理患者衣物、床单,嘱卧床休息。告知患者如有胸闷、胸痛、气促、咳嗽、痰中带血及时告知医务人员。

- **整理物品** → 各类物品分类处理,洗手。

| 记　　录 | → 做好操作记录,记录生命体征,胃肠减压瓶内引流液的色、质、量。 |

| 注意事项 | → (1) 保护患者隐私,操作过程中密切观察病情及出血量。
(2) 插管动作轻柔,减少食道、胃黏膜损伤。 |

> 操作评分表

操作步骤	操作内容	操作质量要求	分值	得分	备注
操作准备（10分）	操作者	洗手,戴帽子、口罩,评估患者病情,核对患者信息,解释插管的目的,签署知情同意书	2		
	患者	了解操作目的及配合的事项；病情较稳定,神志清楚	2		
	物品	备齐物品,核对有效期,摆放合理	4		
	环境	环境整洁,光线充足,温度湿度适宜	2		
操作步骤（60分）	体位	取平卧位或半卧位,头偏向一侧或取侧卧位	2		
	检查	评估患者意识状态、合作程度、鼻腔状况	2		
	润滑	(1) 铺放治疗巾,清洁、润滑鼻孔。 (2) 取三腔二囊管,将前 50~60 cm 涂以液状石蜡,用注射器抽尽囊内残气后夹闭导管	4		
	插管	将润滑后的三腔二囊管经鼻孔插入,插入 14~16 cm 时(咽喉部)嘱患者做吞咽动作；检查三腔二囊管是否盘曲在口腔内。并在吞咽时顺势将三腔二囊管向前推进 60~65 cm	12		
	判断位置（三选一）	(1) 抽取胃液法　经三腔二囊管抽出胃液。 (2) 听气过水声法　将听诊器放在患者上腹部,快速经三腔二囊管内注入 10 mL 左右气体,听到气过水声。 (3) 三腔二囊管末端置于盛水治疗盘内,无气泡溢出	10		
	胃囊注气	用 50 mL 注射器向胃气囊内注入 200~300 mL 空气,使胃气囊膨胀；用血压计测定囊内压力,使压力保持在 40~50 mmHg；管口用止血钳夹住	8		
	固定	用宽胶布将三腔二囊管固定于患者的面部或用 0.5 kg 的沙袋拉于床前的牵引架上	4		

(续表)

操作步骤	操作内容	操作质量要求	分值	得分	备注
操作步骤 (60分)	胃肠减压	(1) 用注射器吸出胃内容物后,将胃管连接于胃肠减压器上,了解止血效果。 (2) 也可以每隔15～30 min,用注射器抽一次胃液,了解出血是否停止,如抽出胃液无血迹、色淡黄,表示压迫止血有效。 (3) 每隔12～24 h放气15～30 min,避免压迫过久引起黏膜糜烂	8		
	食管囊注气	向食管气囊内注入100～150 mL空气,测气囊压力保持在30～40 mmHg为宜,管口用止血钳夹住	6		
	拔管	口服液体石蜡,抽尽气体,缓缓拔出	4		
操作后处置 (30分)	观察评估	(1) 观察患者生命体征及病情变化。 (2) 胃肠减压瓶内引流液或抽出胃液色、质、量。 (3) 压迫止血效果及引流情况	5		
	患者安置	(1) 整理患者衣物、床单,嘱卧床休息。 (2) 告知患者如有胸闷、胸痛、气促、咳嗽、痰中带血及时告知医务人员	5		
	整理物品	(1) 非一次性物品回收、归类,统一清洁消毒备用。 (2) 一次性使用物品投入医疗垃圾桶	5		
	记录	做好操作记录,记录生命体征,胃肠减压瓶内引流液的色、质、量	5		
	总体评价	(1) 操作熟练,动作轻柔,手法正确。 (2) 保护患者隐私,体现人文关怀	10		
总　　分			100		

注意事项
(1) 保护患者隐私,操作过程密切观察病情及出血量。
(2) 插管动作轻柔,减少食道、胃黏膜损伤。

三十六、乳房检查

操作规范

操作目的	(1) 早期发现乳腺疾病,如乳腺增生、乳腺囊肿、乳腺结节、乳腺炎等。 (2) 筛查和早期发现乳腺良性和恶性肿瘤,以便及时诊断和治疗
适应证	(1) 有乳腺疼痛、乳头溢液等异常症状的患者。 (2) 女性40岁及以上的定期乳房筛查,乳腺癌的高危人群的筛查。 (3) 乳腺良性病变的随访以及乳腺癌术后的随访
禁忌证	月经期、妊娠期可能会导致乳腺出现生理性增生,从而导致检查结果不准确,因此是相对禁忌证

工作程序		操作要求
操作前准备	操作者准备	(1) 按七步洗手法洗手,戴口罩、帽子,取病历。 (2) 核对患者信息,了解病情,告知乳房查体的目的及配合事项
	患者准备	(1) 了解乳房查体的目的,配合要点。 (2) 患者月经结束后3~7天进行乳房检查
	物品准备	备屏风、速干手消毒剂
	环境准备	(1) 整洁,光线明亮柔和,温、湿度适宜(温度22~24℃,湿度50%~60%)。 (2) 围屏风,保护患者隐私性
操作步骤	体位	(1) 坐位　患者取坐位,解开或脱去上衣、内衣,两臂下垂,使乳房充分显露。 (2) 仰卧位　肥胖、乳房体积较大者可取仰卧位
	视诊	(1) 外形　是否对称,是否有局限性凹陷、局限性隆起。 (2) 皮肤　有无红肿、静脉曲张、溃疡、酒窝状改变或橘皮样改变。 (3) 乳头　两侧是否对称,乳头有无内陷、糜烂或异常分泌
	触诊	洗手,将自己双手对搓使之暖和。 (1) 检查顺序　先健侧乳房,再患侧;外上(包括腋尾部)、外下、内下、内上、中央(乳头、乳晕)各区。 (2) 检查方法　将示指与中指和无名指并拢,用指腹触诊。用手指掌面轻轻扪摸,勿用掌心,忌重按。禁忌用手指抓捏乳房组织。 (3) 触诊手感　正常乳腺触诊手感比较柔软、平滑,没有明显硬块。可有一定结节感,但是呈全乳均匀分布,也不会有压痛感。双侧腋窝未摸到淋巴结肿大。 (4) 乳房肿块的描述　乳房内有无肿块,应明确肿块的数目、位置、形状、大小、质地、边界、表面光滑度、活动度、有无压痛,与皮肤及胸肌有无粘连

(续表)

工作程序		操 作 要 求
操作步骤	挤压乳头	观察有无溢液,乳头溢液颜色: (1) 鲜红色血性　多见于乳管内乳头状瘤,少数为乳管内癌。 (2) 暗红色血性　有乳管梗阻的乳头状瘤,乳管内癌。 (3) 黄色或黄绿色　多为乳腺囊性增生,偶见于乳癌。 (4) 乳汁样　终止哺乳后,药物或肿瘤使泌乳素升高。 (5) 浆液性无色　正常月经期,妊娠早期,乳腺囊性增生病
	腋窝淋巴结检查	(1) 手扶被检查者前臂稍外展,以右手检查左侧腋窝,以左手检查右侧腋窝。 (2) 双侧腋窝淋巴结检查按顺序,中央组→胸肌组→肩胛下组。先让受检者上肢外展,以手伸入腋顶部,然后将受检者上肢放在检查者的前臂上,从腋顶自上而下扪查中央组淋巴结,在腋窝前壁扪查胸肌组淋巴结。在腋窝后壁扪查肩胛下组淋巴结时,宜站在受检者背后,触摸其背阔肌前内侧
	锁骨上下淋巴结检查	检查锁骨上、锁骨下淋巴结
操作后处置	观　察	患者乳房查体中有无阳性体征,结合病史,提供临床进一步诊治
	患者安置	协助整理衣物,嘱休息,告知检查后情况,进行健康宣教
	整理物品	屏风、速干手消毒剂归位
	记　录	记录乳房视诊、触诊、相关淋巴结触诊结果
注意事项		(1) 男医生给女患者乳房查体,须第三者(女医生、女护士或家属)陪同。 (2) 发现异常,根据患者的接受度,告知患者或家属
相关知识点		(1) 乳房的解剖位置　位于胸壁浅筋膜前后叶之间,上起前胸第 2~3 肋骨,下至第 6~7 肋骨,内侧止于胸骨缘,外侧达腋中线。 (2) 乳房的结构　皮肤、皮下组织、乳腺组织(15~20 乳腺小叶)、乳管、小叶乳管、腺泡、结缔组织(小叶间),Cooper 韧带(悬韧带)位于腺叶间垂直于皮肤、连接皮肤和浅筋肤。 (3) 乳房检查的条件、要求及体位　应在光线明亮处,避免微小病变引起的体征被忽略。患者坐正,解开或脱去上衣,两臂下垂,使乳房充分显露。肥胖、乳房体积较大者可取平卧位。动态检查,必要时在月经周期后重复检查。 在月经的不同周期,乳房的质地可能会有区别,特别是在月经之前或者是排卵期,摸上去可能会偏硬,或者能摸到增生性的腺体,边界不太清楚,活动度欠佳

操作流程

操作者准备
(1) 按七步洗手法洗手,戴口罩、帽子,取病历。
(2) 核对患者信息,了解病情,告知乳房查体的目的及配合事项。

患者准备
(1) 了解乳房查体的目的,配合要点。
(2) 月经结束后 3~7 天。

物品准备
备屏风、速干手消毒剂。

环境准备
(1) 整洁,光线明亮柔和,温、湿度适宜(温度 22~24℃,湿度 50%~60%)。
(2) 围屏风,保护患者隐私性。

操作步骤
1. 体位　患者取坐位,解开或脱去上衣、内衣,两臂下垂,使乳房充分显露。肥胖、乳房体积较大者可取仰卧位。
2. 视诊
   (1) 外形　是否对称,是否有局限性凹陷、局限性隆起。
   (2) 皮肤　有无红肿、静脉曲张、溃疡、酒窝状改变或橘皮样改变。
   (3) 乳头　两侧是否对称,乳头有无内陷、糜烂或异常分泌。
3. 触诊　洗手,将自己双手对搓使之暖和。
   (1) 检查顺序　先健侧乳房,再患侧;外上(包括腋尾部)、外下、内下、内上、中央(乳头、乳晕)各区。
   (2) 检查方法　将示指与中指和无名指并拢,用指腹触诊。用手指掌面轻轻扪摸,勿用掌心,忌重按。禁忌用手指抓捏乳房组织。
   (3) 触诊手感　正常乳腺触诊手感比较柔软、平滑,没有明显硬块。可有一定结节感,但是呈全乳均匀分布,也不会有压痛感。双侧腋窝未摸到淋巴结肿大。
   (4) 乳房肿块的描述　乳房内有无肿块,应明确肿块的数目、位置、形状、大小、质地、边界、表面光滑度、活动度、有无压痛,与皮肤及胸肌有无粘连。
4. 挤压乳头　有无溢液,观察乳头溢液颜色:
   (1) 鲜红色血性　多见于乳管内乳头状瘤,少数为乳管内癌。
   (2) 暗红色血性　有乳管梗阻的乳头状瘤,乳管内癌。
   (3) 黄色或黄绿色　多为乳腺囊性增生,偶见于乳癌。
   (4) 乳汁样　终止哺乳后,药物或肿瘤使泌乳素升高。
   (5) 浆液性无色　正常月经期,妊娠早期,乳腺囊性增生病。
5. 腋窝淋巴结检查
   (1) 手扶被检查者前臂稍外展,以右手检查左侧腋窝,以左手检查右侧腋窝。

操作步骤 → （2）双侧腋窝淋巴结检查　按顺序,中央组→胸肌组→肩胛下组。先让受检者上肢外展,以手伸入腋顶部,然后将受检者上肢放在检查者的前臂上,从腋顶自上而下扪查中央组淋巴结,在腋窝前壁扪查胸肌组淋巴结。在腋窝后壁扪查肩胛下组淋巴结时,宜站在受检者背后,触摸其背阔肌前内侧。
6. 锁骨上下淋巴结检查　检查锁骨上、锁骨下淋巴结。

观　察 → 患者乳房查体中有无阳性体征,结合病史,提供临床进一步诊治。

患者安置 → 协助整理衣物,嘱休息,告知检查后情况,进行健康宣教。

整理物品 → 屏风、速干手消毒剂归位。

记　录 → 记录乳房视诊、触诊、相关淋巴结触诊结果。

注意事项 →（1）男医生给女患者乳房查体,须第三者（女医生、女护士或家属）陪同。
（2）发现异常,根据患者的接受度,告知患者或家属。

> 操作评分表

操作步骤	操作内容	操作质量要求	分值	得分	备注
操作准备 （10分）	操作者	按要求做自身准备，了解病史，与患者沟通	4		
	患者	了解操作目的要求。月经结束后3～7天	2		
	物品	备屏风、手消毒液	2		
	环境	室内环境清洁，光线明亮柔和，温湿度适宜	2		
操作步骤 （60分）	体位	（1）坐位　解开或脱去上衣、内衣，两臂下垂，使乳房充分显露。 （2）仰卧位　肥胖、乳房体积较大者可取仰卧位	4		
	视诊	（1）外形　是否对称，是否有局限性凹陷、局限性隆起。 （2）皮肤　有无红肿、静脉曲张、溃疡、酒窝状改变或橘皮样改变。 （3）乳头　两侧是否对称，乳头有无内陷、糜烂或异常分泌	6		
	触诊顺序	先触诊健侧乳房，再患侧。触诊顺序：外上（包括腋尾部）→外下→内下→内上→中央（乳头、乳晕）各区	10		
	触诊方法	将示指与中指和无名指并拢，用指腹触诊。用手指掌面轻轻扪摸，勿用掌心，忌重按。禁忌用手指抓捏乳房组织	10		
	肿块描述	乳房内有无肿块，应明确肿块的数目、位置、形状、大小、质地、边界、表面光滑度、活动度、有无压痛，与皮肤及胸肌有无粘连	10		
	挤压乳头	挤压乳头有无溢液，观察乳头溢液颜色	5		
	腋窝淋巴结检查	（1）手扶被检查者前臂稍外展，以右手检查左侧腋窝，以左手检查右侧腋窝。 （2）双侧腋窝淋巴结检查按中央组→胸肌组→肩胛下组顺序。先让受检者上肢外展，以手伸入腋顶部，然后将受检者上肢放在检查者的前臂上，从腋顶自上而下扪查中央组淋巴结。在腋窝前壁扪查胸肌组淋巴	10		

(续表)

操作步骤	操作内容	操作质量要求	分值	得分	备注
操作步骤 （60分）	腋窝淋巴结检查	结。在腋窝后壁扪查肩胛下组淋巴结时，宜站在受检者背后，触摸其背阔肌前内侧	10		
	锁骨上下淋巴结检查	检查锁骨上、锁骨下淋巴结	5		
操作后处置 （30分）	观察	患者乳房查体中有无发现阳性体征，结合病史，提供临床进一步诊治	5		
	患者安置	协助整理衣物，嘱休息，告知检查后情况，进行健康宣教	5		
	整理物品	屏风、速干手消毒剂归位	5		
	记录	记录乳房视诊、触诊、相关淋巴结触诊情况	5		
	总体评价	体现人文关怀，操作熟练，动作规范	10		
总　　分			100		

注意事项
（1）男医生给女患者乳房查体，须第三者（女医生、女护士或家属）陪同。
（2）发现异常，根据患者的接受度，告知患者或家属。

三十七、脊柱检查

操作规范

	操作目的	筛查和早期发现脊柱异常情况
	适应证	脊柱存在活动受限、局部疼痛、姿势或形态异常等
	禁忌证	(1) 颈椎损伤或疑似损伤患者。 (2) 脊柱损伤或疑似损伤的患者
	工作程序	操作要求
操作前准备	操作者准备	(1) 按七步洗手法洗手,戴口罩、帽子,取病历。 (2) 核对患者信息,了解病情,告知患者检查目的及配合事项
	患者准备	(1) 了解脊柱体格检查目的、配合要点。 (2) 患者处于安静状态
	物品准备	叩诊锤、速干手消毒剂
	环境准备	整洁,光线明亮柔和,温、湿度适宜(温度22~24℃,湿度50%~60%)
操作步骤	体位	按检查要求安置体位,包括站立位、俯卧位、坐位,袒露脊柱,注意保暖。 (1) 站立位 脱去上衣,双足并拢站立,双下肢直立,双手自然下垂。 (2) 俯卧位 脱去上衣,俯卧头偏向一侧,两臂屈曲放于头的两侧,两腿伸直。 (3) 端坐位 脱去上衣,面向靠背坐于椅子上,身体前倾,双手放在靠背上
	查体	(1) 背面观察(站立位) ① 脊柱情况:是否正中,有无侧凸畸形,上身倾向何侧。脊柱侧凸,应记明侧凸的方向及部位是C形、反C形、S形或反S形;两肩是否等高,双髂嵴上方是水平。上身移向何侧,可从第7颈椎棘突垂一条直线来估计移位的程度。 ② 背肌情况:观察背肌在脊柱两旁隆起或扁平,有无萎缩;中央呈现一条沟状或中央的棘突呈一条隆起。注意双侧骶棘肌是否对称、有无萎缩或痉挛,有无腰肌痉挛。 ③ 自动运动:脊柱的运动主要在颈椎及腰椎,包括前屈后伸、左右侧屈及左右旋转。检查颈椎时应固定双肩,使躯干不参与运动。检查结果与正常颈椎及腰椎的活动度对比。检查胸椎活动度可先固定骨盆再转动肩部,以深吸气和深呼气胸围之差作为胸部扩张度,一般正常值为5cm。 (2) 侧面观察(站立位) ① 观察脊柱的4个生理性弯曲,即颈段稍向前凸,腰段有较明显的前凸,胸段稍向后凸,骶椎则有较大幅度的后凸。观察有无脊柱后凸、脊柱前凸。

(续表)

工作程序		操 作 要 求
操作步骤	查体	② 观察脊柱的屈伸活动范围及弯腰时活动的中心部位。 (3) 脊柱压痛与叩击痛 ① 检查脊柱的疼痛部位时,患者俯卧位,使椎旁肌肉放松。操作者用右手拇指自上而下逐个按压脊椎棘突,准确地找出压痛部位。 ② 叩击痛:直接叩诊法,患者俯卧位,用叩诊锤或手指直接叩击各个脊椎棘突;间接叩击法,患者端坐位,用左手掌面放头顶,右手半握拳以小鱼际肌部叩击左手观察有无疼痛。 (4) 特殊检查 ① 坐位屈颈试验:患者坐位,双腿伸直,然后前屈颈活动。 ② 直腿抬高试验:患者仰卧,两下肢伸直。一手置于膝关节上,使下肢保持伸直,另一手将下肢抬起。正常人可抬高70°以上,不正常者如抬高不到30°,即出现由上而下的放射性疼痛。为增加坐骨神经牵拉强度可被动使踝关节背屈,此方法又称为直腿抬高加强试验
操作后处置	观察	查体过程中患者有无不适反应
	患者安置	(1) 助患者穿衣。 (2) 告知患者检查结果
	整理物品	整理用物,物品归位,洗手
	记录	记录检查结果,记录有无异常、活动度范围、特殊检查结果
注意事项		(1) 颈椎损伤或疑似损伤患者,须颈托固定保护颈部后,对颈部进行适度检查。 (2) 脊柱损伤或疑似损伤的患者,须脊柱板固定保护后,对脊柱进行适度检查
相关知识点		(1) 切勿暴力,注意人文关怀。 (2) 在充分暴露被检查部位及其对称部位后,采取视诊、触诊、动诊和量诊进行检查,必要时也要采取叩诊和听诊。 (3) 按照视、动、触、叩、特殊检查顺序,先上后下,先主动后被动,先远处后患处(遇到局部有肿胀、疼痛或畸形部位时)进行详细检查。 (4) 其他特殊检查: ① 腰骶关节试验或称骨盆旋转试验:极度屈曲两髋及膝使臀部离床腰部被动前屈。 ② 髋外展外旋试验或4字试验:检查时仰卧,一侧下肢伸直,将对侧足置于伸直侧膝上向下压。 ③ 跟臀试验:俯卧位,患侧屈膝,使足根靠近臀部。 ④ 拾物试验:检查患者的脊柱活动,可使其拾取一件放在地上的物品,观察脊柱的活动是否正常

> 操作流程

| 操作者准备 | (1) 按七步洗手法洗手,戴口罩、帽子,取病历。
(2) 核对患者信息,了解病情,告知患者检查目的及配合事项。 |

| 患者准备 | (1) 了解脊柱体格检查目的,配合要点。
(2) 患者处于安静状态。 |

| 物品准备 | 叩诊锤、速干手消毒剂。 |

| 环境准备 | 环境安全,整洁,光线明亮柔和,温、湿度适宜(温度 22~24℃,湿度 50%~60%)。 |

| 操作步骤 | 1. 体位 按检查要求安置体位,包括站立位、俯卧位、坐位,袒露脊柱,注意保暖。
2. 查体
(1) 背面观察(站立位)
① 脊柱是否正中,有无侧凸畸形,上身倾向何侧。
② 背肌情况,双侧骶棘肌是否对称,有无萎缩或痉挛,有无腰肌痉挛。
③ 自动运动,包括前屈后伸、左右侧屈及左右旋转。
(2) 侧面观察(站立位)
① 观察脊柱的 4 个生理性弯曲。
② 观察脊柱的屈伸活动范围及弯腰时活动的中心部位。
(3) 脊柱压痛与叩击痛
① 检查脊柱的疼痛部位。操作者用拇指自上而下逐个按压脊椎棘突,找出压痛部位。
② 叩击痛:直接叩诊法,间接叩击法。
(4) 特殊检查
① 坐位屈颈试验。
② 直腿抬高试验。 |

| 观察 | 查体过程中患者有无不适反应。 |

| 患者安置 | (1) 助患者穿衣。
(2) 告知患者检查结果。 |

| 整理物品 | 整理用物,物品归位,洗手。 |

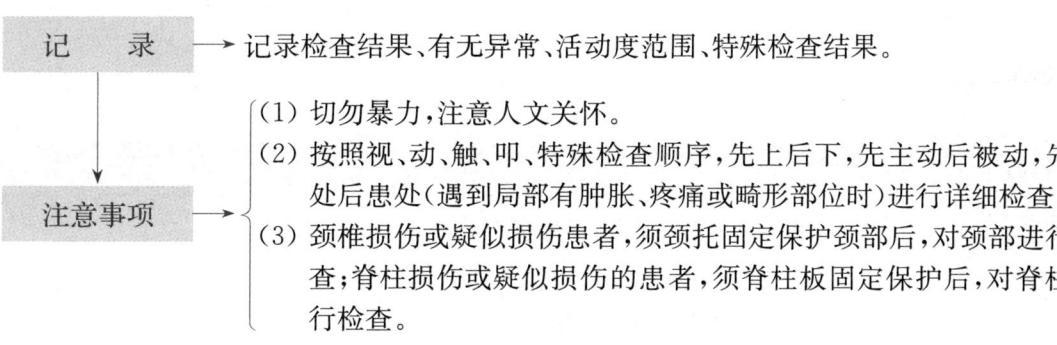

记 录 → 记录检查结果、有无异常、活动度范围、特殊检查结果。

注意事项 → (1) 切勿暴力,注意人文关怀。
(2) 按照视、动、触、叩、特殊检查顺序,先上后下,先主动后被动,先远处后患处(遇到局部有肿胀、疼痛或畸形部位时)进行详细检查。
(3) 颈椎损伤或疑似损伤患者,须颈托固定保护颈部后,对颈部进行检查;脊柱损伤或疑似损伤的患者,须脊柱板固定保护后,对脊柱进行检查。

操作评分表

操作步骤	操作内容	操作质量要求	分值	得分	备注
操作准备（10分）	操作者	按要求做自身准备，了解病史，与患者沟通	4		
	患者	（1）了解检查目的，配合要点。 （2）患者处于安静状态	2		
	物品	叩诊锤、速干手消毒剂	2		
	环境	环境安全，整洁，光线明亮柔和，温、湿度适宜	2		
操作步骤（60分）	体位	按检查要求安置体位，包括站立位、俯卧位、坐位；脱上衣，袒露脊柱，注意保暖	5		
	背面观察（站立位）	（1）脊柱 是否正中，有无侧凸畸形，上身倾向何侧。脊柱侧凸，应记明侧凸的方向及部位；两肩是否等高，双髂嵴上方是否水平；上身移向何侧。 （2）背肌 注意双侧骶棘肌是否对称、有无萎缩或痉挛。有无腰肌痉挛。 （3）自动运动 脊柱的运动主要在颈椎及腰椎，包括前屈后伸、左右侧屈及左右旋转。检查胸椎活动度可先固定骨盆再转动肩部	20		
	侧面观察（站立位）	（1）观察脊柱的4个生理性弯曲，即颈段、腰段、胸、骶椎。观察有无脊柱后凸、脊柱前凸。 （2）观察脊柱的屈伸活动范围及弯腰时活动的中心部位	15		
	脊柱压痛与叩击痛	（1）检查脊柱的疼痛部位。操作者用右手拇指自上而下逐个按压脊椎棘突，准确地找出压痛部位。 （2）叩击痛：直接叩诊法、间接叩击法	10		
	特殊检查	（1）坐位屈颈试验 患者坐位，双腿伸直，然后前屈颈活动。 （2）直腿抬高试验 患者仰卧，两下肢伸直。一手置于膝关节上，使下肢保持伸直，另一手将下肢抬起	10		

(续表)

操作步骤	操作内容	操作质量要求	分值	得分	备注
操作后处置（30分）	观察评估	查体过程中患者有无不适反应	5		
	患者安置	(1) 整理患者衣物，洗手。 (2) 感谢患者配合，向患方告知观察注意事项	5		
	整理物品	整理用物，物品归位	5		
	记录	记录检查结果、有无异常、活动度范围、特殊检查结果	5		
	总体评价	体现人文关怀，操作熟练，动作规范	10		
总　　分			100		

注意事项

(1) 注意人文关怀。

(2) 按照视、动、触、叩、特殊检查顺序，先上后下、先主动后被动、先远处后患处（遇到局部有肿胀、疼痛或畸形部位时）进行详细检查。

(3) 颈椎损伤或疑似损伤患者，须颈托固定保护颈部后，对颈部进行检查；脊柱损伤或疑似损伤的患者，须脊柱板固定保护后，对脊柱进行检查。

三十八、外周血管检查

操作规范

操作目的		发现外周血管的异常病变,为疾病的诊断和治疗提供依据
适 应 证		各种外周血管疾病的诊断(高血压病、主动脉瓣关闭不全、甲状腺功能亢进及重症贫血)
禁 忌 证		(1) 严重心肺疾病不能平卧。 (2) 极度不能配合的患者
工作程序		操 作 要 求
操作前准备	操作者准备	(1) 按七步洗手法洗手,戴口罩、帽子,取病历。 (2) 核对患者信息,了解病情,告知外周血管检查的目的及配合事项
	患者准备	(1) 了解外周血管检查目的及配合要点。 (2) 处于静息状态
	物品准备	血压计、听诊器、速干手消毒剂
	环境准备	整洁,光线明亮柔和,温、湿度适宜(温度22~24℃,湿度50%~60%)
操作步骤	体 位	取仰卧或坐位
	血压测量	(1) 裸露被测上肢(通常为右上肢),肱动脉与心脏同一高度(坐位平第4肋间、卧位平腋中线)。 (2) 检查血压计,水银柱保持在0值。 (3) 袖带平整、无褶缠于上臂中部,袖带下缘在肘窝以上2~3 cm。 (4) 戴听诊器,听诊器头紧贴肱动脉搏动处(不能塞在气袖下),轻轻加压,固定。 (5) 关气门螺帽,打气至动脉搏动音消失,再待汞柱升高20~30 mmHg后,缓慢放气(4 mmHg/s)。听到第一次声响时汞柱所指刻度的数值为收缩压,声音消失时汞柱所指刻度的数值为舒张压。 (6) 去下袖带,气囊排空卷好,关闭血压计,报告血压情况
	毛细血管搏动征	手消毒。用手指轻压患者指甲末端,观察手指甲床有无红白交替现象,无交替的为正常现象。发生有规律的红白交替并和患者心律一致的微血管搏动现象,为毛细血管搏动征。常见于脉压差增大的疾病,如动脉导管未闭、主动脉瓣关闭不全、甲状腺功能亢进及重症贫血等
	水冲脉	握紧患者手腕掌面,示指、中指、无名指指腹触摸桡动脉,遂将其前臂高举超过头部,检查者感知犹如水冲(骤起骤落)的脉搏。见于主动脉瓣关闭不全、甲状腺功能亢进症等

(续表)

工作程序		操 作 要 求
操作步骤	枪击音	用听诊器在外周较大动脉表面(股动脉),闻及与心跳一致,短促如射抢的声音。见于主动脉瓣关闭不全、严重的贫血、甲状腺功能亢进症等
	双重杂音征	将听诊器头置于股动脉上,稍加压力,即可听到收缩期与舒张期皆出现的杂音,呈吹风样,不连续。常见于主动脉瓣关闭不全、甲亢、重度贫血患者
操作后处置	评估	报告高血压分级诊断,分析周围血管征阳性的临床意义
	患者安置	(1) 帮助整理衣物,感谢患者配合。 (2) 告知检查基本情况,宣教
	整理物品	整理用物,物品归位,洗手
相关知识点		周围血管征异常结果常见于脉压增大(>60 mmHg)的疾病,包括主动脉瓣关闭不全(主动脉瓣关闭不全导致部分血液逆流回左心室,舒张压下降),甲状腺功能亢进症(甲亢导致心脏收缩力加强、心排血量增加,收缩压升高),严重贫血(严重贫血会导致心脏收缩力增强,收缩压升高,外周血管收缩弹性降低,舒张压降低)等

> **操作流程**

- **操作者准备** → (1) 按七步洗手法洗手,戴口罩、帽子,取病历。
  (2) 核对患者信息,了解病情,告知外周血管检查的目的及配合事项。

- **患者准备** → (1) 了解外周血管检查目的及配合要点。
  (2) 处于静息状态。

- **物品准备** → 听诊器、血压计、速干手消毒剂。

- **环境准备** → 整洁,光线明亮柔和,温、湿度适宜(温度22～24℃,湿度50%～60%)。

- **操作步骤** →
  1. 体位　采取仰卧或坐位,裸露被测上肢,肘部置于心脏同一水平。
  2. 方法
     (1) 血压测量　选右上肢,肱动脉与心脏、血压计0刻度在同一高度,测量。
     (2) 周围血管征　毛细血管搏动征、水冲脉、枪击音、双重杂音征。

- **患者安置** → (1) 帮助整理衣物,手消毒。
  (2) 告知检查基本情况,宣教。

- **评　估** → 报告高血压分级诊断,分析周围血管征阳性的临床意义。

- **整理物品** → 整理用物,物品归位,洗手。

- **记　录** → 记录血压情况及周围血管征阳性体征。

- **注意事项** → 人文关怀;进行身体接触时确保患者的舒适。

操作评分表

操作步骤	操作内容	操作质量要求	分值	得分	备注
操作准备 （10分）	操作者	按要求做自身准备，了解病情，与患者沟通	2		
	患者	（1）了解外周血管检查目的及配合要点。 （2）处于静息状态	2		
	物品	备齐用物，有序放置	4		
	环境	室内环境清洁，温湿度适宜	2		
操作步骤 （60分）	体位	采取仰卧或坐位	5		
	血压测量	（1）裸露被测上肢（通常为右上肢），肱动脉与心脏、血压计0刻度在同一高度。	10		
		（2）袖带平整、无褶缠于上臂中部，袖带下缘在肘窝以上2～3 cm。	5		
		（3）戴听诊器，听诊器头紧贴肱动脉搏动处（不能塞在气袖下），轻轻加压，固定	5		
		（4）关气门螺帽，打气至动脉搏动音消失，再将汞柱升高20～30 mmHg后，缓慢放气（4 mmHg/s）。听到第一次声响时汞柱所指刻度的数值为收缩压，声音消失时汞柱所指刻度的数值为舒张压。	10		
		（5）去除袖带，气囊排空卷好，关闭血压计，报告血压情况	5		
	毛细血管搏动征	用手指轻压患者指甲末端，观察手指甲床有无红白交替现象，无交替的为正常现象	5		
	水冲脉	握紧患者手腕掌面，示指、中指、无名指指腹触摸桡动脉，遂将其前臂高举超过头部，检查者感知犹如水冲（骤起骤落）的脉搏	5		
	枪击音	用听诊器在外周较大动脉表面（股动脉），闻及与心跳一致短促如射枪的声音	5		
	双重杂音征	将听诊器头置于股动脉上，稍加压力，即可听到收缩期与舒张期皆出现的杂音，呈吹风样，不连续	5		

(续表)

操作步骤	操作内容	操作质量要求	分值	得分	备注
操作后处置 （30分）	评估	报告高血压分级诊断,分析周围血管征阳性的临床意义	5		
	患者安置	（1）帮助整理衣物。 （2）告知检查基本情况	10		
	整理物品	整理用物,物品归位	5		
	记录	记录血压及周围血管征阳性体征	5		
	总体评价	体现人文关怀,操作熟练,动作规范	5		
总　　分			100		

注意事项　注意人文关怀,进行身体接触时确保患者的舒适。

三十九、脊柱损伤患者搬运法

操作规范

操作目的	将脊柱损伤患者转运至安全地带或有条件救治的医疗机构
适应证	判断为脊柱损伤的患者,现场所在环境无危险,且该患者已经现场止血、包扎等紧急处理,病情平稳
禁忌证	(1) 没有经过详细检查及病情不清的伤者不能搬运。 (2) 病情危重需要进行现场急救的患者。 (3) 患者所在环境危险以及有发生二次危害的可能,应尽可能在保护患者的情况下迅速撤离现场。没有绝对禁忌

工作程序		操作要求
操作前准备	操作者准备	着装整洁,戴口罩、帽子;在外伤现场发现脊柱损伤的患者,了解病情,告知转运到医疗机构,拨打120
	患者准备	脊柱损伤患者(模拟人)
	物品准备	硬质担架、固定带、颈托等
	环境准备	现场环境安全,整洁,光线充足
操作步骤	体位	根据外伤现场将模拟人置于相应体位:俯卧位、仰卧位
	评估	到达外伤现场,对患者进行评估;原则是先救命再救伤,有生命体征不稳定及有开放性出血等情况不能搬运,紧急处理后判断生命体征稳定后才能搬运
	沟通	如伤者清醒,向伤者告知转运目的地、具体转运方法及转运过程中的注意事项,消除伤者恐惧、紧张情绪
	更换体位	(1) 仰卧位 患者上肢交叉于胸前或伸直置于身体两侧,下肢伸直。 (2) 俯卧位 需要将患者更换为仰卧位,3人站在同一侧操作。救护者A头肩锁固定伤者头肩部;救护者B一手固定患者肩部,另一手固定于患者髋部;救护者C一手固定患者大腿,另一手固定患者膝部。3人步调一致,帮助患者更换成仰卧位,然后将患者上肢交叉于胸前或伸直置于身体两侧,下肢伸直

（续表）

工作程序		操 作 要 求
操作步骤	颈椎损伤患者搬运	(1) 颈托固定　颈部测量确定颈托规格,一般有大、中、小3种型号,固定颈托一般需要2人操作:操作者A头锁固定头部并轻度牵引;操作者B安装颈托,动作轻柔,避免过度屈曲颈部。 (2) 搬运　需要4人操作:操作者A站在患者头顶部,双肩锁固定头颈部;操作者B跪于患者右侧,一手固定患者颈部,另一手固定患者胸背部及上臂;操作者C跪于患者右侧,一手固定患者腰部,另一手固定患者臀部;操作者D跪于患者右侧,一手固定患者大腿,另一手固定患者小腿。4人步调一致抬起患者,稳定置于硬质担架上
	胸腰椎损伤患者搬运	需3人位于伤者同侧操作。操作者A跪于伤者一侧,一手固定患者颈部,另一手固定患者胸背部及手臂;操作者B跪于患者一侧,一手固定患者腰部及前臂,另一手固定患者臀部;操作者C跪于患者一侧,一手固定患者大腿,另一手固定患者小腿。3人步调一致抬起患者,稳定置于硬质担架上。
	安全固定	将患者稳妥置于担架上以后,需要4根约束带固定。一根固定于胸部及上臂,一根固定于腹部及前臂,一根固定于大腿,一根固定于小腿,确保伤者安全
	担架转运患者	等待120救护车到达现场,由4人抬起担架,转运至救护车上。注意用力、方向、步调、动作一致
操作后处置	患者安置	向120医务人员交代伤者情况、处理措施
	整理物品	整理现场器材
相关知识点	头肩锁方法	操作者跪于患者头部上方,一肘关节固定于翻转侧大腿,手掌拖于同侧肩部后方,拇指固定肩前;另一手4指自然分开固定于另一侧头颞部,拇指固定于额部
	头锁方法	操作者双膝跪于伤者头部上方,肘关节固定于双侧大腿,4指自然分开,分别按住两侧头颞部,双手拇指固定于前额部
	双肩锁	操作者跪于患者头部上方,双侧手掌打开,掌心向上拖于手掌肩后方,双手拇指向上固定于肩部前方,双臂夹住头部(双臂置于耳朵上)
注意事项		(1) 禁止用软担架、被单或一人抬肩的方式搬运。 (2) 搬运过程中始终保持患者脊柱伸直位,严禁脊椎发生弯曲或移动。 (3) 转运过程中,密切注意伤者的生命体征和病情的变化。一旦发生心脏呼吸骤停,立即实施心肺复苏术。 (4) 严密注意伤处的保护,防止加重损伤引起不良后果

三十九、脊柱损伤患者搬运法

◎ 操作流程

操作者准备	着装整洁,在现场发现脊柱损伤的患者,了解伤情,准备搬运。
患者准备	脊柱损伤患者(模拟人)。
物品准备	硬质担架、固定带、颈托等。
环境准备	评估现场环境安全,整洁,光线充足。
操作过程	1. 体位　患者处于仰卧位或俯卧位。 2. 评估　外伤现场、患者生命体征、有无出血情况。 3. 沟通　告知患者转运目的地、具体转运方法及注意事项。 4. 更换体位 　(1) 仰卧位　上肢交叉于胸前或身体两侧,下肢伸直。 　(2) 俯卧位　需要3人操作,将患者更换成仰卧位。 5. 颈椎损伤患者搬运　颈椎损伤患者首先用颈托固定,用4人搬运法将患者搬运至硬质担架上。 5. 胸腰椎损伤患者搬运　用3人搬运法将患者搬运至硬质担架上。 6. 安全固定　将患者稳妥置于担架上,用4根约束带固定。 7. 担架搬运　120救护车到达现场,4人抬起担架,转运至救护车。
操作后安置	向120医务人员交代患者病情、处理措施。
整理物品	整理现场器材。
注意事项	(1) 禁止用软担架、被单或一人抬肩的方式搬运。 (2) 始终保持患者脊柱伸直位,严禁脊椎发生弯曲或移动。 (3) 密切注意伤者的生命体征和病情的变化。一旦发生心脏呼吸骤停,立即实施心肺复苏术。 (4) 严密注意伤处的保护,防止加重损伤引起不良后果。

操作评分表

操作步骤	操作内容	操作质量要求	分值	得分	备注
操作准备 （10分）	操作者	按要求做自身准备，了解伤情，与患者沟通，准备搬运	2		
	患者	脊柱损伤患者（模拟人）	2		
	物品	硬质担架、固定带、颈托等	4		
	环境	现场安全，整洁，光线充足	2		
操作过程 （60分）	体位	仰卧位、俯卧位	2		
	评估	外伤现场、患者生命体征、有无出血情况	3		
	沟通	告知转运目的地、转运方法及注意事项	3		
	更换体位	(1) 仰卧位 摆位。 (2) 俯卧位 需3人操作，将患者更换成仰卧位	12		
	颈椎损伤患者搬运	先用颈托固定，用4人搬运法将患者搬运至硬质担架上	15		
	胸腰椎损伤患者搬运	用3人搬运法将患者搬运至硬质担架上	10		
	安全固定	将患者稳妥置于担架上以后，用4根约束带固定	10		
	担架搬运	120救护车到达现场，由4人抬起担架，转运至救护车上	5		
操作后处置 （30分）	操作后安置	向120医务人员交代患者病情、处理措施	10		
	整理物品	整理现场物品	5		
	总体评价	体现人文关怀，操作熟练，动作规范	15		
总 分			100		

注意事项
(1) 禁止用软担架、被单或一人抬肩的方式搬运。
(2) 搬运过程中始终保持脊柱伸直位，严禁脊椎发生弯曲或移动。
(3) 密切注意伤者的生命体征和病情的变化。一旦发生心脏呼吸骤停，立即实施心肺复苏术。
(4) 严密注意伤处的保护，防止加重损伤引起不良后果。

四十、四肢骨折现场急救外固定

> 操作规范

操作目的		（1）减轻局部的肿胀和疼痛。 （2）保持骨折复位的位置。 （3）方便及时转运
适应证		四肢骨折病情平稳患者
禁忌证		（1）没有经过详细检查，病情不清的伤者不能外固定。 （2）病情危重需要现场急救的患者。 （3）患者所在环境危险以及有发生二次危害的可能，应尽可能保护好患者，迅速撤离现场。没有绝对禁忌
工作程序		操作要求
操作前准备	操作者准备	（1）按七步洗手法洗手，戴帽子、口罩。 （2）观察外伤情况了解患者四肢骨折的情况，告知骨折急救外固定的目的、方法及注意事项
	患者准备	（1）了解四肢骨折急救外固定目的、配合要点及注意事项。 （2）患者（模拟人）脱离危险环境，情绪稳定，四肢骨折处于急救状态
	物品准备	急救包（生理盐水、治疗碗、镊子、各种长度夹板、敷料、纱布、医用一次性手套、口罩、帽子、绷带、胶布、棉垫、剪刀）、消毒棉签、过氧化氢溶液
	环境准备	清理现场环境，保持安全，整洁，光线充足
操作步骤	体位	根据外伤现场将模拟人置于相应体位，坐位（上肢骨折）、平卧位（下肢骨折）
	评估	（1）观察外伤现场。 （2）患者（模拟人）生命体征平稳，评估骨折部位有无开放性伤口、出血，损伤周围软组织、血管和神经；是否为开放性骨折等
	初步处理	清创处理，充分暴露伤口。 （1）无异物　消毒伤口，无菌纱布覆盖，胶布简单固定，再绷带加压。 （2）有异物　生理盐水冲洗，过氧化氢溶液消毒，去除伤口周围异物，消毒、包扎，胶布简单固定，避免异物回纳，防止开放性骨折感染 （3）有开放性出血　需止血，用棉签或者纱布等压迫止血。 生命体征稳定后及出血基本止住方能进行骨折外固定

(续表)

工作程序			操 作 要 求
操作步骤	固定	上肢骨折夹板固定	(1) 锁骨骨折 8字固定。两条四指宽的带状三角巾分别环绕2个肩关节,于背部打结;再分别将三角巾的底角拉紧,在两肩过度后张的情况下在背部将底角拉紧打结。 (2) 肱骨干骨折 用2块长短、宽窄适宜的有垫夹板,分别放在伤臂的内、外侧,屈肘90°;用3～4条宽带将骨折上下部缚好,再用小悬带把前臂挂在胸前,最后用宽带或三角巾将伤臂固定于体侧。 (3) 前臂骨折 用2块有垫夹板分别放在前臂的掌侧和背侧,前臂处于中立位,屈肘90°,用3～4条宽带缚扎夹板,再用大悬臂带把前臂挂在胸前。 (4) 手腕部骨折 用一块有垫夹板放在前臂和手的掌侧,手握绷带卷,再用绷带缠绕固定,然后用大悬臂带把患臂挂于胸前
		下肢骨折夹板固定	(1) 股骨干骨折 用2块长夹板放在伤肢的内外侧,内侧夹板上包大腿根部,下至足跟;外侧夹板上至腋下,下达足跟。然后用5～8条宽带固定夹板,在外侧打结。 (2) 胫腓骨骨折 用2块有垫夹板放在小腿的内外侧,2块夹板上至大腿中部,下至足部。用4～5条宽带分别在膝上、膝下及踝部缚扎固定。 健肢固定法:双侧下肢视为一整体,双侧一同捆绑固定
操作后处置	观察		(1) 观察患肢血运是否良好。 (2) 复查夹板是否牢固
	转运和安置		情况稳定后,迅速转运,进一步治疗。向转运目的地医务人员交代患者病情、处理措施、转运过程中患者的病情变化等
	整理物品		整理现场器材,放回原位,洗手
	记录		记录受伤部位处理情况,120转运时间
注意事项			(1) 先救命再救伤。 (2) 固定过程中密切观察生命体征。 (3) 动作轻柔一致。 (4) 固定完成后,注意患肢血运、感觉
相关知识点	四肢骨折外固定的目的		(1) 减轻患者疼痛。 (2) 减少出血和肿胀。 (3) 避免损伤周围组织、血管和神经。 (4) 防止闭合骨折转化为开放性骨折
	不同部位骨折急救外固定的区别		(1) 超关节固定。 (2) 踝关节、肘关节屈曲固定。 (3) 对四肢骨折断端固定时,先固定骨折上端,后固定骨折下端。若固定顺序颠倒,可导致断端再度错位
	错误的四肢骨折外固定带来的危害		二次血管神经损伤,骨折端错位加重等

四十、四肢骨折现场急救外固定

操作流程

操作者准备
(1) 按七步洗手法洗手,戴帽子、口罩。
(2) 观察外伤现场,了解患者四肢骨折的情况,告知骨折急救外固定的目的、方法及注意事项。

患者准备
(1) 了解四肢骨折急救外固定目的、配合要点及注意事项。
(2) 患者(模拟人)脱离危险环境,情绪稳定,四肢骨折处于急救状态。

物品准备
急救包(生理盐水、治疗碗、镊子、各种长度夹板、敷料、纱布、医用一次性手套、口罩、帽子、绷带、胶布、棉垫、剪刀)、消毒棉签、过氧化氢溶液、速干手消毒剂等。

环境准备
清理现场环境,保持安全,整洁,光线充足。

操作步骤
1. **体位** 根据外伤现场将模拟人置于坐位(上肢骨折)、平卧位(下肢骨折)。
2. **评估** 患者生命体征,骨折部位,有无开放性伤口、出血,周围软组织、血管和神经损伤情况,是否为开放性骨折等。
3. **处理** 初步处理(止血、清创、包扎)。
4. **固定** 上肢骨折夹板固定:
   (1) 锁骨骨折 8字固定,两条四指宽的带状三角巾分别环绕2个肩关节,于背部打结;再分别将三角巾的底角拉紧,在两肩过度后张的情况下在背部将底角拉紧打结。
   (2) 肱骨干骨折 用2块长短、宽窄适宜的有垫夹板,分别放在伤臂的内、外侧,屈肘90°,用3~4条宽带将骨折上下部缚好,再用小悬带把前臂挂在胸前,最后用宽带或三角巾将伤臂固定于体侧。
   (3) 前臂骨折 用2块有垫夹板分别放在前臂的掌侧和背侧,前臂处于中立位,屈肘90°,用3~4条宽带缚扎夹板,再用大悬臂带把前臂挂在胸前。
   (4) 手腕部骨折 用一块有垫夹板放在前臂和手的掌侧,手握绷带卷,再用绷带缠绕固定,然后用大悬臂带把患臂挂于胸前。
   (5) 下肢骨折夹板固定
   ① 股骨干骨折:用2块长夹板放在伤肢的内外侧,内侧夹板上包大腿根部,下至足跟;外侧夹板上至腋下,下达足跟。然后用5~8条宽带固定夹板,在外侧打结。
   ② 胫腓骨骨折:用2块有垫夹板放在小腿的内外侧,2块夹板上至大腿中部,下至足部。用4~5条宽带分别在膝上、膝下及踝部缚扎固定。

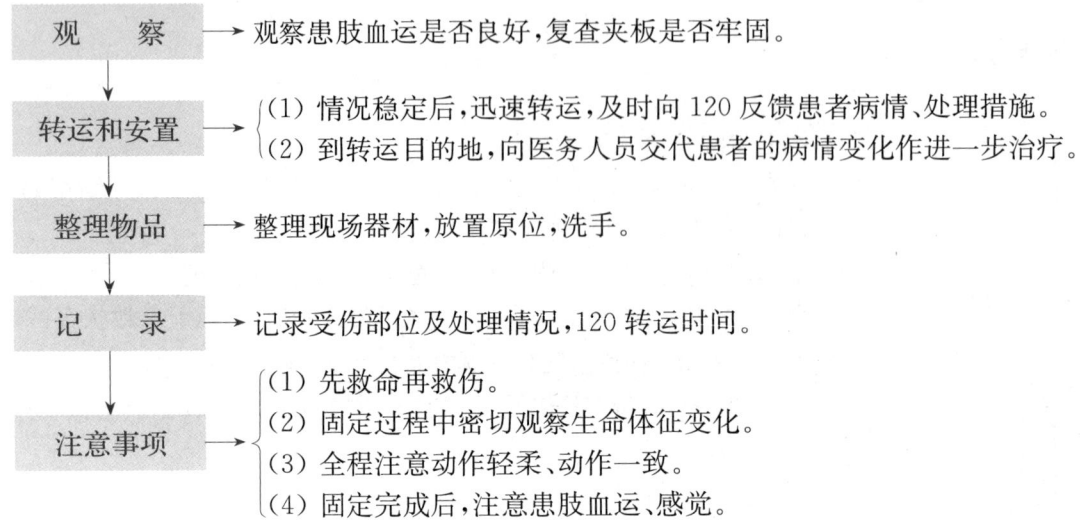

操作评分表

操作步骤	操作内容	操作质量要求	分值	得分	备注
操作准备 （10分）	操作者	按要求做自身准备，了解现场病史，与患者沟通	2		
	患者	患者了解操作目的要求	2		
	物品	急救包和用物准备齐全，有序放置在合理位置	4		
	环境	清理现场，保持安全、整洁、光线充足	2		
操作步骤 （60分）	体位	助患者坐位（上肢骨折）、平卧位（下肢骨折）	4		
	伤情评估	（1）判断生命体征稳。 （2）患者外伤部位，暴露患肢。 （3）判断患肢血运、感觉。 （4）判断有无伤口及畸形	6		
	伤口处理	开放性伤口的止血清创、包扎			
	固定 上肢骨折夹板固定	（1）锁骨骨折　8字固定。 （2）肱骨干骨折　有垫夹板＋宽带或三角巾，将伤臂固定于体侧。 （3）前臂骨折　有垫夹板＋宽带缚扎夹板，再用大悬臂带把前臂挂在胸前。 （4）手腕部骨折　有垫夹板＋绷带缠绕，再用大悬臂带把患臂挂于胸前	25		
	固定 下肢骨折夹板固定	（1）股骨干骨折　长夹板＋宽带固定夹板，在外侧打结。 （2）胫腓骨骨折　有垫夹板＋宽带分别在膝上、膝下及踝部缚扎固定	25		
操作后处置 （30分）	观察	判断固定松紧，是否固定牢靠，棉垫放置合适，确认血运和感觉	5		
	转运和安置	情况稳定，迅速转运；向120反馈患者病情；到目的地，向医务人员交代患者病情	10		
	整理物品	整理现场器材，放回原位	5		

(续表)

操作步骤	操作内容	操作质量要求	分值	得分	备注
	记录	记录受伤部位及处理情况,120及时转运	5		
	总体评价	体现人文关怀,操作熟练,轻柔,动作规范	5		
总　分			100		

四十一、男性导尿术

操作规范

操作目的	(1) 治疗　解除尿潴留，手术中或危重患者监测尿量，下尿路手术后膀胱引流，神经源性膀胱间歇导尿及膀胱内注射药物，恢复尿道损伤患者的尿道连续性。 (2) 诊断　获取未受污染的尿标本做细菌培养，测量膀胱容量、压力及测定残余尿量。行膀胱尿道造影时，经导尿管灌注造影剂和尿流动力学测定膀胱尿道功能等检查
适应证	(1) 尿潴留、充溢性尿失禁患者。 (2) 获得未受污染的尿标本。 (3) 尿流动力学检查，测定膀胱容量、压力、残余尿量。 (4) 危重患者监测尿量。 (5) 行膀胱检查(膀胱造影、膀胱内压测量图)。 (6) 膀胱内灌注药物进行治疗。 (7) 腹部及盆腔器官手术前准备。 (8) 膀胱、尿道手术或损伤患者
禁忌证	(1) 急性下尿路感染。 (2) 尿道狭窄及先天性畸形无法留置导尿管者。 (3) 相对禁忌证为严重的全身出血性疾病

工作程序		操作要求
操作前准备	操作者准备	(1) 按七步洗手法洗手，戴口罩、帽子，取病历。 (2) 核对患者信息，评估患者病情，告知导尿目的及配合事项。 (3) 嘱清洗外阴
	患者准备	(1) 患者及其家属了解导尿的目的、意义、操作过程配合要点及注意事项。 (2) 清洗外阴，如不能自理，操作者协助患者清洁外阴
	物品准备	(1) 治疗车上层　放下列物品。 ① 一次性无菌导尿包在有效期内，密封性好，内含： 初步消毒用物：弯盘1个，内盛镊子一把、消毒液棉球包1包和无菌手套1只。 导尿用物：外包治疗巾1条、方盘1个、弯盘1个、镊子2把、导尿管1根、10 mL注射器1支、生理盐水10~20 mL、消毒液棉球一包内含润滑油袋、集尿袋1个、标本瓶1个、纱布1~2块、洞巾1条、无菌手套1副。 ② 速干手消毒剂。 ③ 垫巾(或小橡胶单及中单)。 (2) 治疗车下层　生活垃圾桶、医疗垃圾桶。 (3) 其他　围帘或屏风

(续表)

工作程序		操作要求
操作前准备	环境准备	(1) 环境清洁、安静,光线充足。 (2) 关好门窗,调节室温(温度22~24℃,湿度50%~60%)。 (3) 请现场无关人员离开病室。 (4) 用屏风/围帘遮挡患者
操作步骤	体位	(1) 携用物至患者床旁。操作者站在患者右侧,松开床尾盖被;协助患者脱去对侧裤腿,盖在近侧腿部,对侧腿用盖被遮盖 (2) 患者取屈膝仰卧位,两腿充分外展外旋,暴露局部区域,铺垫巾于患者臀下
	消毒	(1) 第一次消毒 操作者手消毒,在治疗车上打开无菌导尿包的外包装并将外包装袋置于床尾。取出初步消毒用物,弯盘(内放镊子及碘伏棉球)置于患者两腿间。操作者左手戴无菌手套,右手持镊子夹取碘伏棉球,依次消毒阴阜、大腿内侧上1/3、阴茎、阴囊。左手提起阴茎将包皮向后推,暴露尿道口,自尿道口向外向后旋转擦拭尿道口、龟头至冠状沟,消毒2~3次。污棉球、镊子置外包装袋内。消毒完毕将弯盘移至床尾,脱下手套置外包装袋内。将外包装袋移至治疗车下层。 (2) 第二次消毒 操作者再次手消毒,将导尿包放在患者两腿之间,按无菌操作原则打开治疗巾。戴好无菌手套后,取出洞巾,铺在患者的外阴处并暴露阴茎。按操作顺序整理用物。取出导尿管并向气囊注水后抽空,检查是否渗漏。润滑导尿管。根据需要连接导尿管和集尿袋的引流管,将消毒液棉球置于弯盘内。左手用纱布包住阴茎,将包皮向后推,暴露尿道口。右手持镊子夹消毒液棉球,再次消毒尿道口、龟头及冠状沟2~3次,最后一个棉球在尿道口加强消毒
	导尿	(1) 一次性导尿 左手继续用无菌纱布固定阴茎并向上提起,与腹壁成90°角,将弯盘置于洞巾口旁,嘱患者张口呼吸。用另一把镊子夹持导尿管,对准尿道口轻轻插入20~22cm,见尿液流出后再插入2~3cm。松开左手下移固定导尿管,将尿液引流到弯盘内。 如需做尿培养,弃去前段尿液,用无菌标本瓶接取中段尿液5mL,盖好瓶盖,放置稳妥处(操作结束后尿标本贴标签送检)。导尿完毕,轻轻拔出导尿管,撤下洞巾,擦净外阴。 (2) 留置导尿 左手继续用无菌纱布固定阴茎并向上提起,与腹壁成90°角,将弯盘置于洞巾口旁,嘱患者张口呼吸。用另一把镊子夹持导尿管,对准尿道口轻轻插入20~22cm,见尿液流出后再插入5~7cm(基本插到导尿管分叉处),将尿液引流至集尿袋内。夹闭导尿管,连接注射器,根据导尿管上注明的气囊容积向气囊注入等量的无菌溶液,轻拉导尿管有阻力感,即证明导尿管固定于膀胱内。导尿成功后将包皮复位,撤下洞巾,擦净外阴。集尿袋固定于床旁,安置妥当后放开夹闭的导尿管,保持引流通畅。 (3) 撤下垫巾,脱去手套
操作后处置	观察	(1) 观察尿液色、质、量。 (2) 留置导尿引流是否通畅
	患者安置	(1) 协助患者穿好裤子,安置舒适体位,卧床休息。 (2) 留置导尿要保持引流管通畅不受压、不扭曲。 (3) 观察尿液颜色、量,如有异常及时告诉医务人员
	用物处理	各类物品分类处理。屏风、围帘归位,导尿用物按医疗废弃物分类处理,洗手
	记录	观察患者反应及排尿等情况,并记录导尿时间、尿量、尿液颜色及性质等情况

(续表)

注意事项	(1) 严格按照无菌技术操作原则,规范操作流程。 (2) 尿潴留患者一次导出尿量不超过 500 mL,以防出现虚脱和血尿。 (3) 留置导尿患者,保持会阴清洁、引流通畅
并发症处理	(1) 尿路感染　导尿相关尿路感染是医院感染中最常见的感染类型。其危险因素包括患者方面和导尿管置入与维护方面。患者方面的危险因素主要包括患者年龄、性别、基础疾病、免疫力和其他健康状况等。导尿管置入和维护方面的危险因素主要包括导尿管置入方法、导尿管留置时间、导尿管护理质量和抗菌药物临床使用等。导尿管相关尿路感染方式主要为逆行性感染。医务人员应针对危险因素,加强导尿管相关尿路感染的预防与控制工作。置管前严格掌握留置导尿管的适应证;仔细检查无菌导尿包;对留置导尿管的患者,应该采用密闭式引流装置;告知患者留置导尿管的目的、配合要点和置管后的注意事项。置管时严格遵循无菌操作原则,如导尿管被污染应当重新更换无菌导尿管。置管后保持尿液引流通畅,避免打折、弯曲;任何时候保证集尿袋高度在膀胱水平以下;活动或搬运时夹闭引流管,防止尿液逆流;任何时候防止移动和牵拉导尿管;保持尿道口清洁,定期更换集尿袋和导尿管。鼓励患者多饮水,达到自然冲洗尿路的目的。如患者出现尿路感染,应及时更换导尿管,并留取尿液进行微生物病原学检查,必要时应用抗生素治疗。 (2) 尿道损伤　导尿时选择导尿管的型号过大或者导尿管突然被外力(如患者烦躁或翻身时)牵拉,有时甚至会将整个导尿管拉出,造成尿道损伤;导尿管气囊卡在尿道内口,气囊压迫膀胱壁或尿道,也会造成尿道黏膜的损伤。医务人员应正确选择导尿管型号,最大限度降低尿道损伤;置管时动作要轻柔,置管后将导尿管固定稳妥,防止脱出,从而避免损伤尿道黏膜。 (3) 囊破致膀胱异物　导尿管气囊内注入液体过多、压力过大,或者是导尿管自身问题,可能会导致气囊破裂。插管前认真检查气囊质量;导尿时应根据导尿管上注明的气囊容积向气囊注入等量的无菌溶液。如发生气囊破裂,及时请泌尿外科会诊。 (4) 导尿管阻塞　导尿管被尿结晶沉渣或血块堵塞,引流不畅。医务人员应随时观察尿液引流情况,必要时请泌尿外科会诊。 (5) 虚脱或血尿　身体极度虚弱且膀胱过度充盈的患者一次性大量放尿,可导致腹压突然下降,大量血液进入腹腔血管,引起血压下降,产生虚脱;或因膀胱突然减压而引起膀胱通透性增加,黏膜充血、出血,发生血尿。因此,尿潴留患者放尿时速度宜缓慢。首次放尿不超过 500 mL,以后每小时放尿 500 mL。 (6) 拔管困难　因未抽净气囊内的液体,盲目拔管,会导致拔管困难。因此,拔管前应认真观察抽出的溶液量,在证明气囊内的液体完全抽吸干净后再拔管。必要时行超声检查

> 操作流程

操作者准备 → (1) 按七步洗手法洗手,戴口罩、帽子,取病历。
(2) 核对患者信息,评估患者病情,告知导尿目的及配合事项。
(3) 嘱患者清洗外阴。

患者准备 → 了解导尿目的,配合操作;清洗外阴。

物品准备 → (1) 治疗车上层 一次性无菌导尿包、速干手消毒剂、垫巾、屏风等。
(2) 治疗车下层 生活垃圾桶、医疗垃圾桶。

环境准备 → 整洁,光线充足,关好门窗。温度 22~24℃,湿度 50%~60%。屏风、围帘遮挡患者。

操作步骤 →
1. 体位 患者取屈膝仰卧位,脱去对侧裤腿,暴露会阴部,臀下垫巾。
2. 第一次消毒 手消毒,检查、开包、排列;左手戴无菌手套,右手持消毒棉球,消毒阴阜、大腿内侧上 1/3、阴茎、阴囊、道口、龟头、冠状沟。每只棉球限用一次。
3. 第二次消毒 再次手消毒,打开导尿包放在患者两腿之间,戴好无菌手套,铺洞巾。暴露阴茎,取出导尿管并向气囊注水后抽空,检查是否渗漏。(根据需要连接导尿管和集尿袋的引流管)润滑导尿管。将消毒液棉球置于小方盘内。左手用纱布包住阴茎,将包皮向后推,暴露尿道口。右手持镊子夹消毒液棉球,再次消毒尿道口、龟头及冠状沟 2~3 次,最后一个棉球在尿道口加强消毒。
4. 导尿
(1) 一次性导尿 左手继续用无菌纱布固定阴茎并向上提起,与腹壁成 90°角。持导尿管对准尿道口轻轻插入 20~22 cm,见尿液流出后再插入 2~3 cm。松开左手固定导尿管,将尿液引流到集尿袋内。导尿完毕,轻轻拔出导尿管,撤下洞巾,擦净外阴。撤下垫巾,脱去手套。
(2) 留置导尿 左手继续用无菌纱布固定阴茎并向上提起,与腹壁成 90°角,持导尿管对准尿道口轻轻插入 20~22 cm,见尿液流出后再插入 5~7 cm,将尿液引流至集尿袋。夹闭导尿管,连接注射器,注入 10~20 mL 的无菌溶液,轻拉导尿管有阻力感,即证明导尿管固定于膀胱内。导尿成功后将包皮复位,撤下洞巾,擦净外阴。集尿袋固定于床旁,安置妥当后放开夹闭的导尿管,保持引流通畅。撤下洞巾,擦净外阴。撤下垫巾,脱去手套。
(3) 做尿细菌培养 导尿管插入尿道 20~22 cm,见尿液流出后再插入 2~3 cm,关闭导尿管末端。左手固定导尿管,打开导尿管末

| 操作步骤 | → | 端,弃去前段尿液;右手用无菌标本瓶接取中段尿液 5 mL,盖好瓶盖,放置稳妥处。连接集尿袋,排空其余尿液。导尿完毕,轻轻拔出导尿管,撤下洞巾,擦净外阴,撤下垫巾,脱去手套。 |

观察 → 观察尿液色、质、量,留置导尿引流是否通畅。

患者安置 →
(1) 协助患者穿好裤腿,安置舒适体位,卧床休息。
(2) 留置导尿要保持引流管通畅不受压、不扭曲。
(3) 观察尿液颜色、量,如有异常及时告诉医务人员。

用物处理 → 各类物品分类处理,洗手。留取的尿液样本送检。

记录 → 记录导尿时间、尿量、尿液颜色及性质,操作中患者有无不适反应。

注意事项 →
(1) 严格按照无菌技术操作原则,规范操作流程。
(2) 尿潴留病人一次导出尿量不超过 500 mL,以防出现虚脱和血尿。
(3) 留置导尿患者保持会阴清洁,保持引流通畅。

操作评分表

操作步骤	操作内容	操作质量要求	分值	得分	备注
操作准备 （10分）	操作者	按要求做自身准备，了解病情，与患者沟通	2		
	患者	了解操作目的及注意事项	2		
	物品	导尿术物品准备，放置合理	4		
	环境	整洁，温湿度适宜，注意隐私保护	2		
操作步骤 （60分）	体位	屈膝仰卧位，暴露会阴部，臀下垫巾	5		
	第一次消毒	手消毒，开包，排列。依次消毒阴阜、大腿内侧上1/3、阴茎、阴囊、尿道口、龟头、冠状沟2～3次，每只棉球限用一次	10		
	第二次消毒	(1) 再次手消毒，开包，放置，戴好无菌手套，铺洞巾，暴露阴茎，取出导尿管并检查。根据需要连接导尿管和集尿袋的引流管，润滑导尿管。 (2) 消毒尿道口、龟头及冠状沟2～3次，最后一个棉球在尿道口加强消毒	15		
	导尿	(1) 一次性导尿　左手将阴茎向上提起，与腹壁成90°角。右手用镊子夹持导尿管，对准尿道口轻轻插入20～22 cm，见尿液流出后再插入2～3 cm。松开左手下移固定导尿管，将尿液引流到集尿袋内。 (2) 留置导尿　当尿液引流至集尿袋后，夹闭导尿管，连接注射器，注入等量的无菌溶液，轻拉导尿管有阻力感，即证明导尿管固定于膀胱内。将包皮复位，撤下洞巾，擦净外阴。集尿袋固定于床旁，安置妥当后放开夹闭的导尿管，保持引流通畅。撤下垫巾，脱去手套。 (3) 留尿培养标本　弃去前段尿液，用无菌标本瓶接取中段尿液5 mL，盖好瓶盖，放置稳妥处。导尿完毕，轻轻拔出导尿管，撤下洞巾，擦净外阴	30		
操作后处置 （30分）	观察	(1) 观察尿液色、质、量。 (2) 留置导尿引流是否通畅	5		
	患者安置	(1) 协助患者穿好裤子，安置舒适体位，卧床休息。 (2) 留置导尿要保持引流管通畅不受压、	5		

（续表）

操作步骤	操作内容	操作质量要求	分值	得分	备注
操作后处置（30分）	患者安置	不扭曲。 （3）观察尿液颜色，量，如有异常及时告诉医务人员	5		
	用物处理	（1）使用后的导尿包放入医疗垃圾桶。 （2）留取的尿液样本做好标识，妥善送检	5		
	记录	观察患者反应及排尿情况，并记录导尿时间、尿量、尿液颜色及性质等情况	5		
	总体评价	体现人文关怀，操作熟练，动作规范	10		
总　　分			100		

注意事项
（1）严格按照无菌技术操作原则，规范操作流程。
（2）尿潴留患者一次导出尿量不超过500 mL，以防出现虚脱和血尿。
（3）留置导尿患者，保持会阴清洁、引流通畅。

第四部分

妇产科操作技能

四十二、四步触诊法

操作规范

操作目的	检查孕妇孕期子宫大小、胎产式、胎先露、胎方位及胎先露部是否衔接
适应证	孕中、晚期孕妇（通常在 24 周后）腹部检查
禁忌证	(1) 无绝对禁忌证，检查时动作轻柔，宫缩时避免触诊。 (2) 对子宫敏感、晚期先兆流产或先兆早产者检查时需慎重

工作程序		操作要求
操作前准备	操作者准备	(1) 按七步洗手法洗手，戴口罩、帽子，取病历。 (2) 核对孕妇信息，评估孕妇基本情况，告知检查目的。 (3) 嘱孕妇排尿
	患者准备	(1) 明确检查目的，配合操作。 (2) 操作前先排空膀胱
	物品准备	(1) 治疗车上层　速干手消毒剂、一次性臀垫、笔和记录纸。 (2) 治疗车下层　生活垃圾桶、医疗垃圾桶。 需要时备屏风
	环境准备	整洁，光线明亮柔和，温、湿度适宜（温度 22～24℃，湿度 50%～60%）。屏风遮挡，保护孕妇隐私
操作步骤	体位	孕妇取仰卧屈膝在检查床上，头部稍垫高，露出腹部，使腹肌放松
	子宫底部触诊（第一步）	确定子宫底高度，分辨胎头和胎臀。操作者站在孕妇的右侧，面向孕妇头端。将左手置于宫底部，手测子宫底的高度，估计胎儿大小与妊娠月份是否相符；然后，以两手指腹相对交替轻推，判断在宫底部的胎儿部分，若为胎头则硬而圆且有浮球感，若为胎臀则软而宽且形态不规则
	腹部两侧触诊（第二步）	检查胎背和肢体。两手掌分别置于腹部左右侧，一手固定，另一手轻轻深按检查。触到平坦饱满者为胎背，并确定胎背向前、向侧方或向后。触到可变形的高低不平部分为胎儿肢体，有时能感到胎儿肢体在活动
	胎先露触诊（第三步）	判断先露部是胎头还是胎臀，是否衔接。右手拇指与其余 4 指分开，置于耻骨联合上方握住胎先露部，进一步查清是胎头或胎臀，左右推动以确定是否衔接。若胎先露部仍可以左右移动浮动，表示尚未衔接入盆；若不能推动，则表示已衔接
	入盆程度触诊（第四步）	进一步确诊胎先露部的入盆程度。站在孕妇的右侧，面向孕妇足端。左右手分别置于胎先露部的两侧，沿骨盆入口方向向下深按，再次核对胎先露部的诊断是否正确，并确定胎先露部的入盆的程度

（续表）

工作程序		操 作 要 求
操作后处置	观　　察	检查过程中及检查后有无腹痛、头晕、血压下降等不适反应
	患者安置	(1) 扶孕妇起床，休息。 (2) 告知检查基本情况，并宣教
	整理物品	(1) 速干手消毒剂、屏风归位。 (2) 一次性用物投入医疗垃圾桶，洗手
	记　　录	记录子宫大小、胎先露、胎产式、胎方位及胎先露是否衔接
注意事项		(1) 注意隐私保护，暖手操作。 (2) 如发生仰卧位综合症，侧卧位缓解。 (3) 动作轻柔，预防刺激宫缩
相关知识点		四步触诊是通过腹部触诊的方式了解胎儿大小、胎产式、胎先露、胎方位及胎先露部是否衔接的物理诊断方法。不同孕龄的子宫高度：12 周末在耻骨联合上 2～3 横指；16 周末在脐耻之间；20 周末在脐下 1 横指；24 周末在脐上 1 横指；28 周末在脐上 3 横指；32 周末在脐与剑突之间；36 周末在剑突下 2 横指；40 周末在脐与剑突之间或略高

操作流程

操作者准备
(1) 按七步洗手法洗手,戴口罩、帽子,取病历。
(2) 核对孕妇信息,评估孕妇基本情况,告知检查目的。
(3) 嘱孕妇排尿。

患者准备
(1) 明确检查目的,配合操作。
(2) 操作前先排空膀胱。

物品准备
(1) 治疗车上层　放速干手消毒剂、一次性臀垫、笔和记录纸。
(2) 治疗车下层　生活垃圾桶、医疗垃圾桶。
需要时备屏风。

环境准备　整洁,光线明亮柔和,温度22~24℃,湿度50%~60%;屏风遮挡,保护孕妇隐私。

操作步骤
1. 体位　孕妇取仰卧屈膝在检查床上,头部稍垫高,露出腹部,使腹肌放松。
2. 子宫底部触诊　确定子宫底高度,分辨胎头和胎臀。
3. 腹部两侧触诊　检查胎背和肢体。
4. 胎先露触诊　判断先露部是胎头还是胎臀,是否衔接。
5. 入盆程度触诊　进一步确诊胎先露部的入盆程度。

观　　察　检查过程中及检查后有无腹痛、头晕、血压下降等不适反应。

患者安置
(1) 扶孕妇起床,休息。
(2) 告知检查基本情况,并宣教。

整理物品　各类物品分类处理,洗手。

记　　录　记录子宫大小、胎先露、胎产式、胎方位及胎先露是否衔接。

注意事项
(1) 注意隐私保护,暖手操作。
(2) 如发生仰卧位综合症,侧卧位缓解。
(3) 动作轻柔,预防刺激宫缩。

操作评分表

操作步骤	操作内容	操作质量要求	分值	得分	备注
操作准备 (10分)	操作者	按要求做自身准备,了解病史,与患者沟通	2		
	患者	患者了解操作目的、要求	2		
	物品	用物准备齐全,有序放置在合理位置	4		
	环境	室内环境清洁,温、湿度适宜	2		
操作步骤 (60分)	体位	孕妇取仰卧屈膝在检查床上,头部稍垫高,露出腹部,使腹肌放松	5		
	子宫底部触诊	确定子宫底高度,分辨胎头和胎臀	15		
	腹部两侧触诊	检查胎背和肢体	10		
	胎先露触诊	判断先露部是胎头还是胎臀,是否衔接	15		
	入盆程度触诊	进一步确诊胎先露部的入盆程度	15		
操作后处置 (30分)	观察	检查过程中及检查后有无腹痛、头晕、血压下降等不适反应	5		
	患者安置	(1) 扶孕妇起床,休息。 (2) 告知检查基本情况,并宣教	5		
	整理物品	(1) 速干手消毒剂、屏风归位。 (2) 一次性用物投入医疗垃圾桶内统一处理	5		
	记录	记录子宫大小、胎先露、胎产式、胎方位及胎先露是否衔接	5		
	总体评价	体现人文关怀,操作熟练,动作规范	10		
总 分			100		

注意事项
(1) 注意隐私保护,暖手操作。
(2) 如发生仰卧位综合症,侧卧位缓解。
(3) 动作轻柔,预防刺激宫缩。

四十三、骨盆外测量

> **操作规范**

操作目的	间接了解骨盆的大小及形态
适应证	产前检查常规,首次产检即可进行
禁忌证	无绝对禁忌证

工作程序		操作要求
操作前准备	操作者准备	(1) 按七步洗手法洗手,戴口罩、帽子,取病历。 (2) 核对孕妇信息,评估孕妇骨盆有无异常,告知孕妇操作目的、需配合的事项。 (3) 嘱孕妇排尿
	患者准备	(1) 明确检查目的,配合操作。 (2) 操作前孕妇排空膀胱
	物品准备	(1) 治疗车上层 一次性垫巾、一次性检查手套及无菌手套、骨盆外测量器、骨盆出口测量器、汤姆斯骨盆出口测量器、液状石蜡、速干手消毒剂。 (2) 治疗车下层 生活垃圾桶、医疗垃圾桶。 备屏风
	环境准备	整洁,光线明亮柔和,温、湿度适宜(温度22~24℃,湿度50%~60%)。用屏风保护患者隐私
操作步骤	体位	孕妇仰卧在检查床上,双腿稍屈曲分开,臀下垫一次性垫巾。检查过程中,若需要,可变换其他体位
	测量髂棘间径	孕妇伸腿仰卧位,暴露腹部至大腿根部。操作者位于孕妇右侧,手持骨盆外测量器,测量两侧髂前上棘外缘的距离,正常值为23~26 cm。此径线间接推测骨盆入口横径
	测量髂嵴间径	体位、工具同上,测量两侧髂嵴最宽点外缘距离。正常值为25~28 cm。此径线也可间接推测骨盆入口横径
	测量骶耻外径	位于孕妇右侧。孕妇取左侧卧位,右腿伸直,左腿屈曲,测量耻骨联合上缘中点到第5腰椎棘突下缘的距离(第5腰椎棘突下定位:髂嵴后连线中点下1.5cm,相当于米氏菱角窝上角)。正常值为18~20 cm。此径线间接推测骨盆入口前后径长度,是骨盆外测量中最重要的径线

(续表)

工作程序		操作要求
操作步骤	测量坐骨结节间径（出口横径）	孕妇仰卧位，脱开一边裤腿，双腿向腹部弯曲，双手抱膝，向两侧外上方充分展开。操作者面向孕妇立于两腿之间，使用出口测量尺测量两坐骨结节内侧缘的距离。正常值为8.5～9.5 cm。此径线直接测出骨盆出口横径长度。若此值<8 cm，应加测骨盆出口后矢状径
	测量出口后矢状径	坐骨结节间径中点至骶骨尖端的长度。戴一次性检查手套，右手示指蘸少量液状石蜡伸入孕妇肛门向骶骨方向，拇指置于孕妇体外骶尾部，两指共同找到骶骨尖端，用尺放于坐骨结节径线上。汤姆斯骨盆出口测量器一端放于坐骨结节间径中点，另一端放于骶骨尖端处，即可测得出口后矢状径。正常值为8～9 cm。此值与坐骨结节间径之和>15 cm时表明骨盆出口狭窄不明显
	测量耻骨弓角度	孕妇仰卧位，双腿向腹部弯曲，双手紧抱双膝，向两侧外上方充分展开，或仰卧于产床上成膀胱截石位。操作者戴一次性检查手套，面向孕妇立于双腿之间，两拇指指尖对拢放置在耻骨联合下缘，两拇指分别放在耻骨降支上面，测量两拇指间形成的角度。正常值为90°，小于80°为不正常。此角度反应骨盆出口横径的宽度
操作后处置	观察	检查过程中孕妇有无绞痛、头晕、血压下降等不适反应
	患者安置	(1) 告知检查基本情况。 (2) 帮助孕妇整理好衣服，根据需要协助其起身
	整理物品	(1) 消毒液、屏风、测量器归位，统一处理备用。 (2) 一次性物品放医疗垃圾桶，洗手
	记录	记录检查结果
注意事项		注意孕妇隐私保护。男医生操作时，须第三者（女医生、女护士或家属）陪同
相关知识点		骨盆大小及形状是决定胎儿能否经阴道分娩的重要因素之一，因此骨盆测量是产前检查不可缺少的项目。骨盆外测量虽然不能直接测量骨盆内径，但可以从骨盆外测量各条径线的比例中，评估骨盆的大小及形状，判断胎儿能否经阴道分娩。但骨盆结构复杂，受种族、体型、身高比例、遗传、外伤等多种因素影响，可能呈现多样化的立体结构

四十三、骨盆外测量

操作流程

操作者准备
(1) 按七步洗手法洗手,戴口罩、帽子,取病历。
(2) 核对孕妇信息,评估孕妇骨盆有无异常,告知孕妇操作目的、需配合的事项。
(3) 嘱孕妇排尿。

患者准备
(1) 明确检查目的,配合操作。
(2) 操作前孕妇排空膀胱。

物品准备
(1) 治疗车上层 一次性垫巾、一次性检查手套及无菌手套、骨盆外测量器、骨盆出口测量器、汤姆斯骨盆出口测量器、液状石蜡、速干手消毒剂。
(2) 治疗车下层 生活垃圾桶、医疗垃圾桶。
备屏风。

环境准备
整洁,光线明亮,温度 22~24℃,湿度 50%~60%。用屏风保护孕妇隐私。

操作步骤
1. 体位 孕妇排尿后仰卧在检查床上,双腿稍屈曲分开,检查过程中若需要,可变化其他体位。
2. 测量髂棘间径 测量俩侧髂前上棘外缘的距离,正常值为 23~26 cm。
3. 测量髂嵴间径 测量两侧髂嵴最宽点外缘距离,正常值为 25~28 cm。
4. 测量骶耻外径 测量耻骨联合上缘中点到第 5 腰椎棘突下缘的距离,正常值为 18~20 cm。
5. 测量坐骨结节间径(出后横径) 使用出口测量尺测量两坐骨结节内侧缘的距离,正常值为 8.5~9.5 cm。若此值<8 cm,应加测骨盆出口后矢状径。
6. 测量出口后矢状径 坐骨结节间径中点至骶骨尖端的长度。将汤姆斯骨盆出口测量器一端放于坐骨结节间径中点,另一端放于骶骨尖端,即可测得出口后矢状径,正常值为 8~9 cm。此值与坐骨结节间径之和≥15 cm 表明骨盆出口狭窄不明显。
7. 测量耻骨弓角度 检查者戴一次性检查手套,面向孕妇双腿之间,两拇指指尖对拢放置在耻骨联合下缘,两拇指分别放在耻骨降支上面,测量两拇指间形成的角度。正常值为 90°,小于 80°为不正常。

观察 观察和询问检查过程中及检查后有无不适反应。

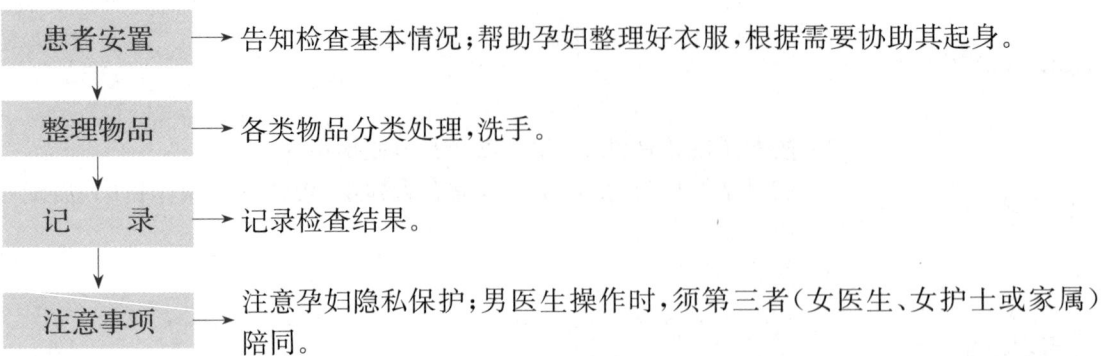

四十三、骨盆外测量

> 操作评分表

操作步骤	操作内容	操作质量要求	分值	得分	备注
操作准备 （10分）	操作者	按要求做自身准备，了解病史，与患者沟通	2		
	患者	了解操作目的要求	2		
	物品	用物准备齐全，有序放置在合理位置	4		
	环境	室内环境清洁，温度适宜	2		
操作步骤 （60分）	体位	孕妇排尿后仰卧在检查床上，双腿稍屈曲分开，或仰卧于妇科检查床上，呈膀胱截石位。臀下垫一次性垫巾。检查过程中，根据需要，可变换其他体位	2		
	测量髂棘间径	孕妇伸腿仰卧位。暴露腹部至大腿根部。操作者位于孕妇右侧。手持骨盆外测量器，测量两侧髂前上棘外缘的距离，正常值为23～26 cm	10		
	测量髂嵴间径	体位、工具同上。测量两侧髂嵴最宽点外缘距离，正常值为25～28 cm	10		
	测量骶耻外径	位于孕妇右侧。孕妇取左侧卧位，右腿伸直，左腿屈曲。测量耻骨联合上缘中点到第5腰椎棘突下缘的距离。正常值为18～20 cm	10		
	测量坐骨结节间径	孕妇仰卧位，脱开一边裤腿，双腿向腹部弯曲，双手抱膝，向两侧外上方充分展开。面向孕妇立于两腿之间，使用出口测量尺测量两坐骨结节内侧缘的距离，正常值为8.5～9.5 cm	10		
	测量出口后矢状径	戴一次性检查手套，右手示指蘸少量液状石蜡伸入孕妇肛门向骶骨方向，拇指置于孕妇体外骶尾部，两指共同找到骶骨尖端。用尺放于坐骨结节径线上。汤姆斯骨盆出口测量器一端放于坐骨结节间径中点，另一端放于骶骨尖端处，即可测得出口后矢状径。正常值为8～9 cm	10		
	测量耻骨弓角度	孕妇仰卧位，双腿向腹部弯曲，双手紧抱双膝，向两侧外上方充分展开，或仰卧于产床上成膀胱截石位。戴一次性检查手套，面向孕妇立于双腿之间，两拇指指尖对拢放置在耻骨联合下缘，两拇指分别放在耻骨降支上面，测量两拇指间形成的角度。正常值为90°，小于80°为不正常。	8		

（续表）

操作步骤	操作内容	操作质量要求	分值	得分	备注
操作后处置（30分）	观察	观察和询问检查过程中及检查后有无不适反应	5		
	患者安置	(1) 告知检查基本情况。 (2) 帮助孕妇整理好衣服，根据需要协助其起身	5		
	整理物品	(1) 速干消毒剂、屏风、测量器归位统一处理备用。 (2) 一次性物品放医疗垃圾桶	5		
	记录	记录检查结果	5		
	总体评价	体现人文关怀，操作熟练，动作规范	10		
总　分			100		

注意事项　注意孕妇隐私保护；男医生操作时，须第三者（女医生、女护士或家属）陪同。

四十四、盆腔检查

操作规范

操作目的	(1) 了解患者外阴、阴道、宫颈、子宫、附件及其他宫旁组织的情况。 (2) 协助诊断女性生殖系统疾病及鉴别与之相关的其他器官、系统疾病	
适应证	(1) 怀疑有妇产科疾病或需要排除妇产科疾病的患者。 (2) 常规妇科查体的人员需做盆腔检查	
禁忌证	(1) 避免月经期检查,如有必要,可无菌操作。 (2) 无性生活的女性禁做双合诊、三合诊及窥阴器检查。如病情所致确需进行如上检查,须经患者及其家属同意,并签署知情同意书。 (3) 病情危重患者,除非必须立即进行妇科检查以确定诊断,应待病情稳定后再进行盆腔检查。 (4) 因疾病或体位无法配合检查者	
工作程序	操 作 要 求	
操作前准备	操作者准备	(1) 操作者按七步洗手法洗手,戴口罩、帽子,取病历。 (2) 核对患者信息,了解病情,告知检查目的和可能引起的不适。 (3) 嘱患者排尿
	患者准备	(1) 明确检查目的,配合操作。 (2) 检查前应排空膀胱。 (3) 尿失禁或盆腔脏器严重脱垂患者需导尿后检查;对于长期便秘者,可灌肠后检查
	物品准备	(1) 治疗车上层放以下物品:消毒治疗盘 1 个、一次性窥阴器 1 个、一次性长棉签 2 根、一次性检查手套 2 副、一次性无菌手套 2 副、一次性臀垫 1 个、一次性弯盘 2 个、一次性药碗 2 个、液状石蜡 50 mL、0.5% 碘伏 500 mL、生理盐水 100 mL、无菌长镊 2 个、无菌棉球 6 个。 (2) 如需留取阴道分泌物做悬滴检查,需要备一次性小棉签 2 根、干试管及湿试管(生理盐水 3 mL)各 1 根、试管架 1 个。 (3) 如需要行宫颈细胞学取材/子宫颈涂片检查,需备 TCT 及 HPV 小瓶各 1 个、宫颈取材毛刷及 HPV 毛刷各 1 个/宫颈刮板,载玻片、95% 酒精。 (4) 治疗车下层放医疗垃圾桶。 (5) 屏风
	环境准备	整洁,光线明亮柔和,温、湿度适宜(温度 22~24℃,湿度 50%~60%)

（续表）

工作程序		操作要求
操作步骤	体位	患者取膀胱截石位。屏风遮挡，检查床上铺一次性臀垫，臀部紧邻检查床缘，头部稍高，双手臂自然放置床两侧，取膀胱截石位，腹部放松。操作者面向患者，站立在其两腿之间。如患者病情危重不能搬动，也可在病床上检查。站立在病床的右侧
	外阴部检查	(1) 戴检查手套，观察外阴发育及阴毛多少和分布情况（女性型或男性型），有无畸形、皮炎、溃疡、赘生物或肿块；注意皮肤和黏膜色泽或色素减退及质地变化，有无增厚、变薄或萎缩。 (2) 分开小阴唇，暴露阴道前庭观察尿道口和阴道口。查看尿道口周围黏膜色泽及有无赘生物。 (3) 疑有盆腔器官脱垂患者用力向下屏气，观察有无阴道前后壁膨出、子宫脱垂或尿失禁等。 (4) 以一手的拇指、示指及中指触摸一侧前庭大腺部位，了解有无前庭大腺囊肿及其大小、质地、有无触痛；并挤压观察腺体开口是否有异常分泌物溢出。检查一侧后再查另一侧。同时，触摸其他外阴部皮肤及黏膜的质地、有无触痛，了解视诊时发现的肿物大小、质地、边界是否清晰、是否活动、有无压痛
	窥阴器检查	(1) 窥阴器放置　根据患者年龄及阴道的松紧度选择合适大小的窥阴器。先将其前后两叶闭合，表面蘸液状石蜡。左手分开大小阴唇，暴露阴道口，右手持窥阴器，避开尿道周围的敏感区，斜行45°沿阴道侧后壁缓缓插入阴道，边推进边顺时针旋转45°；放正窥阴器并打开前后两叶，旋转时观察阴道前、侧、后壁黏膜，最终暴露宫颈。若拟做宫颈细胞学检查或取阴道分泌物做涂片检查，不应用液状石蜡，改用生理盐水润滑，以免影响涂片质量。 (2) 窥阴器放置后观察　观察阴道前后壁和侧壁及穹隆黏膜颜色、皱襞多少，是否有阴道隔或双阴道等先天畸形，有无溃疡、赘生物或囊肿等。观察阴道内分泌物量、性质、色泽，有无臭味。阴道分泌物异常者应做分泌物悬滴检查（湿片法），检查滴虫、假丝酵母菌、淋病奈瑟菌及线索细胞等。一次性小棉签2根，取阴道后穹隆或侧壁分泌物，分别放置于试管架上干湿试管（生理盐水3 mL）中。暴露宫颈后，观察宫颈大小、颜色、外口形状，有无出血、肥大、糜烂样改变、撕裂、外翻、腺囊肿、息肉、赘生物，宫颈内有无出血或分泌物。同时可采集宫颈外口鳞-柱交接部脱落细胞做宫颈细胞学检查和HPV检测/子宫颈涂片检查。 宫颈细胞学取材：使用宫颈刷，中央刷毛插入宫颈管，外侧刷毛接触转化区，旋转5～10圈，将刷头放入保存液中漂洗或直接折断刷头入瓶送检。 子宫颈涂片技术：用宫颈刮板（木质）的尖端插入宫颈外测，顺时针旋转360°刮取宫颈鳞柱交接处（转化区）细胞，将刮取均匀涂抹于载玻片上，立即用95%酒精固定避免干燥，保存送检。 (3) 窥阴器取出　检查完毕后，稍退出窥阴器至宫颈下方后，再使两叶闭合，旋转90°后轻轻取出。脱手套
	双合诊检查	(1) 检查阴道　戴无菌手套，一手示、中两指蘸液状石蜡，顺阴道后壁轻轻插入，检查阴道通畅度、深度、弹性，有无畸形、瘢痕、肿块及阴道穹隆情况。 (2) 检查宫颈　了解宫颈大小、形状、硬度及外口情况，有无子宫脱垂、接触性出血。 (3) 检查子宫体及附件 ① 检查子宫：将阴道内两指放在宫颈后方。另一手掌心朝下，手指平放在患者腹部平脐处。当阴道内手指向上向前方抬举宫颈时，腹部手指往下往后按压腹壁，并逐渐向耻骨联合部位移动，内、外手指同时分别抬举和按压，相互协调，即能扪清子宫位置、大小、形状、软硬度、活动度及有无压痛 ② 检查附件：扪清子宫后，将阴道内两指由宫颈后方移至一侧穹隆部，尽可能往上

(续表)

工作程序		操 作 要 求
操作步骤	双合诊检查	向盆腔深部扪触；与此同时，另一手从同侧下腹壁髂嵴水平开始，由上往下按压腹壁，与阴道内手指相互对合，以触摸该侧附件区有无肿块、增厚或压痛。若扪及肿块，应查清其位置、大小、形状、软硬度、活动度、与子宫的关系以及有无压痛等。 （4）双合诊检查结束　从阴道抽出手指，脱手套，弃于相应回收器内
	三合诊检查	腹部、阴道、直肠联合检查，是双合诊检查的补充。更换无菌手套，一手示、中两指蘸液状石蜡，示指放入阴道，中指放入直肠以替代双合诊时阴道内的两指，其余检查步骤与双合诊检查时相同
	肛腹指诊（肛诊）检查	戴一次性检查手套后，示指蘸取液状石蜡，轻轻按摩肛门周围。嘱患者像解大便样屏气的同时轻轻进入直肠，配合患者呼吸，以直肠内的示指与腹部上的手配合检查，了解子宫及附件的情况（方法同双合诊）。检查毕，脱手套
操作后处置	观　察	观察患者面容、一般情况、手指指套触血情况
	患者安置	整理患者衣物，嘱适当休息
	用物处理	（1）非一次性使用物品须放入回收盘中回收统一消毒。 （2）一次性物品分类投入医疗垃圾桶内统一处理，洗手。 （3）标本送检
	记　录	记录盆腔检查中外阴、阴道、子宫、附件情况，以及标本的送检情况
注意事项		（1）对怀疑有盆腔内病变的腹壁肥厚、高度紧张不合作或未婚患者，必要时可麻醉下行盆腔检查。 （2）如盆腔检查不满意，可行 B 超检查
相关知识点		1. 指标解读 （1）pH 值　正常在 3.8～4.4，>4.5 可能是滴虫性或细菌性阴道炎。 （2）清洁度　Ⅰ、Ⅱ度为正常，Ⅲ、Ⅳ度提示有炎症。 （3）线索细胞、霉菌/白色念珠菌、滴虫　若是某项呈阳性（＋），提示存在该病原体的感染。 ① 线索细胞＋:细菌性阴道炎； ② 霉菌/白色念珠菌＋:霉菌性阴道炎； ③ 滴虫＋:滴虫性阴道炎。 （4）白细胞　正常为 0 到＋＋,若＋＋＋或>15/HPF,提示有炎症。 2. 妇科检查中相关知识 （1）处女膜观察　无性生活的处女膜一般完整未破，其阴道口勉强可容示指；已有性生活的阴道口能容两指通过；经产妇的处女膜仅余残痕或可见会阴后一侧切瘢痕。 （2）三合诊的目的在于弥补双合诊的不足，通过三合诊可进一步了解后倾或后屈子宫的大小，发现子宫后壁陷凹、子宫直肠陷凹、宫骶韧带和双侧盆腔后部病变及其与邻近器官的关系，扪清主韧带及宫旁情况以估计盆腔内病变范围，特别是癌肿与盆壁间的关系，以及扪诊阴道直肠隔、骶骨前方或直肠内有无病变等。 （3）未婚或阴道闭锁、阴道狭窄等不能进行阴道检查者，行直肠-腹部检查即肛查

> 操作流程

操作者准备 → (1) 七步洗手法洗手,戴帽子、口罩。
(2) 核对患者信息,评估患者病情,告知操作目的,嘱患者排尿。

患者准备 → 了解盆腔检查目的,配合操作;排空小便。

物品准备 →
(1) 治疗车上层放消毒治疗盘 1 个、一次性检查用物、液状石蜡 50 mL、0.5%碘伏 500 mL、生理盐水 100 mL、无菌长镊 2 个、无菌棉球 6 个。
(2) 需取阴道分泌物检查,备一次性小棉签,干试管及湿试管(生理盐水 3 mL)各 1 根,试管架 1 个。
(3) 需行宫颈细胞学取材/子宫颈涂片检查,需备 TCT 及 HPV 小瓶各 1 个、宫颈取材毛刷及 HPV 毛刷各 1 个、宫颈刮板、载玻片、95%酒精。
(4) 治疗车下层放医疗垃圾桶。
(5) 屏风。

环境准备 → 整洁,光线充足,温度 22~24℃,湿度 50%~60%。

操作步骤 →
1. 体位　患者取膀胱截石位。
2. 外阴部检查　戴手套,观察外阴、尿道口和阴道口。嘱患者用力向下屏气,观察有无阴道前后壁膨出、子宫脱垂或尿失禁等。
3. 窥阴器放置及观察　窥阴器前端并合,表面润滑;检查者分开患者小阴唇,将窥阴器斜行缓慢插入阴道内。
(1) 阴道检查　观察阴道壁,注意阴道内分泌物,有异常者做细菌、细胞学检查。
(2) 宫颈检查　暴露宫颈后,观察宫颈大小、颜色、外口形状,有无出血、肥大、糜烂样改变、撕裂、外翻、腺囊肿、息肉、赘生物等。可采集宫颈外口鳞-柱交接部脱落细胞做宫颈细胞学检查和 HPV 检查/子宫颈涂片检查。取标本后分别放置于试管及标本瓶内。取出窥阴器。
4. 双合诊检查　戴无菌手套,一手示、中两指蘸液状石蜡,顺阴道后壁轻轻插入,检查阴道、宫颈、子宫体、附件。退出,脱手套。
5. 三合诊检查　更换无菌手套,一手示、中两指蘸液状石蜡,示指放入阴道,中指放入直肠,做腹部、阴道、直肠联合检查。
6. 肛腹指诊(肛诊)　戴一次性手套后示指蘸取液状石蜡,轻轻按摩肛门周围,嘱患者做解大便样屏气,轻轻进入直肠,与腹部上的手配合检查子宫及附件的情况。检查毕,脱手套。

观　察 → 观察患者面容,有无不适情况,检查手指指套触血情况。

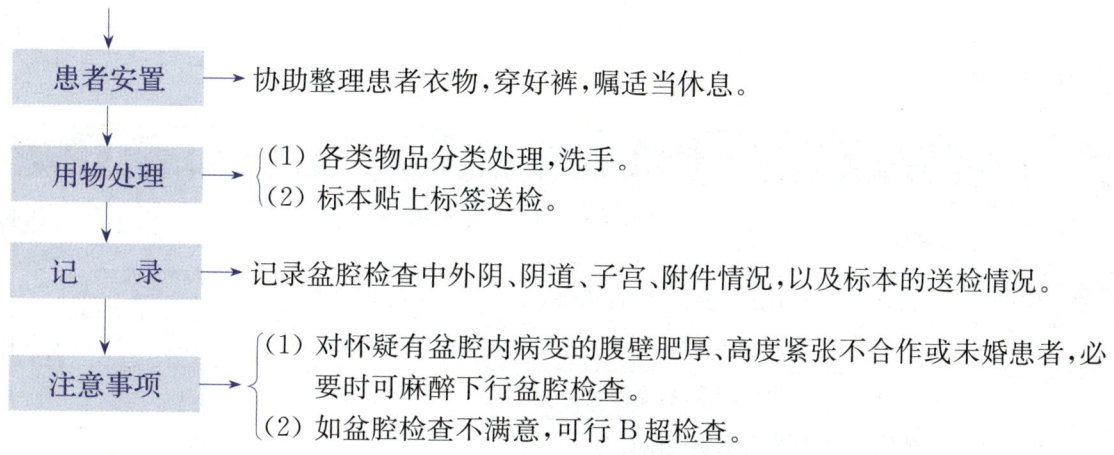

> 操作评分表

操作步骤	操作内容	操作质量要求	分值	得分	备注
操作准备 （10分）	操作者	按要求做自身准备，了解病史，与患者沟通	2		
	患者	患者了解操作目的和要求	2		
	物品	用物准备齐全，有序放置在合理位置	4		
	环境	室内环境清洁，温湿度适宜	2		
操作步骤 （60分）	体位	助患者取膀胱截石位	2		
	外阴检查	外阴检查，戴手套；检查并准确描述外阴发育情况	5		
	窥阴器放置	（1）放置窥阴器　手法轻柔准确，避免损伤。 （2）阴道检查　观察阴道壁；阴道分泌物及阴道分泌物悬滴检查取标本。 （3）宫颈检查　宫颈暴露清楚，观察宫颈及宫颈细胞学、子宫颈涂片取标本	5 8 12		
	双合诊检查	窥阴器取出，戴无菌手套，检查阴道、宫颈、子宫体、附件。退出，脱手套	10		
	三合诊检查	更换无菌手套，做腹部、阴道、直肠联合检查	10		
	肛腹指诊	戴一次性手套，做直肠内与腹部配合检查	5		
操作后处置 （30分）	观察	观察患者面容、手指指套触血情况	5		
	患者安置	整理患者衣物，嘱适当休息	5		
	用物处理	（1）整理物品，分类处理，消毒备用。 （2）标本贴上标签送检	5		
	记录	记录盆腔检查情况	5		
	总体评价	体现人文关怀，操作熟练，动作规范	10		
总　　分			100		

注意事项
（1）对怀疑有盆腔内病变的腹壁肥厚、高度紧张不合作或未婚患者，必要时可麻醉下行盆腔检查。
（2）如盆腔检查不满意，可行B超检查。

四十五、阴道后穹隆穿刺术

操作规范

操作目的	(1) 抽取盆腔积液,了解液体的性状。 (2) 取盆腔积液,进行理化检查、病理检查及病原学检查、辅助诊断
适应证	(1) 对疑有腹腔内出血的患者,如异位妊娠、卵巢滤泡破裂、黄体破裂等的辅助诊断。 (2) 怀疑盆腔内有积液或积脓时,了解积液性质,做病原学检查、穿刺引领及局部药物治疗。 (3) 对于可疑恶性肿瘤的患者,穿刺留取腹水进行细胞学检查及病理检查。 (4) 超声引导下行卵巢子宫内膜异位囊肿穿刺治疗、包囊性积液穿刺治疗、输卵管妊娠部位药物注射。 (5) 超声引导下经阴道后穹隆穿刺取卵,用于各种助孕技术
禁忌证	(1) 严重的盆腔粘连,疑有肠管与子宫后壁粘连。 (2) 子宫直肠陷凹完全被巨大肿物占据。 (3) 异位妊娠拟用非手术治疗时,应避免后穹隆穿刺,以免引起感染。 (4) 恶性肿瘤。 (5) 合并严重的阴道炎症

工作程序		操作要求
操作前准备	操作者准备	(1) 按七步洗手法洗手,戴口罩、帽子,取病历。 (2) 核对患者信息,了解患者病情,告知操作目的,签署知情同意书。 (3) 嘱患者排尿
	患者准备	(1) 明确后穹隆穿刺的目的,配合操作。 (2) 患者排空小便
	物品准备	(1) 治疗车上层 ① 无菌穿刺包:内有窥阴器2个、宫颈钳1把、9号长针头1枚、卵圆钳2把、治疗碗1个、消毒纱球6个、无菌洞巾1块、无菌纱布数块。 ② 消毒治疗盘:内有消毒液(0.5%碘伏。如碘过敏,备0.1%苯扎溴铵溶液)、无菌手套2副、10 mL或20 mL注射器1副、臀垫1块、持物钳及浸泡罐。根据实际需要准备玻片、培养管、无水酒精抗生素等。 (2) 治疗车下层 生活垃圾桶、医疗垃圾桶、锐器盒
	环境准备	(1) 整洁,光线明亮柔和,温、湿度适宜(温度22~24℃,湿度50%~60%)。 (2) 隐私保护;若为男医生操作,须有女性医务人员在场

(续表)

工作程序		操作要求
操作步骤	体位	助患者取膀胱截石位,垫好臀垫
	查体	手消毒,戴无菌手套,双合诊检查了解子宫、附件情况和阴道后穹隆是否膨隆。脱手套放医疗垃圾桶
	消毒铺巾	(1) 打开穿刺包,整理用物,戴无菌手套。0.5%碘伏纱球分别消毒外阴、阴道2遍。 (2) 铺无菌洞巾,持窥阴器边旋转边消毒阴道。退出窥阴器后更换窥阴器。固定并暴露宫颈,宫颈钳钳夹宫颈后唇,碘伏再次消毒阴道,尤其是后穹隆穿刺部位
	穿刺	(1) 取9号长针头接10 mL或20 mL注射器,检查针头确认针头无阻塞。 (2) 左手向前上方牵拉宫颈钳,右手持注射器,在后穹隆中央或稍偏患侧、阴道后壁与后穹隆交界处稍下方,平行宫颈管方向快速进针刺入。当针头穿透阴道壁,出现落空感后(进针2～3 cm),立即抽取液体;如无液体抽出,可适当改变进针深度和方向,或边退针边抽吸。必要时令患者半坐卧位,使盆腔内体液汇积于子宫直肠凹以便抽吸。 (3) 操作结束,轻轻拔出针头后,观察穿刺点有无活动性出血,如有出血可用无菌纱布压迫至止血后取出窥阴器
	穿刺液收集	(1) 如抽出血液,应静置5 min,若凝固则为血管内血液;或滴在纱布上,出现红晕,为血管内血液。放置6 min仍不凝固,可判断为腹腔内出血。 (2) 如欲行细胞学检查应立即涂片,待其干燥后以95%酒精固定后送检。 (3) 如行其他检查,将标本放置试管内进行相应处置。 (4) 如抽出脓液或陈旧性血液需要进行相应治疗,按预定方案进行
操作后处置	观察	(1) 症状观察　有无腹痛加剧、头晕、胸闷、气促。 (2) 体征观察　面色苍白、呼吸音减弱、血压下降
	患者安置	帮助患者整理衣物,向患者交待术后注意事项;若后穹隆穿刺阳性,立即收住院进一步诊疗,追踪化验结果;若患者出现休克征象,立即补液抗休克,同时由绿色通道直送手术室
	整理物品	(1) 穿刺包、洞巾等非一次性使用物品回收统一消毒。 (2) 一次性使用针头投入医疗锐器盒。 (3) 穿刺抽出液废弃部分倒入医疗污物池。其余物品投入医疗垃圾桶
	记录	记录实际操作情况及穿刺液性状
注意事项		(1) 若为男医生操作,须女性医务人员在场。 (2) 严格按无菌原则操作,预防感染。 (3) 穿刺过程若患者出现休克征象,立即补液抗休克,同时由绿色通道直送手术室
相关知识点	并发症处理	(1) 误伤血管　进针方向错误,误伤血管,抽出血液静置后可以凝固。要注意患者自诉,如出现穿刺后腹痛、肛门坠胀,甚至血压下降,应及时进行盆腔检查,必要时进行超声检查,了解有无血肿发生。 (2) 误伤直肠　进针方向过于靠后,可以伤及直肠。一般小损伤无需特别处理;如破口较大出现相应症状,应请外科会诊,决定治疗方案。对盆腔轻度粘连,确需穿刺时可以超声引导下进行。 (3) 感染　应严格按无菌规则进行操作,阴道炎症患者应治疗后进行穿刺,必要时同时应用抗生素。 (4) 阴道后穹隆穿刺未抽出血液　不能完全除外宫外孕和腹腔内出血;内出血量少、血肿位置高或与周围组织粘连时,均可造成假阴性

(续表)

相关知识点	后穹隆解剖特点	(1) 子宫直肠陷凹是腹腔最低点,腹腔内如有积血、积脓或积液时常常存留于此处。 (2) 后穹隆的组织相对较薄,经后穹隆穿刺进行治疗、取卵、注射等损伤小,操作方便。经阴道后穹隆穿刺对于诊断治疗许多妇产科疾病是必不可少的辅助方法

操作流程

操作者准备
(1) 按七步洗手法洗手,戴帽子、口罩,取病历。
(2) 核对患者信息,评估患者病情,告知操作目的,签署知情同意书。
(3) 嘱患者排尿。

患者准备
(1) 了解后穹隆穿刺的目的,配合操作。
(2) 排空小便。

物品准备
(1) 治疗车上层 无菌穿刺包、治疗盘及用物,需要准备玻片、培养管、无水酒精抗生素等。
(2) 治疗车下层 生活垃圾桶、医疗垃圾桶、锐器盒。

环境准备 → 整洁,光线充足,温度 22~24℃,湿度 50%~60%。

操作步骤
1. 体位 助患者取膀胱截石位,垫好臀垫。
2. 查体 手消毒,戴无菌手套,双合诊检查了解子宫、附件情况和阴道后穹隆是否膨隆。脱手套放污物桶。
3. 消毒铺巾 打开穿刺包,整理用物,戴无菌手套;外阴、阴道各消毒 2 遍;铺无菌洞巾,持窥阴器消毒阴道 1 遍,更换窥阴器,钳夹宫颈后唇,再次消毒阴道 1 遍。
4. 穿刺 取 9 号长针头接 10 mL 或 20 mL 注射器,检查针头确认针头无阻塞。左手牵拉宫颈钳,右手持注射器,在后穹隆中央或稍偏患侧、阴道后壁与后穹隆交界处稍下方,平行宫颈管方向快速进针刺入。当针头穿透阴道壁,出现落空感后立即抽取液体;如无液体抽出,可适当改变进针深度和方向,或边退针边抽吸。拔出针头后,观察穿刺点有无出血,如有出血可用无菌纱布压迫至止血后取出窥阴器。
5. 穿刺液采集 如抽出血液,静置 5 min,若凝固则为血管内血液;放置 6 min 仍不凝固,可判断为腹腔内出血。如欲行细胞学检查,应立即涂片,待其干燥后固定送检;如行其他检查,对标本放置试管内进行相应处置;如抽出脓液或陈旧性血液需要进行相应治疗,按预定方案进行。

观察
(1) 症状观察 有无腹痛加剧、头晕、胸闷、气促。
(2) 体征观察 面色苍白、呼吸音减弱、血压下降。

患者安置 → 帮助患者整理衣物,向患者交待术后注意事项;若后穹隆穿刺阳性,立即收住院进一步诊疗,追踪化验结果;若患者出现休克征象,立即补液抗休克,同时由绿色通道直送手术室。

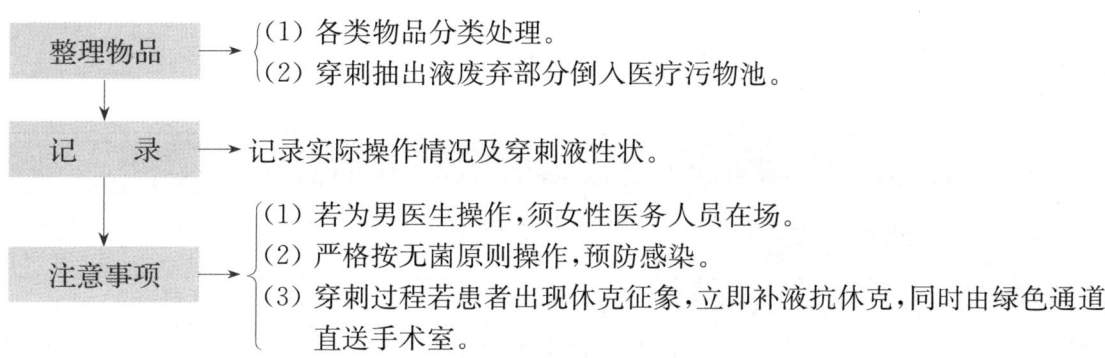

操作评分表

操作步骤	操作内容	操作质量要求	分值	得分	备注
操作准备（10分）	操作者	按要求做自身准备，了解病史，与患者沟通	2		
	患者	了解操作目的和要求	2		
	物品	用物准备齐全，有序放置在合理位置	4		
	环境	室内环境清洁，温、湿度适宜，隐私保护	2		
操作步骤（60分）	体位	垫好臀垫，助患者取膀胱截石位	5		
	查体	手消毒，戴无菌手套，双合诊检查了解子宫、附件情况和阴道后穹隆是否膨隆。脱手套放污物桶	5		
	消毒铺巾	(1) 打开穿刺包，整理用物，戴无菌手套。外阴、阴道消毒2遍。 (2) 铺无菌洞巾，持窥阴器消毒阴道1遍；更换窥阴器，暴露宫颈，宫颈钳钳夹宫颈后唇，再次消毒阴道1遍，尤其是后穹隆穿刺部位	10		
	穿刺	(1) 取9号长针头接10 mL或20 mL注射器，检查针头确认针头无阻塞。 (2) 左手向前上方牵拉宫颈钳，右手持注射器，在后穹隆中央或稍偏患侧、阴道后壁与后穹隆交界处稍下方，平行宫颈管方向快速进针刺入。当针头穿透阴道壁，出现落空感后（进针2~3 cm），立即抽取液体；如无液体抽出，可适当改变进针深度和方向或边退针边抽吸。必要时令患者半坐卧位，使盆腔内体液汇积于子宫直肠凹以便抽吸。 (3) 操作结束时轻轻拔出针头后，观察穿刺点有无活动性出血，如有出血可用无菌纱布压迫至止血后取出窥阴器	30		
	穿刺液采集	(1) 如抽出血液，静置5 min，若凝固则为血管内血液；或滴在纱布上出现红晕，为血管内血液。放置6 min仍不凝固，可判断为腹腔内出血。 (2) 如欲行细胞学检查应立即涂片，待其干燥后以95%酒精固定后送检。 (3) 如行其他检查，对标本放置试管内进行相应处置。 (4) 如抽出脓液或陈旧性血液需要进行相应治疗，按预定方案进行	10		

(续表)

操作步骤	操作内容	操作质量要求	分值	得分	备注
操作后处置 （30分）	观察	（1）症状观察　有无腹痛加剧、头晕、胸闷、气促。 （2）体征观察　面色苍白、呼吸音减弱、血压下降	5		
	患者安置	（1）帮助患者整理衣物，向患者交待术后注意事项。 （2）若后穹隆穿刺阳性，立即收住院进一步诊疗，追踪化验结果	5		
	整理物品	（1）穿刺包、洞巾等非一次性用物回收统一消毒备用。 （2）一次性针头投入锐器箱。 （3）穿刺抽出液废弃部分倒入医疗污物池。 （4）一次性用物投入医疗垃圾桶统一处理	5		
	记录	实际操作情况及穿刺液性状	5		
	总体评价	体现人文关怀，操作熟练，动作规范	10		
总　分			100		

注意事项

（1）若为男医生操作，须女性医务人员在场。

（2）严格按无菌原则进行操作，预防感染。

（3）穿刺过程若患者出现休克征象，立即补液抗休克，同时由绿色通道直送手术室。

第五部分

儿科操作技能

四十六、小儿生长发育评估

操作规范

操作目的	判断小儿体格生长发育水平
适应证	需进行生长发育测量的婴幼儿
禁忌证	无

工作程序		操作要求
操作前准备	操作者准备	(1) 按七步洗手法洗手,戴好帽子、口罩,取病历。 (2) 评估婴幼儿基本情况,询问家长喂奶时间,告知测量目的、测量方法及配合要点。 (3) 注意手的温度,了解患儿是否排大小便
	患者准备	(1) 早晨空腹时或喂奶后3h,无哭闹。 (2) 排清大小便,尿布干净
	环境准备	操作台整洁,光线明亮,温、湿度适宜(室温26~28℃,湿度50%~60%)
	物品准备	(1) 3岁以下婴幼儿采取盘式电子秤,3岁以上儿童采用站立式体重计。 (2) 婴儿身长测量床、身高计、软尺、皮皱厚度计。 (3) 软垫、垫巾、一次性尿布、婴儿衣裤、记录纸、笔
操作步骤	铺操作台	推婴儿车至操作台旁,测体重前操作台上铺上软垫,将电子秤铺上垫巾,调零
	体重测量	洗手,抱婴幼儿至操作台上,尽可能脱去衣帽和一次性尿布,或扣除其重量。 (1) 3岁以下婴幼儿 选用盘式电子秤测量。一手托头,一手托住臀部,放于体重秤上。读数以千克为单位,精确到小数点后2位,将数据记录在表上。 (2) 3岁以上儿童 选用站立式体重计测量,读数精确至小数点后2位。 测量时儿童站立于踏板中央,双手自然下垂。重复测量2~3次,取平均值,将数据记录在表上
	身高测量	(1) 3岁以下婴幼儿取仰卧位 一手托头,一手托住臀部;安全放在量床的正中线上。两人配合,助手将头扶正,头顶接触顶板,两耳在同一水平,躯干伸直,腘窝接触量床;左手握住其两膝,右手推足板,使之接触双脚跟部,足板面与量床底板呈直角。注意使量床两侧读数一致,读数精确到0.1cm。将数据记录在表上。

(续表)

工作程序		操 作 要 求
操作步骤	身高测量	(2) 3岁以上取站立位 先检查身高计是否放置平稳,水平板与立柱是否成直角;指导和帮助儿童背对测量立柱站立在身高计底板上,呈立正姿势;被测儿童足跟并拢,枕后、肩胛间、骶部、足跟紧贴立柱。读数前再次观察被测量者姿势是否正确,待符合要求后,水平板呈水平位时再读取其底面立柱上的数字,读数精确到0.1cm;重复测量2～3次,取平均值,并将数据记录在表上
	头围测量	婴幼儿取仰卧位,站立于婴幼儿双脚一侧,面向婴幼儿;儿童取立位或坐位,操作者位于儿童前方或一侧,用拇指将软尺零点固定于一侧眉弓上缘处,软尺经过耳上方,经枕骨结节最高点,两侧对称,从另一侧眉弓上缘回至零点后读数。读数精确到0.1cm,将数据记录在表上
	胸围测量	3岁以下婴幼儿取仰卧位,3岁以上儿童取立位,处于安静状态,两手自然下垂,两眼平视前方。操作者位于儿童前方或一侧,用手指将软尺零点固定于一侧乳头的下缘,手拉软尺,绕经儿童后背,以两肩胛骨下角下缘为准。注意前后左右对称,经另一侧回到起点,然后读数。取平静呼、吸气时的中间数,读数精确到0.1cm,将数据记录在表上
	腹部测量	(1) 腹围测量 取卧位,测量婴儿时将软尺零点固定在剑突与脐连线的中点,经同水平位绕背一圈回到零点;测量儿童时,可平脐经同水平绕背一周后回到零点读数。取平静呼吸气时的中间数,精确至0.1cm,将数据记录在表上。 (2) 腹部皮下脂肪测量 取锁骨中线平脐处,皮褶方向与躯干长轴平行,左手拇指和示指将皮肤及皮下脂肪捏起,捏时两手指应相距3cm,右手拿皮褶厚度计,将钳板插入捏起的皮褶两边至底部钳住,测量其厚度,精确至0.5mm,将数据记录在表上
	上臂围测量	取立位、坐位或者仰卧位,两手自然平放或下垂。一般测量左上臂,将软尺零点固定于上臂外侧肩峰至鹰嘴连线中点,沿该点水平位将软尺紧贴皮肤绕上臂一周,回至零点读数。精确至0.1cm,将数据记录在表上
操作后处置	婴幼儿安置	协助婴幼儿穿好衣物,婴儿抱放婴儿床上,幼儿放床上或交家长
	整理物品	(1) 体重秤、测量床、身高计、软尺、皮皱厚度计归位,统一消毒备用。 (2) 婴幼儿衣裤统一清洗备用。 (3) 一次性物品放医疗垃圾桶
注意事项		(1) 测量中动作要轻柔、快速,暴露要少,以防着凉。 (2) 密切观察婴幼儿情况,若有不适,及时停止操作。 (3) 动作规范,确保测得数据正确
相关知识点		(1) 体重公式 <6月,出生体重+月龄×0.7;6～12月,6+月龄×0.25;2～12岁,年龄×2+8。 (2) 身高公式 出生身长平均50cm,1岁时约75cm;2～6岁,年龄×7+75;6～12岁,年龄×6+80。 (3) 头围 出生时头围相对较大,平均34cm;1岁以内增长较快,1岁时46cm;2岁时48cm,5岁时50cm。 (4) 胸围 出生时头围大于胸围,1周岁时胸围等于头围,以后则胸围超过头围。 (5) 无条件测身高和体重 可用测量上臂围来筛查1～5岁小儿的营养情况

操作流程

操作者准备
(1) 按七步洗手法洗手,戴好帽子、口罩,取病历。
(2) 评估婴幼儿基本情况,询问家长喂奶时间,交代测量目的,解释测量方法,取得家长的同意和配合。
(3) 注意手的温度,了解患儿是否排大小便。

患者准备
(1) 早晨空腹时或喂奶后 3 h,无哭闹。
(2) 排清大小便,尿布干净。

物品准备
体重秤或体重计、婴儿身长测量床或身高计、软尺、皮皱厚度计、软垫、垫巾、一次性尿布、婴儿衣裤、记录表、笔。

环境准备
操作台整洁,光线明亮,室温 26~28℃,湿度 50%~60%。

操作过程
1. 铺操作台 推婴儿车至操作台旁,测体重前操作台上铺上软垫,电子秤铺上垫巾,调零。
2. 体重测量 3 岁以下婴幼儿选用盘式电子秤测量;3 岁以上儿童选用站立式体重计测量(口述)。
3. 身高测量 3 岁以下仰卧位测量;3 岁以上站立位(口述)。
4. 头围测量 婴儿取仰卧位,幼儿或儿童取立位或坐位测量。
5. 胸围测量 3 岁以下婴幼儿取仰卧,3 岁以上儿童取立位或坐位测量。
6. 腹部测量 取卧位,腹围测量,腹部皮下脂肪测量。
7. 上臂围测量 取仰卧位、坐位或立位测量。

婴幼儿安置
协助婴幼儿穿好衣物,婴儿抱放婴儿床上,幼儿放床上或交家长。

整理物品
各类物品分类处理,洗手。

注意事项
(1) 测量中动作要轻柔、快速;暴露要少,以防着凉。
(2) 密切观察婴幼儿情况,若有不适,及时停止操作。
(3) 动作规范,确保测得数据正确。

操作评分表

项目步骤	项目内容	质量要求	分值	得分	备注
操作准备（10分）	操作者	按要求做自身准备，了解病史，与家长沟通	2		
	患儿	家长了解操作目的要求。小儿空腹、排空大小便	2		
	物品	用物准备齐全，有序放置在合理位置	4		
	环境	确认环境安全操作台整洁，光线明亮，温、湿度适宜	2		
操作步骤（60分）	体位	帮助小儿取合适体位	5		
	铺操作台	推婴儿车至操作台旁，测体重前操作台上铺上软垫，将电子秤铺上垫巾，调零	5		
	体重	洗手，抱婴儿至操作台上，尽可能脱去孩子衣帽和纸尿裤，或扣除衣帽、纸尿裤重量。 (1) 3岁以下婴幼儿选用盘式电子秤测量。读数以千克为单位，精确到小数点后2位，将数据记录在表上。 (2) 3岁以上儿童（口述）	10		
	身高	(1) 3岁以下取卧位 将小儿安全放在量床上，仰卧，两人配合测量。读数精确到0.1cm。将数据记录在表上。 (2) 3岁以上站立位（口述）	10		
	头围	婴幼儿取仰卧位，用拇指将软尺零点固定于一侧眉弓上缘处，软尺经过耳上方，经枕骨结节最高点，两侧对称，从另一侧眉弓上缘回至零点后读数。读数精确到0.1cm，将数据记录在表上	10		
	胸围	3岁以下婴幼儿取卧位，3岁以上儿童取立位。用手指将软尺零点固定于一侧乳头的下缘，手拉软尺，绕经小儿后背，以两肩胛骨下角下缘为准。取平静呼、吸气时的中间数，读数精确到0.1cm，将数据记录在表上	10		
	腹部	(1) 腹围测量 取卧位，测量婴儿时将软尺零点固定在剑突与脐连线的中点，经同水平位绕背一圈回到零点；儿童可平脐经水平位绕背一周后回到零点进行读数。精确至0.1cm，将数据记录在表上。	5		

(续表)

项目步骤	项目内容	质量要求	分值	得分	备注
操作步骤 (60分)		(2) 腹部皮下脂肪测量 取锁骨中线平脐处,皮褶方向与躯干长轴平行。测量者在测量部位用左手拇指和示指将该处皮肤及皮下脂肪捏起。捏时两手指应相距3cm。右手拿皮褶厚度计,将钳板插入捏起的皮褶两边至底部钳住,测量其厚度。精确至0.5mm,将数据记录在表上			
	上臂围	取立位、坐位或者仰卧位,两手自然平放或下垂。一般测量左上臂,将软尺零点固定于上臂外侧肩峰至鹰嘴连线中点,沿该点水平位将软尺紧贴皮肤绕上臂一周,回至零点读数,精确至0.1cm,将数据记录在表上	5		
操作后处置 (30分)	婴幼儿安置	协助婴幼儿穿好衣物,婴儿抱放婴儿床上,幼儿放床上或交家长	5		
	整理物品	(1) 体重秤、测量床、身高计、软尺、皮皱厚度计归位,统一消毒备用。 (2) 婴幼儿衣裤统一清洗备用。 (3) 一次性物品放医疗垃圾桶	5		
	生长发育评估	结合公式,判断患儿生长发育的状态	5		
	注意事项	(1) 测量中动作要轻柔、快速;暴露要少,以防着凉。 (2) 密切观察婴幼儿情况,若有不适,及时停止操作。 (3) 动作规范,确保测得数据正确	5		
	总体评价	体现人文关怀,操作熟练,动作规范	10		
总 分			100		

四十七、婴儿配奶

> 操作规范

	工作程序	操作要求
操作目的		(1) 为婴儿提供正确的奶量,满足生理所需的能量和营养。 (2) 满足患儿营养需要,促进生长发育
适应证		(1) 母乳不足或无法母乳喂养的婴儿。 (2) 婴儿患病时的特殊营养需求。 (3) 混合喂养或断奶过度;营养强化需求
禁忌证		无
工作程序		操作要求
操作前准备	操作者准备	着装整洁,按七步洗手法洗手,戴好帽子、口罩
	物品准备	(1) 消毒液擦拭过的操作台 敷料罐中存放灭菌的乳瓶及奶头、持物钳、量杯装、70℃左右的热开水 500 mL、灌装奶粉,以及奶匙、记号笔。 (2) 核对婴儿信息 床号、姓名、住院号及奶量、奶粉类型及冲调比例
	环境准备	整洁,光线明亮柔和,温湿度适宜(温度 22~24℃,湿度 50%~60%)
操作步骤	选奶粉	(1) 来源 家庭提供、医院提供。 (2) 品种 适应 0~6 个月内婴儿奶粉;适应 0~12 个月内婴儿奶粉
	配乳	4 个月婴儿配奶量 180 mL(3 勺奶粉)。 (1) 洗手并清洁操作台面,取灌装奶粉,阅读配方奶包装上的适用月龄,看清水和奶粉比例。 (2) 打开敷料罐,用持物钳取奶瓶,倒入 180 mL 水;把奶瓶放在桌子上,看清水的高度,与奶瓶壁上的刻度齐平。 (3) 打开奶粉灌,用罐中奶匙取 3 勺奶粉。每取一勺,在罐边刮平,再放入奶瓶中。 (4) 取奶嘴,拧紧,盖上瓶盖。充分摇匀奶液,备用
	喂乳	先试温再喂。可滴在手腕内测温(感觉温热,不烫)
	储乳	配好的奶液在未吃的情况下,常温存放不能超过 2 h,冷藏不能超过 24 h
	整理物品	(1) 整理用物,一次性使用物品放医疗垃圾桶。 (2) 消毒液擦拭台面。清洗配乳用具统一消毒、灭菌备用
	记录	记录配奶时间、奶量、患儿床号、姓名及住院号等

（续表）

工作程序	操作要求
注意事项	(1) 遵守无菌操作原则，配奶前检查奶粉是否在保质期内，仔细阅读配方奶粉的说明，按比例配制。 (2) 用水必须完全煮沸；奶粉的冲调水温应低于70℃，一般为40～55℃。 (3) 婴儿配奶工具一人一套，尽可能现配现用
相关知识	1. 配方奶类型 (1) 普通配方奶　适用于健康足月儿（分1、2、3段）。 (2) 特殊配方奶　部分水解、深度水解蛋白配方（过敏风险婴儿），无乳糖配方（乳糖不耐受），早产儿、低体重儿配方（高热量、易消化）。 2. 冲调用具消毒 (1) 消毒方法　沸水煮5 min或蒸汽消毒器消毒。 (2) 频率　每次使用前消毒，至少持续至6月龄。 3. 冲泡奶粉 (1) 冲调的奶粉量及水量必须按罐上指示，奶水过浓或过稀皆会影响宝宝的健康。 (2) 冲调好的奶粉不能再煮沸。煮沸会使蛋白质、维生素等营养物质的结构发生变化，失去原有的营养价值

操作流程

操作者准备 → 着装整洁,按七步洗手法洗手,戴好帽子、口罩。

物品准备 → 操作台上,敷料罐中存放灭菌的乳瓶及奶头、持物钳、量杯装、70℃左右的热开水 500 mL、灌装奶粉及奶匙、记号笔。

环境准备 → 整洁,光线明亮柔和,温湿度适宜(温度 22~24℃、湿度 50%~60%)。

操作步骤 →
1. 选奶粉
   (1) 来源　家庭提供,医院提供。
   (2) 品种　适应 0~6 个月内婴儿奶粉;适应 0~12 个月内婴儿奶粉。
2. 配乳　配 4 个月婴儿奶量 180 mL(3 勺奶粉)。
   (1) 洗手并清洁操作台面,取灌装奶粉,阅读配方奶包装上的适用月龄,看清水和奶粉比例。
   (2) 打开敷料罐,用持物钳取奶瓶,倒入 180 mL 水,把奶瓶放在桌子上,看清水的高度,与奶瓶壁上的刻度齐平。
   (3) 打开奶粉灌,用罐中奶匙取 3 勺奶粉。每取一勺需要在罐边刮平,再放入奶瓶中。
   (4) 取奶嘴拧紧,盖上瓶盖。充分摇匀奶液,备用。
3. 喂乳　在喂婴儿之前,先试温再喂。
4. 储乳　配好的奶液常温存放不能超过 2 h,冷藏不能超过 24 h。

整理物品 →
(1) 整理用物,一次性使用物品放医疗垃圾桶。
(2) 消毒液擦拭台面,清洗配乳用具统一消毒、灭菌备用。

记　　录 → 配好的奶瓶上记录配奶时间、患儿床号、姓名及住院号等。

注意事项 →
(1) 遵守无菌操作原则,配奶前检查奶粉是否在保质期内,仔细阅读配方奶粉的说明,按比例配制。
(2) 冲泡用水必须完全煮沸,冲调水温应低于 70℃,一般为 40℃~55℃之间。
(3) 配奶工具一人一套,尽可能现配现用。

四十七、婴儿配奶

> 操作评分表

操作步骤	操作内容	操作质量要求	分值	得分	备注
操作准备 （10分）	操作者	操作者按七步洗手法洗手，戴好帽子、口罩	3		
	物品	用物准备齐全，有序放置在合理位置	4		
	环境	清洁，干净，光线明亮柔和，温湿度适宜	3		
操作步骤 （60分）	选奶粉	根据月龄选择正确的奶粉	10		
	配奶	（1）洗手，清洁台面，取灌装奶粉。	5		
		（2）开罐，取持物钳取奶瓶，倒入180 mL热开水。	10		
		（3）打开奶粉灌，用罐中奶匙取3勺奶粉。	15		
		（4）取奶嘴拧紧，盖上瓶盖。充分摇匀奶液，备用	10		
	喂奶	在喂婴儿之前，先试温	5		
	储奶	常温存放＜2 h，冷藏＜24 h	5		
操作后处置 （30分）	整理物品	整理用物，分类处理；可回收用物消毒备用	10		
	记录	记录配奶时间、患儿床号、姓名及住院号等	10		
	总体评价	操作熟练，动作规范	10		
总 分			100		

注意事项
（1）遵守无菌操作原则，配乳前检查奶粉是否在保质期内，仔细阅读配方奶粉的说明，按比例配制。
（2）冲泡用水必须完全煮沸，奶粉的冲调水温应低于70℃，一般在40℃～55℃之间。
（3）配奶工具一人一套，尽可能现配现用。

四十八、小儿心肺复苏术

操作规范

操作目的	通过基础生命支持技术,建立患儿的循环、呼吸功能,保证重要器官的血液供应
适应证	各种原因造成的心跳骤停
禁忌证	胸腔开放性损伤、肋骨骨折、胸廓畸形或心包填塞
工作程序	**操作要求**
操作前准备 — 操作者准备	发现周围有心脏骤停、无正常呼吸患儿,马上进入抢救状态
操作前准备 — 患儿准备	处于无意识平卧状态(心肺复苏模拟婴儿)
操作前准备 — 物品准备	小儿人工呼吸面罩和球囊、自动体外除颤仪(AED)
操作前准备 — 环境准备	确认环境安全
操作步骤 — 识别	(1) 检查患儿反应 ① 儿童:轻拍儿童肩膀,大声呼唤"你还好吗?" ② 婴儿:轻拍足底,观察反应。 无反应,大声呼救,启动应急反应系统,取得AED。 (2) 评估呼吸、脉搏 至少持续5s,不超过10s。 ① 呼吸评估:无呼吸(观察胸廓无起伏),或仅有濒死叹气样呼吸。 ② 脉搏评估:无脉搏。婴儿触摸肱动脉(2或3根手指置于婴儿上臂内侧)。儿童触摸颈动脉(2或3根手指查找气管,滑到气管与颈部一侧肌肉之间的沟内)或股动脉
操作步骤 — 胸外按压	(1) 按压方法 ① 儿童:按压位置与成人相同,一手掌根放于胸骨中下1/3处(约为乳头连线中点),另一手掌根置于第一只手上,两手交叉互扣,指尖抬起;不要接触胸壁,双臂伸直并与患者胸壁垂直,双肩在胸骨正上方,向下按压。较小儿童也可单手按压。 ② 婴儿:双指按压法(单人急救或非专业人士急救时),将右手示指和中指指尖置于两乳头连线中点处。双拇指环绕法(双人施救时首选),将两根拇指并排放于婴儿胸部下半部分,双手手指环绕婴儿胸部并支撑婴儿背部。 (2) 按压速率 100~120次/分钟。 (3) 按压深度 至少为患儿胸廓前后径1/3(婴儿约4 cm,儿童约5 cm)。 (4) 按压-通气比 单人施救30:2,双人施救15:2。 (5) 注意胸廓回弹 每次按压后使胸壁完全回弹,尽量减少按压中断

(续表)

工作程序		操 作 要 求
操作步骤	人工呼吸	（1）清理呼吸道 （2）开放气道 压额抬颏法（仰头-提颏），左手置于患儿前额，向后施加压力，右手中指、示指托起下颌，两手同时用力，使患儿头后仰，通畅气道。 （3）球囊面罩辅助通气 选择合适大小面罩和球囊，面罩必须完全覆盖患儿口鼻。E-C手法，一只手的3个手指拉住下颌（形状为E），同时拇指和示指把面罩压紧在脸上（形成C）。 （4）按压-通气比 单人施救30∶2，双人施救15∶2
	评估	每5个循环或约2 min后评估患儿反应及脉搏、呼吸
操作后处置	观察评估	复苏的有效指标：可触及大动脉搏动，出现自主呼吸，唇由紫绀变红润，散大瞳孔开始回缩
	患儿安置	安置患儿，立马转至病房进一步处理及监护
	整理物品	整理用物，物品归位
	记录	记录抢救时间、方法及复苏有效后的生命体征
注意事项		（1）抢救中必须争分夺秒，及时评估。 （2）抢救复苏后及时转至病房进一步诊治。 （3）出现并发症及时处理

> 操作流程

| 操作者准备 | → | 发现周围有心脏骤停、无正常呼吸患儿,马上进入抢救状态。 |

| 患儿准备 | → | 处于无意识平卧状态(心肺复苏模拟婴儿)。 |

| 物品准备 | → | 小儿人工呼吸面罩和球囊、AED。 |

| 环境准备 | → | 确认环境安全。 |

操作步骤 →

1. 识别
   (1) 检查患儿反应
   ① 儿童:轻拍儿童肩膀,大声呼唤"你还好吗?"
   ② 婴儿:轻拍足底,观察反应。无反应,大声呼救,启动应急反应系统,获得 AED。
   (2) 评估呼吸、脉搏　至少持续 5 s,不超过 10 s。
   ① 呼吸评估:无呼吸(观察胸廓无起伏)或仅有濒死叹气样呼吸。
   ② 脉搏评估:无脉搏。婴儿触摸肱动脉。儿童触摸颈动脉或股动脉。
2. 胸外按压
   (1) 按压方法
   ① 儿童:按压位置与方式与成人相同,胸骨中下 1/3 处(两乳头连线中点),较小儿童也可单手按压。
   ② 婴儿:双指按压法(单人急救或非专业人士急救时)、双拇指环绕法(双人施救时首选)。
   (2) 按压速率　100~120 次/分钟。
   (3) 按压深度　至少为患儿胸廓前后径 1/3(婴儿约 4 cm,儿童约 5 cm)。
   (4) 按压-通气比　单人施救 30∶2,双人施救 15∶2。
   (5) 注意胸廓回弹　每次按压后使胸壁完全回弹,尽量减少按压中断。
3. 人工呼吸
   (1) 清理呼吸道
   (2) 开放气道　压额抬颏法(仰头-提颏),左手置于患儿前额,向后施加压力,右手中指、示指托起下颌,两手同时用力,使患儿头后仰,通畅气道。

| 操作步骤 | → | (3) 球囊面罩辅助通气　选择合适大小面罩和球囊,面罩必须完全覆盖患儿口鼻。E-C手法,一只手的3个手指拉住下颌(形状为E),同时拇指和示指把面罩紧扣于患儿面部(形成C字形)。
(4) 按压-通气比　单人施救30∶2,双人施救15∶2。 |

4. 评估　每5个循环或约2 min后评估患儿反应、脉搏、呼吸。

| 观察评估 | → | 复苏的有效指标:可触及大动脉搏动,出现自主呼吸,唇由紫绀变红润,散大瞳孔开始回缩。 |

| 操作后安置 | → | 安置患儿,立马转至病房进一步处理及监护。 |

| 整理物品 | → | 整理用物,物品归位。 |

| 记　　录 | → | 记录抢救时间、方法及复苏有效后的生命体征。 |

| 注意事项 | → | (1) 抢救中必须争分夺秒,及时评估。
(2) 抢救复苏后及时转至病房进一步诊治。
(3) 出现并发症及时处理。 |

> 操作评分表

项目步骤	项目内容	质量要求	分值	得分	备注
操作准备 (10分)	操作者	发现周围有心脏骤停、无正常呼吸患儿,按要求进入抢救状态	2		
	患儿	处于无意识平卧状态(心肺复苏模拟婴儿)	2		
	物品	准备小儿人工呼吸面罩和球囊、AED,有序放置在合理位置	4		
	环境	确认环境安全	2		
操作步骤 (60分)	体位	患者置于仰卧位	2		
	识别	(1) 检查患儿反应,轻拍患儿足部,观察患儿有无反应。 (2) 评估呼吸、脉搏。检查有无呼吸和肱动脉搏动(>5 s,<10 s),立即启动应急反应系统,获得 AED	8		
	胸外按压	(1) 迅速将患儿仰卧于硬板床。解开衣领,暴露胸部。 (2) 婴儿单人急救首选双指按压法。按压部位:胸骨与两乳头连线的交界处。 (3) 按压幅度 婴儿4 cm。 (4) 按压频率 100~120次/分钟。 (5) 按压-通气比 单人施救30∶2。按压过程中保证胸廓回弹,减少按压中断	20		
	人工呼吸	(1) 清理呼吸道 (2) 开放气道 压额抬颏法,使患儿头后仰,通畅气道。 (3) 球囊面罩辅助通气 E-C手法,3个手指拉住下颌,同时拇指和示指把面罩紧扣于患儿面部	20		
	评估	5个循环后(大约2 min)再次评估患儿反应及脉搏、呼吸	10		
操作后处置 (30分)	观察评估	复苏的有效指标:可触及大动脉搏动,出现自主呼吸,唇由紫绀变红润,散大瞳孔开始回缩	5		
	患儿安置	安置患儿,立马转至病房进行高级生命支持	5		
	整理物品	整理用物,物品归位	5		
	记录	记录抢救时间、方法及复苏有效后的生命体征	5		
	总体评价	体现人文关怀,操作熟练,动作规范	10		
总 分			100		

四十九、小儿吸氧术

操作规范

	操作目的	(1) 通过供给患儿氧气,提高血氧含量及动脉血氧饱和度。 (2) 纠正各种原因引起的缺氧状态,促进组织新陈代谢,维持机体生命活动
	适应证	(1) SpO_2＜90%(新生儿/早产儿依胎龄调整),呼吸急促(RR＞60次/分钟),口唇发绀、意识不清。 (2) 呼吸系统 哮喘、肺炎、呼吸窘迫综合征(RDS)。 (3) 心血管系统 先天性心脏病、休克、严重贫血。 (4) 其他 术后复苏、一氧化碳中毒等
	禁忌证	无绝对禁忌证,但对严重呼吸衰竭者,应考虑呼吸机等治疗措施
工作程序		操作要求
操作前准备	操作者准备	(1) 按七步洗手法洗手,戴好帽子、口罩,取病历。 (2) 核对患儿信息,了解病情,评估鼻腔状况。向患儿及家属解释氧气吸入的目的、注意事项
	患儿准备	(1) 患儿及家长了解氧气吸入的目的、注意事项及操作配合。 (2) 患儿处于安静状态
	物品准备	(1) 治疗车上层 治疗盘内放一次性鼻导管、氧气流量表、通气管、湿化瓶(内装1/3或1/2灭菌注射用水)、治疗碗(内盛冷开水)、棉签、纱布、中央供氧装置(或氧气瓶)、弯盘、手电筒、速干手消毒剂、用氧记录单、笔。 (2) 治疗车下层 生活垃圾桶、医疗垃圾桶、锐器盒
	环境准备	(1) 整洁,光线明亮、柔和,温、湿度适宜(温度22~24℃,湿度50%~60%)。 (2) 环境安全,周围无火源
操作步骤	体位	协助患儿取舒适体位
	检查清洁鼻腔	(1) 用手电筒检查患儿鼻腔。 (2) 用湿棉签清理患儿鼻腔
	安装吸氧装置	安装氧气流量表、湿化瓶并检查是否漏气
	吸氧	(1) 连接鼻导管,调节氧流量,湿润鼻导管前端并检查是否通畅。 (2) 将鼻导管的鼻塞轻轻插入患儿鼻孔内,插入深度约1.5cm

(续表)

工作程序		操作要求
操作步骤	固定吸氧管	将鼻导管绕挂于双侧耳廓,调节鼻导管长度并在颏下固定
	观察评估	观察患儿精神状态、面色、口唇、甲床颜色及氧饱和度情况;评估患儿用氧效果,有无用氧不良反应
操作后处置	患儿安置	(1) 清洁患儿面部及整理床单元。 (2) 向患儿及家属交代用氧安全:禁烟、禁明火、禁带各种电取暖器等设备。 (3) 告知患儿及家长不随意调节氧流量
	用物处理	(1) 一次性使用物品投入医疗垃圾桶。 (2) 可回收物品收集归类,统一清洁消毒备用,洗手
	记 录	用氧起始时间、氧流量、呼吸困难改善情况
注意事项		(1) 吸氧过程中如需调节氧流量,应当先将鼻导管取下,调节好流量后再与患儿连接;停止吸氧时,先取下鼻导管,再关闭氧气。 (2) 持续吸氧的患儿,应当保持鼻导管通畅,必要时更换
相关知识点 (吸氧管的使用)		(1) 鼻导管导管法 ① 单侧:连接鼻导管,打开流量表开关,调节氧流量;将鼻导管头端放入水中,检查鼻导管是否通畅,并湿润鼻导管。用胶布将鼻导管固定在鼻梁和面颊部,观察吸氧情况。 ② 双侧:连接双侧鼻导管,调节氧流量,将双侧鼻导管插入双鼻孔内,深约1.5 cm,固定。 一般采用鼻前庭导管给氧,氧流量为 0.5~1 L/min,氧浓度不超过 40%。 (2) 鼻塞法 连接鼻塞导管,调节氧流量,将鼻塞塞入一侧鼻孔内给氧,鼻塞大小以正好能塞住鼻孔为宜,切勿深入鼻孔。 (3) 面罩法 连接面罩,调节氧流量一般在 2~4 L/min,氧浓度在 50%~60%;将面罩置于患儿口鼻部供氧,氧气自下端输入,呼出的气体从面罩两侧孔排出。 (4) 氧浓度计算方法 $Fi(O_2) = 21\% + 4\% \times 氧流量(L/min)$

○ 操作流程

- **操作者准备** → (1) 按七步洗手法洗手,戴好帽子、口罩,取病历。
  (2) 核对患儿信息、了解病情,检查鼻腔状况。
  (3) 向患儿及家属解释氧气吸入的目的、注意事项。

- **患儿准备** → (1) 患儿及家属了解氧气吸入的目的、注意事项及操作配合。
  (2) 患儿处于安静状态。

- **物品准备** → (1) 治疗车上层　治疗盘内放一次性鼻导管、氧气流量表、通气管、湿化瓶(内装1/3或1/2灭菌注射用水)、治疗碗(内盛冷开水)、棉签、纱布、中央供氧装置(或氧气瓶)、弯盘、手电筒、速干手消毒剂、用氧记录单、笔。
  (2) 治疗车下层　生活垃圾桶、医疗垃圾桶、锐器盒。

- **环境准备** → (1) 整洁,光线明亮柔和,温、湿度适宜(温度22～24℃,湿度50%～60%)。
  (2) 环境安全,周围无火源。

- **操作步骤** →
  1. 体位　协助患儿取舒适体位。
  2. 检查、清洁鼻腔
     (1) 用手电筒检查患儿鼻腔。
     (2) 用湿棉签清理患儿鼻腔。
  3. 安装吸氧装置　安装氧气流量表、通气管和湿化瓶,并检查是否漏气。
  4. 吸氧　连接鼻导管,调节氧流量,湿润鼻导管前端并检查是否通畅;将鼻导管的鼻塞轻轻插入患儿鼻孔内,插入深度约1.5 cm。
  5. 固定鼻导管　将鼻导管绕挂与双侧耳廓,调节鼻导管长度并在颌下固定。

- **观察评估** → 观察患儿精神状态、面色、口唇、甲床颜色及氧饱和度情况;评估患儿用氧效果,有无用氧不良反应。

- **患儿安置** → (1) 清洁患儿面部及整理床单元。
  (2) 向患儿及家属交代用氧安全:禁烟、禁明火、禁带各种电取暖器等设备。
  (3) 告知患儿及家长不随意调节氧流量

- **用物处理** → 各类物品分类处理,洗手。

- **记　　录** → 记录用氧起始时间、氧流量、呼吸困难改善情况。

- **注意事项** → (1) 吸氧过程中如需调节氧流量,应当先将鼻导管取下,调节好流量后再与患儿连接;停止吸氧时,先取下鼻导管,再关闭氧气。
  (2) 持续吸氧的患儿,应当保持管道通畅,必要时更换。
  (3) 指导患儿家长不要随意调节氧流量。

操作评分表

操作步骤	操作内容	操作质量要求	分值	得分	备注
操作准备（10分）	操作者	按要求做自身准备，了解病史，与患儿沟通	2		
	患儿	患儿及家长了解吸氧目的、方法、注意事项及配合要点	2		
	物品	用物准备齐全，有序放置在合理位置	4		
	环境	整洁，光线明亮柔和，温、湿度适宜，周围无火源	2		
操作步骤（60分）	体位	助患儿取舒适体位	5		
	检查、清洁鼻腔	用手电筒检查患儿鼻腔，用湿棉签清洁两侧鼻孔	10		
	安装吸氧装置	安装氧气流量表、通气管和湿化瓶并检查是否漏气	15		
	吸氧	连接鼻导管，调节氧流量，湿润鼻导管前端并检查是否通畅；将鼻导管的鼻塞轻轻插入患儿鼻孔内，插入深度约1.5 cm	20		
	固定吸氧管	将鼻导管绕挂于双侧耳廓，调节鼻导管长度并在颌下固定	10		
操作后处置（30分）	观察评估	观察患儿精神状态、面色、口唇、甲床颜色及氧饱和度情况；评估患儿用氧效果，有无用氧不良反应	5		
	患儿安置	清洁患儿面部及整理床单元；告知患儿及家长不随意调节氧流量	10		
	用物处理	一次性使用物品投入医疗废物垃圾袋；可回收物品收集归类，统一清洁消毒备用	5		
	记录	洗手，记录用氧起始时间、氧流量、呼吸困难改善情况	5		
	总体评价	体现人文关怀，操作熟练，动作规范	5		
总 分			100		

注意事项

（1）吸氧过程中如需调节氧流量，应当先将吸氧管取下，调节好流量后再与患儿连接；停止吸氧时，先取下吸氧管，再关闭氧气。

（2）持续吸氧的患儿，应当保持导管通畅，必要时更换。

（3）指导患儿家长不要随意调节氧流量。

第六部分

全科操作技能

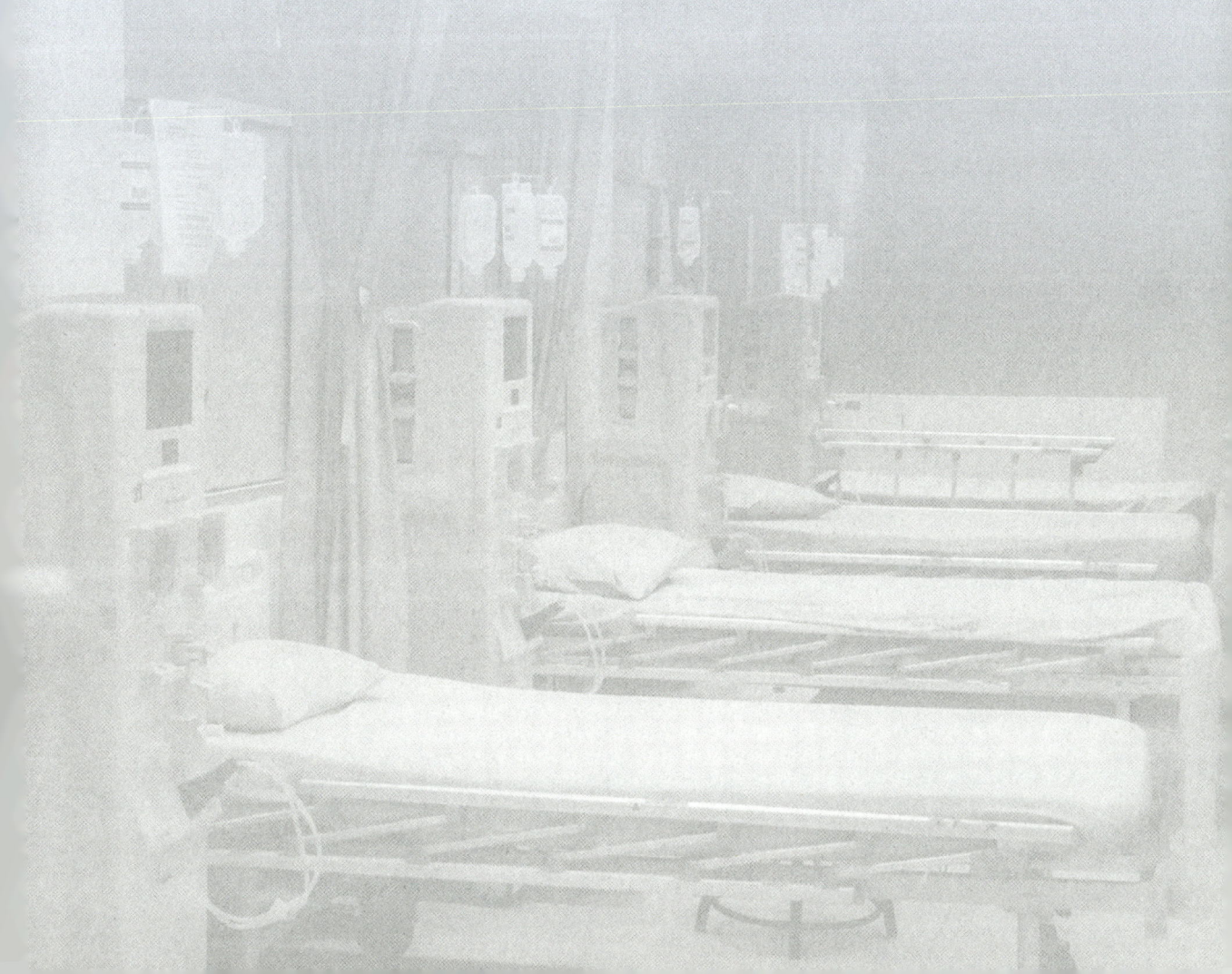

五十、心电图检查操作

操作规范

	操作目的	(1) 通过心电图检查,诊断心脏疾病,评估心脏功能。 (2) 通过心电图检查,为临床医生提供诊疗依据。 (3) 术前的辅助检查
	适应证	适用于各个年龄段的人群,尤其是存在心脏疾病风险的人群
	禁忌证	无绝对禁忌证,但需注意皮肤损伤、过敏反应、特定设备干扰或无法配合的情况
	工作程序	操作要求
操作前准备	操作者准备	(1) 按七步洗手法洗手,戴好帽子、口罩。 (2) 核对患者信息,了解病情,询问有无酒精过敏史,告知配合要点。 (3) 评估患者皮肤情况,如果放置电极部位的皮肤有污垢或毛发过多,应预先清洁皮肤或剃毛
	患者准备	(1) 了解心电图检查的目的、重要性、注意事项及操作配合。 (2) 保持平静状态
	物品准备	心电图机、心电图纸、75%酒精棉球缸、生理盐水棉球缸、镊子弯盘、小方巾、剪刀、胶水、笔
	环境准备	(1) 整洁,光线明亮柔和,温、湿度适宜(温度22~24℃,湿度50%~60%)。 (2) 屏风或窗帘遮挡,保护患者隐私
操作步骤	体位及皮肤	(1) 患者取仰卧位,特殊情况取合适体位。 (2) 露出双手手腕内侧、双脚脚踝,暴露胸前皮肤
	检查机器性能	(1) 打开心电图机电源。 (2) 检查心电图纸。 (3) 设置操作模式,打开抗干扰键。 (4) 定准电压(标准电压1mV)、走纸速度(25 mm/s)
	正确连接导联	(1) 定位 找到胸骨角,其两侧分别与左、右第2肋软骨相连接,为计数肋骨和肋间隙顺序的主要标志。第2肋骨下面的间隙为第2肋间隙,依次向下数肋间至第4肋间隙、第5肋间隙。 (2) 擦拭皮肤 镊取75%酒精棉球或生理盐水棉球擦拭电极放置位置的皮肤,正确安放各导联。

(续表)

工作程序		操作要求
正确连接导联		(3) 肢体导联　红色电极连右腕内侧关节上方,黄色电极连左腕内侧关节上方,绿色电极连左内踝关节上方,黑色电极连右内踝关节上方。 (4) 胸前导联　V1(红色)位于胸骨右缘第4肋间,V2(黄色)位于胸骨左缘第4肋间,V3(绿色)位于V2和V4连接线的中点,V4(咖啡色)位于左锁骨中线与第5肋间相交处,V5(黑色)位于左腋前线与V4水平处,V6(紫色)位于左腋中线与V4水平处。 (5) 右胸导联　V3R位于右侧胸壁与V3相对应的位置,V4R位于右侧胸壁与V4相对应的位置,V5R位于右侧胸壁与V5相对应的位置。 (6) 后壁导联　V7位于左侧腋后线与V4水平位置,V8位于左侧肩胛线与V4水平位置,V9位于左侧脊柱旁线与V4水平位置。 (7) 用小方巾遮盖胸前区
	心电图采集	(1) 观察心电图,基线平稳后,点击"开始"按钮,依次描记各导联心电图。 (2) 连续记录10 s以上,如有明显心律不齐或复杂的心律失常,手动记录时长,延长至1 min。 (3) 如遇下壁心肌梗死时,加做右胸导联及后壁导联。 (4) 描记各导联心电图后,点击"停止"按钮
操作后处置	观察	观察患者的病情,注意保暖
	患者安置	(1) 摘除导线,协助患者穿衣、整理床单。 (2) 关闭心电图机
	整理物品	(1) 整理用物,棉球投入医疗垃圾桶。 (2) 整理导联线,保持顺畅,勿缠绕。 (3) 洗手
	记录	记录姓名、性别、年龄、住院号、床号、检查日期、时间,粘贴并书写报告
注意事项		(1) 保护患者隐私,屏风、窗帘及小方巾遮挡。 (2) 有酒精过敏史者禁用酒精擦拭,改用生理盐水棉球擦拭皮肤。 (3) 导联连接正确无误。 (4) 下壁心肌梗死者,加做右胸导联及后壁导联
相关知识点		(1) 胸骨角　又称Louis角,位于胸骨上切迹下约5 cm处,由胸骨柄与胸骨体的连接处,向前微微凸起而成。 (2) 窦性心律,60～100 bpm;窦性心动过速,>100 bpm;窦性心动过缓,<60 bpm;窦性心律不齐,P-P/R-R间期相差>0.12 s。 (3) 3种早搏 ① 房性早搏有提前直立的P′波,QRS波群呈室上性,不完全代偿间期。 ② 房室连接处早搏有倒置的P波,在QRS波群前、中、后,QRS波群呈室上性,完全代偿间期。 ③ 室性早搏无提前的相关的P波,QRS波群增宽畸形,完全代偿间期。 (4) 阵发性室上性心动过速　有突发、突止特点,节律快而规则,频率为160～250 bpm,QRS波群呈室上性。 (5) 室性心动过速　有突发、突止特点,室性早搏连发>3次以上,节律可稍不齐,频率为140～200 bpm,有心室夺获或室性融合波。 (6) 心房扑动　P波消失,代之以大小、间距、形态一致的锯齿状F波,无等电位线,频率为240～350 bpm,F-R大多呈等比传导(2∶1或4∶1),QRS波群呈室上性。

相关知识点	(7) 心房颤动　P波消失，代之以大小、间距、形态不一致的f波，通常以V1导联最明显，频率为350～600 bpm，R-R间期绝对不等，QRS波群呈室上性。 (8) 心室扑动　无正常QRS-T波，代之以连续快速而相对规则的大振幅波动，频率为200～250 bpm。 (9) 心室颤动　QRS-T波完全消失，出现大小不等、极不均齐的低小波，频率为200～500 bpm。 (10) 房室传导阻滞 ① Ⅰ度房室传导阻滞，P-R间期延长>0.20 s。 ② Ⅱ度Ⅰ型房室传导阻滞，P-R间期逐次延长，脱落QRS波群，周而复始。 ③ Ⅲ度Ⅱ型房室传导阻滞，P-R间期固定，脱落QRS波群，周而复始。 ④ Ⅲ度房室传导阻滞，P-P固定，R-R固定，P-P>R-R。 (11) 左束支阻滞　QRS波群形态在V1、V2导联，呈QS型或rS型；Ⅰ、aVL、V5、V6导联呈R型，R波粗钝有切迹；无S波，ST-T呈继发性改变，与QRS主波方向相反，主要见于V5、V6；QRS波群时限>0.12 s，为完全性阻滞，<0.12 s，为不完全性阻滞。 (12) 右束支阻滞　QRS波群形态在V1导联，呈R型、rsR'或rSR'型；R波粗钝有切迹，通常R'波高于R波；Ⅰ、Ⅱ、aVL、V5、V6导联S波粗钝，aVR导联R波增宽；ST-T在V1、V2导联呈继发性改变，T波倒置；QRS波群时限>0.12 s，为完全性阻滞，<0.12 s，为不完全阻滞。 (13) 心室预激　P-R间期缩短<0.12 s，QRS波群增宽>0.12 s，QRS波群起始处可见△。 (14) 心肌梗死 ① 分期：早期、急性期、亚急性期、陈旧期。 ② 定位：前间隔，V1、V2；前壁，V3、V4；侧壁，V5、V6；后壁，V7、V8、V9；高侧壁，Ⅰ、aVL、高一肋的V5、V6；下壁，Ⅱ、Ⅲ、aVF；广泛前壁，V1～V6；右心室，V3R～V5R。 ③ 急性心肌梗死：坏死型Q波，相应导联ST段弓背向上抬高，可与缺血的T波倒置同时存在。 (15) 心房肥大　右心房肥大，P波高尖>2.5 mm，在Ⅱ、Ⅲ、aVF导联明显；左心房肥大，P波>0.11s，呈双峰，双峰间距>0.04 s，V1导联PtfV1超过-0.04 mm/s。 (16) 心室肥大 ① 右心室肥大：V1导联的QRS波群有4种形态，即R型、RS型、qR型或rR'型，电轴右偏≥110°，RV1+SV5≥12 mm。 ② 左心室肥大：RV5≥25 mm，SV1+RV5/SV2+RV6≥40 mm(男)或≥35 mm(女)

操作流程

操作者准备
(1) 按七步洗手法洗手,戴好帽子、口罩。
(2) 核对患者信息,了解病情,询问有无酒精过敏史,告知配合要点。
(3) 评估患者皮肤情况,如果放置电极部位的皮肤有污垢或毛发过多,应预先清洁皮肤或剃毛。

患者准备
(1) 了解心电图检查的目的、重要性、注意事项及操作配合。
(2) 保持平静状态。

物品准备
心电图机、心电图纸、75%的酒精棉球缸、生理盐水棉球缸、镊子弯盘、小方巾、剪刀、胶水、笔。

环境准备
(1) 整洁,光线明亮柔和,温、湿度适宜(温度22～24℃,湿度50%～60%)。
(2) 屏风或窗帘遮挡,保护患者隐私。

操作步骤
1. 体位及皮肤　患者取仰卧位,露出双手手腕内侧、双脚脚踝,暴露胸前皮肤。
2. 检查机器性能　打开电源,设置操作模式,打开抗干扰键,检查心电图纸,定准电压、走纸速度。
3. 定位　找到胸骨角、第2肋间隙、第4肋间隙、第5肋间隙。
4. 擦拭皮肤　镊取75%酒精棉球或生理盐水棉球擦拭电极放置位置的皮肤。
5. 正确连接导联
   (1) 肢体导联　红-右腕内侧,黄-左腕内侧,绿-左内踝,黑-右内踝。
   (2) 胸前导联　V1(红色)、V2(黄色)、V3(绿色)、V4(咖啡色)、V5(黑色)、V6(紫色)。
   (3) 右胸导联　V3R、V4R、V5R。小方巾遮盖胸前区。
6. 心电图采集　观察基线平稳后,点击"开始"按钮,依次描记各导联心电图。连续记录10 s以上,如有异常,手动记录时长延长至1 min。如下壁心肌梗死时,加做右胸导联及后壁导联。描记各导联心电图后点击"停止"按钮。

观察
观察患者的病情,注意保暖。

患者安置
(1) 撤下导线,协助患者穿衣,整理床单。
(2) 关闭心电图机。

整理物品
各类物品分类处理,洗手。

记　　录 → 记录姓名、性别、年龄、住院号、床号、检查日期、时间，粘贴并书写报告。

注意事项 →
(1) 保护患者隐私，屏风、窗帘及小方巾遮挡。
(2) 有酒精过敏史者，禁用酒精擦拭，改用生理盐水棉球擦拭皮肤。
(3) 导联连接正确无误。
(4) 下壁心肌梗死者，加做右胸导联及后壁导联。

> 操作评分表

项目步骤	项目总分	操作质量要求	分值	得分	备注
操作前准备 （10分）	操作者	按要求做自身准备；了解病史，与患者沟通，询问有无酒精过敏史	2		
	患者	了解心电图检查目的、重要性、注意事项及操作配合	2		
	物品	用物准备齐全，有序放置在操作台上	3		
	环境	整洁，光线明亮柔和，温、湿度适宜；屏风或窗帘遮挡	3		
操作步骤 （60分）	体位及皮肤	患者取合适体位，露出双手手腕内侧、双脚脚踝，暴露胸前皮肤	6		
	检查机器性能	打开电源，检查心电图纸，设置操作模式，定准电压、走纸速度	4		
	定位	找到胸骨角、第2肋间隙、第4肋间隙、第5肋间隙	8		
	擦拭皮肤	镊取75%酒精棉球或生理盐水棉球擦拭电极放置位置的皮肤	4		
	正确连接导联	（1）肢体导联　红-右腕内侧，黄-左腕内侧，绿-左内踝，黑-右内踝。 （2）胸前导联　V1（红色）、V2（黄色）、V3（绿色）、V4（咖啡色）、V5（黑色）、V6（紫色）。 （3）右胸导联　V3R、V4R、V5R。 （4）后壁导联　V7、V8、V9	26		
		用小方巾遮盖胸前区	2		
	心电图采集	基线平稳后，点击"开始"按钮，依次描记各导联心电图，连续记录10 s以上。描记结束，点击"停止"按钮	10		
操作后处置 （30分）	观察	观察患者病情，注意保暖	5		
	患者安置	撤下导线，协助患者穿衣，整理床单，关闭心电图机	5		
	整理物品	（1）整理用物，棉球投入医疗垃圾桶。 （2）整理导联线，保持顺畅，勿缠绕。 （3）洗手	10		

(续表)

项目步骤	项目总分	操作质量要求	分值	得分	备注
操作后处置（30分）	记录	记录姓名、性别、年龄、住院号、床号、检查日期、时间,粘贴并书写报告	5		
	总体评价	体现人文关怀,操作熟练,动作规范	5		
总　分			100		

注意事项
(1) 保护患者隐私,屏风、窗帘及小方巾遮挡。
(2) 询问有无酒精过敏史。
(3) 导联连接正确无误。
(4) 下壁心肌梗死者,加做右胸导联及后壁导联。

五十一、注射法（皮内、皮下及肌内）

操作规范

操作目的	(1) 皮内注射　将少量药液或生物制品注射于表皮与真皮之间。 (2) 皮下注射　不宜口服给药,需在一定时间内发生药效;预防接种;局部麻醉用药。 (3) 肌内注射　将一定量药液注入肌肉组织以发挥药效
适应证	(1) 常用于药物过敏试验、预防接种以及局部麻醉起始用药等操作。 (2) 常用于需药物快速发生疗效或因各种原因不能经口服药患者的用药。 (3) 用于不宜或不能静脉注射,且要求比口服药更快发生疗效的药物
禁忌证	无

工作程序		操作要求
操作前准备	操作者准备	(1) 按七步洗手法洗手,戴帽子、口罩,取病历。 (2) 核对患者信息,了解病情。询问过敏史,告知注射目的及配合事项
	患者准备	(1) 患者及家属了解注射的目的、配合要点及注意事项。 (2) 患者处于安静状态
	物品准备	(1) 治疗车上层　铺无菌注射盘,核对、抽取药液放于无菌盘内,干棉签、消毒棉签（酒精棉签、安尔碘棉签）、一次性注射器1mL、2mL、5mL各一副;注射单等,速干手消毒剂。 (2) 注射用药液　2mL注射液、皮试液(0.1%盐酸肾上腺素1支)。 (3) 治疗车下层　生活垃圾桶、医疗垃圾桶、锐器盒
	环境准备	整洁,光线明亮柔和,温、湿度适宜(温度22~24℃,湿度50%~60%)
操作步骤	体位	根据选择注射部位及要求,取坐位、卧位
	定位	(1) 皮试　前臂掌侧下1/3。 (2) 皮下注射　上臂三角肌下缘。 (3) 肌内注射　臀大肌(十字法、连线法)
	消毒皮肤	(1) 消毒皮肤　螺旋式由内至外,直径>5cm,待干。 (2) 再次消毒皮肤
	排气	打开无菌注射盘,持注射器,核对,排尽药液中的空气

(续表)

工作程序		操作要求
操作步骤	注射	绷紧皮肤进针： (1) 肌内注射　针头与皮肤成90°进针,深度刺入针梗的1/2~2/3；固定,抽回血,缓慢注药。 (2) 皮下注射　针头与皮肤成30°~40°进针,深度刺入针梗的1/2~2/3；固定,抽回血,缓慢注药。 (3) 皮内注射　针头斜面向上与皮肤成5°进针,待针头斜面完全进入皮内后,放平注射器,固定针栓(用左手拇指),注药0.1 mL形成皮丘,皮肤变白并显露毛孔。 注射后迅速退针
	拔针	(1) 皮内注射　不可按压,做标记,观察20 min看结果。 (2) 皮下注射和肌内注射　局部按压
操作后处置	观察评估	(1) 观察患者穿刺点皮肤有无红、肿、热、痛及硬结。 (2) 患者用药反应情况
	患者安置	(1) 协助患者穿好衣裤并躺卧舒适,整理床单位。 (2) 皮内注射交代20 min内不能离开,若有不适及时告知医务人员。 (3) 告知用药后注意事项,如有不适及时告知医务人员
	用物处理	(1) 整理用物,一次性使用物品投入医疗垃圾桶。 (2) 一次性针头等锐器投入锐器盒。 (3) 可回收物品收集归类,统一清洁消毒备用,洗手
	记录	注射药名、剂量、注射方法、时间及用药反应情况等
注意事项		(1) 严格执行查对制度和无菌操作原则。 (2) 正确掌握药物剂量、浓度、方法。2种药物同时使用注意配伍禁忌。 (3) 注射部位正确,避免损伤血管、神经。 (4) 药物过敏试验结果阴性方能用药,如为阳性反应,告知患者或家属不能再用该种药物,并记录在病历上
相关知识点		1. 皮内注射常用的注射部位 (1) 药物过敏试验　如皮试结果不能确认或怀疑假阳性时,应采取对照试验。方法是,更换注射器及针头,在另一前臂相应部位注入0.1 mL生理盐水,20 min后对照观察反应。 (2) 疫苗接种　上臂三角肌下缘。常用于卡介苗、百日咳疫苗等预防接种。 (3) 局部麻醉　需麻醉区域的皮肤。例如手术切口周围,直接注射麻醉药物至目标部位。 2. 皮下注射常用的注射部位 (1) 上臂三角肌下缘　适用于疫苗接种、胰岛素注射等,此处皮下组织疏松,药物吸收快,操作方便。 (2) 腹部　以肚脐为中心,避开脐周2~3 cm区域,此处皮下脂肪厚,血液循环丰富,适合胰岛素注射。 (3) 大腿外侧或前侧　适合儿童或自我注射,肌肉发达且皮下组织较厚,安全性高。 (4) 后背　皮下组织较厚,但需患者配合体位,临床使用较少。 (5) 臀部外上侧　适用于需较大剂量药物的情况,避开坐骨神经和血管。 3. 肌肉注射常用的注射部位 (1) 臀大肌 ① 十字法定位：从臀裂顶点向左侧或向右侧画一水平线,然后从髂嵴最高点做一垂线,将一侧臀部分为4个象限,其外上象限,避开内角,即为注射区。

(续表)

相关知识点	② 连线法定位:从髂前上棘至尾骨做一直线,其中处 1/3 为注射部位。 ③ 适用情况:该部位肌肉发达,可注射药量较大、刺激性较强的药物,但 2 岁以下婴幼儿不宜选用。因为幼儿在未能独自走路前,其臀部肌肉一般发育不好,臀大肌注射有损伤坐骨神经的危险。 (2) 臀中肌、臀小肌 ① 定位方法:以示指尖和中指尖分别置于髂前上棘和髂嵴下缘处,在髂嵴、示指、中指之间构成一个三角形区域,其示指与中指构成的内角为注射区。 ② 适用情况:适合所有年龄段人群,尤其是 2 岁以下婴幼儿,可降低损伤坐骨神经的风险。 (3) 上臂三角肌 ① 定位方法:上臂外侧,肩峰下 2~3 横指处,或肩峰下 5 cm 处的上臂正外侧;通常选择肩峰下 3 指左右部位用于儿童疫苗注射。 ② 适用情况:此处肌肉较薄,只可做小剂量注射,临床上常用于疫苗的注射

操作流程

操作者准备
(1) 按七步洗手法洗手,戴帽子、口罩,取病历。
(2) 核对患者信息,了解病情,问过敏史等,告知注射目的及配合事项。

患者准备
(1) 患者及家属了解注射的目的、配合要点及注意事项。
(2) 患者处于安静状态。

物品准备
(1) 治疗车上层 铺无菌盘,核对、抽取药液放于无菌盘内;干棉签、消毒棉签(酒精棉签、安尔碘棉签)、一次性注射器 2 副、注射单;快速手消毒液。
(2) 注射用药液 2 mL 注射液、皮试液,0.1‰盐酸肾上腺素 1 支。
(3) 治疗车下层 生活垃圾桶、医疗垃圾桶。

环境准备
整洁,光线明亮柔和,温、湿度适宜(温度 22~24℃,湿度 50%~60%)。

操作步骤
1. 体位 根据选择注射部位及要求,取坐位、卧位。
2. 定位 皮试,前臂掌侧下 1/3;皮下注射:上臂三角肌下缘。
3. 肌内注射 臀大肌(十字法、连线法)。
4. 消毒穿刺处皮肤 螺旋式由内至外消毒皮肤,直径>5 cm;待干;再次消毒皮肤。
5. 排气 持注射器,核对,排尽药液中的空气。
6. 注射 绷紧皮肤进针。
   (1) 皮内注射 针头斜面向上与皮肤成 5°进针,注药 0.1 mL 形成皮丘,皮肤变白并显露毛孔。
   (2) 皮下注射 针头与皮肤成 30°~40°进针,固定,抽回血,缓慢注药。
   (3) 肌内注射 针头与皮肤成 90°进针,固定,抽回血,缓慢注药。
7. 拔针 注射药物后迅速拔针。
   (1) 皮内注射 不可按压,观察 20 min 看结果。
   (2) 皮下注射和肌内注射 局部按压。

观察评估
(1) 观察患者穿刺点皮肤有无红、肿、热、痛及硬结。
(2) 用药反应情况。

患者安置
(1) 协助患者穿好衣裤并躺卧舒适,整理床单位。
(2) 皮内注射交代 20 min 内不能离开,若有不适及时告知医务人员。
(3) 告知用药后注意事项,如有不适及时告知义务人员。

用物处理
洗手。各类物品分类处理,洗手。

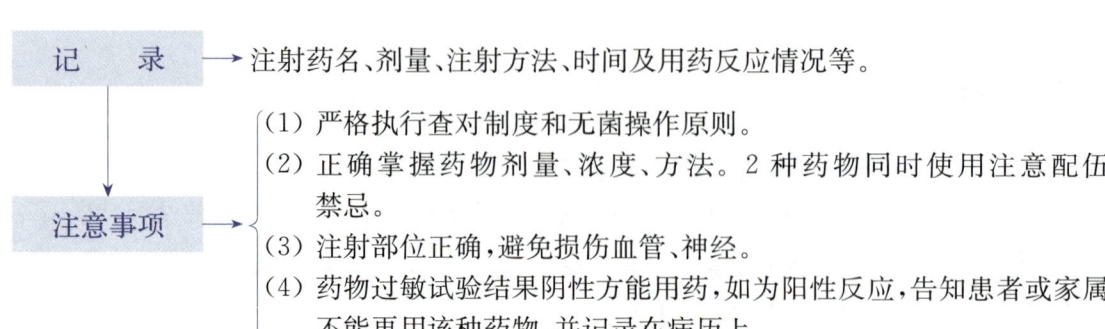

记　　录 → 注射药名、剂量、注射方法、时间及用药反应情况等。

注意事项
(1) 严格执行查对制度和无菌操作原则。
(2) 正确掌握药物剂量、浓度、方法。2 种药物同时使用注意配伍禁忌。
(3) 注射部位正确,避免损伤血管、神经。
(4) 药物过敏试验结果阴性方能用药,如为阳性反应,告知患者或家属不能再用该种药物,并记录在病历上。

操作评分表

操作步骤	操作内容	操作质量要求	分值	得分	备注
操作准备 （10分）	操作者	按要求做自身准备，了解病史，与患者沟通	3		
	患者	患者及家属了解注射目的、配合要点及注意事项	2		
	物品	用物准备齐全，铺无菌盘，放置在合理位置	3		
	环境	整洁，光线明亮柔和，温、湿度适宜	2		
操作步骤 （60分）	体位	取坐位、卧位	5		
	定位	（1）皮试　前臂掌侧下1/3。 （2）皮下注射　上臂三角肌下缘。 （3）肌内注射　臀大肌（十字法、连线法）	10		
	消毒皮肤	消毒皮肤2次，直径＞5 cm	10		
	排气	打开无菌注射盘，持注射器，核对，排气	10		
	注射	绷紧皮肤进针：肌内注射、皮下注射、皮内注射	15		
	拔针	注射药物后迅速拔针。 （1）皮内注射　不可按压，做标记，20 min后观察。 （2）皮下注射和肌内注射　局部按压	10		
操作后处置 （30分）	观察评估	（1）观察患者穿刺点皮肤有无红、肿、热、痛或硬结。 （2）患者用药反应情况	5		
	患者安置	（1）协助患者穿衣裤并躺卧舒适，整理床单位。 （2）交代皮试者20 min看结果，若有不适及时告知医务人员。 （3）告知用药后注意事项	10		
	用物处理	整理用物，归类处理，可回收物品统一消毒备用	5		
	记录	注射药名、剂量、注射方法、时间及用药反应情况等	5		
	总体评价	体现人文关怀，操作熟练，动作规范	5		
		总　　分	100		

注意事项
（1）严格执行查对制度和无菌操作原则。
（2）正确掌握药物剂量、浓度、方法。2种药物同时使用注意配伍禁忌。
（3）注射部位正确，避免损伤血管、神经。
（4）药物过敏试验结果阴性方能用药，如为阳性反应，告知患者或家属不能再用该种药物，并记录在病历上。

五十二、周围静脉输液法

操作规范

		操作要求
操作目的		(1) 补充水电解质，预防和纠正水电解质及酸碱平衡紊乱。 (2) 增加循环血量，改善微循环，维持血压及微循环灌注量。 (3) 供给营养物质，促进组织修复，增加体重，维持正氮平衡。 (4) 输入药物，治疗疾病
适应证		用于不宜口服、皮下注射、肌内注射或需迅速发挥药效；胃肠道功能障碍或衰竭患者需要营养支持
禁忌证		无
工作程序		操作要求
操作前准备	操作者准备	(1) 按七步洗手法洗手，戴帽子、口罩，取病历。 (2) 核对患者信息，了解病情，告知输液目的及配合事项
	患者准备	(1) 患者及家属了解输液的目的、配合要点及注意事项。 (2) 患者处于安静状态
	物品准备	(1) 治疗车上层　治疗盘(碘棉签、输液贴、无菌棉签、药瓶)、一次性输液器、瓶贴、输液单、小垫枕、压脉带、胶带、弯盘、输液巡视单；0.9%氯化钠溶液 500 mL，检查药液，插入一次性输液器；速干手消毒剂、输液架。 (2) 治疗车下层　生活垃圾桶、医疗垃圾桶、锐器盒
	环境准备	整洁，光线明亮柔和，温湿度适宜(温度 22~24℃，湿度 50%~60%)
操作步骤	体位	患者取舒适体位
	排气	核对药物，排尽输液器内空气，将小垫枕置于穿刺肢体下
	消毒穿刺处皮肤	(1) 选择肢体静脉。由下而上、由远而近选择穿刺静脉，扎止血带(穿刺点上方 6~8 cm)。 (2) 以穿刺点为中心螺旋式由内向外消毒，直径≥5 cm，待干。 (3) 再次消毒，直径小于第一遍范围
	穿刺	(1) 嘱患者握拳。再次核对药物。 (2) 绷紧皮肤，针头与皮肤成 15°~30°进针，见回血后，将针头与皮肤平行再进针少许。 (3) 固定好针柄，三松(松止血带，松拳，打开调节器)

(续表)

工作程序		操 作 要 求
操作步骤	固 定	(1) 观察点滴通畅,输液贴固定穿刺点。 (2) 胶带输液管环绕固定
	调节滴速	根据患者年龄、病情及药液性质,调节滴速
	观察评估	(1) 观察患者穿刺点皮肤有无红、肿、热、痛、渗出。 (2) 患者用药反应情况
操作后处置	患者安置	(1) 患者躺卧舒适,整理床单位,呼叫铃放易取处。 (2) 健康教育,告知药物作用、不良反应及注意方法
	用物处理	用物分类处理,医疗废弃物品投入医疗垃圾桶;可回收物品收集归类,统一清洁消毒备用,洗手
	记 录	记录输注药液、输液开始时间及滴速并签名
注意事项		(1) 严格执行无菌技术及查对制度,预防感染及差错的发生。 (2) 治疗前评估患者的病情、选择药物与静脉治疗方案(按药物性质,选择合适的输注途径和静脉治疗工具)。 (3) 输注过程中,应根据药物及病情选择适当的输注速度。观察患者的用药疗效,穿刺部位有无红、肿、热、痛、渗出等表现并及时处理。 (4) 输液后及时记录疗效
相关知识点		1. 静脉的选择 (1) 四肢浅静脉 常用肘部浅静脉(贵要静脉、正中静脉、头静脉)及腕部、手背、足背浅静脉。 (2) 静脉穿刺部位 避开静脉瓣、关节部位以及有疤痕、炎症、硬结等处的静脉。 (3) 输液滴速 可控制在40~60滴/分钟,心肺功能不良的可减慢,脱水者可适当加快。 (4) 输注的两种不同药物间有配伍禁忌时,在前一种药物输注结束后,应冲洗或更换输液器,并冲洗导管,再输注下一种药物。 (5) 输液器应每24 h更换1次,如怀疑被污染或完整性受损应立即更换。 2. 输注肠外营养时需注意 (1) 宜由经过培训的医务人员在层流室或超净台内配制。 (2) 配好的肠外营养标签上应注明科室、住院号、床号、姓名、药物名称、剂量、配制日期和时间。 (3) 现用现配,应在24 h内输注完毕。 (4) 如需存放,置于2~10℃冰箱内,并应复温后再输注。 (5) 肠外营养输注前应检查有无悬浮物或沉淀,并注明开始输注的日期及时间。 (6) 输注脂肪乳剂、化疗药物以及中药制剂时宜使用精密过滤输液器。输注时间应严格遵照药物说明书。 (7) 应使用单独输液器匀速输注。 (8) 不应向输注中的肠外营养内添加任何药物。 (9) 应注意观察患者对肠外营养的反应,及时处理并发症并记录

操作流程

操作者准备
(1) 按七步洗手法洗手,戴帽子、口罩,取病历。
(2) 核对患者信息,了解病情,告知输液目的及配合事项。

患者准备
患者及家属了解输液的目的、意义、配合要点及注意事项。

物品准备
(1) 治疗车上层　治疗盘(碘棉签、输液贴、无菌棉签、药瓶)、一次性输液器、瓶贴、输液单、小垫枕、压脉带、胶带、弯盘、输液巡视单;0.9%氯化钠溶液 500 mL,检查药液,插入一次性输液器;速干手消毒剂,输液架。
(2) 治疗车下层　生活垃圾桶、医疗垃圾桶。

环境准备
整洁,光线明亮柔和,温湿度适宜。

操作步骤
1. 体位　患者取舒适体位。
2. 排气　排尽输液器内空气,将小垫枕置于穿刺肢体下。
3. 消毒穿刺处皮肤　选择肢体静脉,由下而上、由远而近选择穿刺静脉,扎止血带(穿刺点上方6~8cm);以穿刺点为中心螺旋式由内向外消毒,直径≥5 cm,擦拭时间大于 15 s;待干;再次消毒,直径小于第一遍范围。
4. 穿刺　嘱患者握拳,绷紧皮肤,针头与皮肤成 15°~30°进针,见回血后,将针头与皮肤平行再进针少许;固定好针柄,三松(松止血带,松拳,打开调节器)。
5. 固定　观察点滴通畅,输液贴固定穿刺点;胶带输液管环绕固定。
6. 调节滴速　根据患者年龄、病情及药液性质,调节滴速。

观察评估
(1) 观察患者穿刺点皮肤有无红、肿、热、痛、渗出。
(2) 患者用药反应情况。

患者安置
(1) 患者躺卧舒适,整理床单位,呼叫铃放易取处。
(2) 健康教育,告知药物作用、不良反应及注意事项。

用物处理
各类物品分类处理,洗手。

记录
记录输注药液、输液开始时间及滴速并签名。

注意事项
(1) 严格执行无菌技术及查对制度,预防感染及差错的发生。
(2) 治疗前,评估患者的病情、选择药物与静脉治疗方案(按药物性质,选择合适的输注途径和静脉治疗工具)。
(3) 输注过程中,应根据药物及病情选择适当的输注速度。观察患者的用药疗效,穿刺部位有无红、肿、热、痛、渗出等表现并及时处理。
(4) 输液后及时记录疗效。

操作评分表

操作步骤	操作内容	操作质量要求	分值	得分	备注
操作准备（10分）	操作者	按要求做自身准备；了解病史，与患者沟通	3		
	患者	患者及家属了解输液的目的、配合要点及注意事项	2		
	物品	用物准备齐全，有序放置在合理位置	3		
	环境	整洁，光线明亮柔和，温湿度适宜	2		
操作实施（60分）	体位	患者取舒适体位	2		
	排气	核对药物，排尽输液器内空气，将小垫枕置于穿刺肢下	10		
	消毒穿刺处皮肤	（1）选择肢体静脉，扎止血带（穿刺点上方6~8cm）。 （2）消毒穿刺点2次	15		
	穿刺	（1）再次核对药物，嘱患者握拳。 （2）绷紧皮肤，进针，见回血后。 （3）固定好针柄，三松（松止血带，松拳，打开调节器）	15		
	固定	（1）观察点滴通畅，输液贴固定穿刺点。 （2）胶带输液管环绕固定	10		
	调节滴速	根据患者年龄、病情及药液性质，调节滴速	8		
操作后处置（30分）	观察评估	（1）观察患者穿刺点皮肤有无红、肿、热、痛、渗出。 （2）患者用药反应情况	5		
	患者安置	（1）患者躺卧舒适，整理床单位，呼叫铃放易取处。 （2）告知药物作用、不良反应及注意方法	10		
	用物处理	可回收物品，收集归类，统一清洁消毒备用；其余废弃物品投入医疗垃圾桶	5		
	记录	记录输注药液、输液开始时间及滴速并签名	5		
	总体评价	体现人文关怀，操作熟练，动作规范	5		
总　　分			100		

注意事项
（1）严格执行无菌技术及查对制度，预防感染及差错的发生。
（2）治疗前，评估患者的病情，选择药物与静脉治疗方案（按药物性质选择合适的输注途径和静脉治疗工具）。
（3）输注过程中，应根据药物及病情选择适当的输注速度。观察患者的用药疗效，穿刺部位有无红、肿、热、痛、渗出等表现并及时处理。
（4）输液后及时记录疗效。

五十三、雾化吸入法

操作规范

操作目的		(1) 气道湿化。 (2) 消炎、镇咳、祛痰。 (3) 解除支气管痉挛,改善通气功能。 (4) 预防、治疗患者呼吸道感染
适应证		适用于呼吸道湿化不足、痰液黏稠、气道不畅、支气管哮喘、咽喉炎、支气管扩张、肺炎、肺脓肿等患者的气道用药及湿化
禁忌证		咽喉部严重损伤或有手术史,有剧烈咳嗽或呕吐风险,意识障碍或不配合者
工作程序		操作要求
操作前准备	操作者准备	(1) 按七步洗手法洗手,戴好帽子、口罩,取病历。 (2) 核对患者信息,了解病情,向患者及家属解释雾化吸入的目的、注意事项。 (3) 告知呼吸配合雾化吸入的正确方法
	患者准备	(1) 患者了解雾化吸入的作用并初步学会深呼吸配合雾化吸入的方法。 (2) 患者已漱口
	物品准备	(1) 治疗车上层　雾化器1套、氧气装置1套、纱布、药物。 (2) 治疗车下层　生活垃圾桶、医疗垃圾桶
	环境准备	(1) 整洁,光线明亮柔和,温、湿度适宜(温度22～24℃,湿度50%～60%)。 (2) 无明火,用氧安全
操作步骤	体位	取舒适坐位,不能取坐位者尽量抬高床头
	安装氧气装置	安装并检查氧气装置,连接连接管,确保各部件连接正确
	吸入	(1) 将药液注入雾化器储药槽内,安装雾化器。 (2) 将氧流量调至每分钟6～8L,药液呈雾状喷出。 (3) 指导患者手持雾化器,将口含嘴放入口中,紧闭口唇,用口吸气,用鼻呼气,雾化过程中间断深呼吸;使用面罩要尽量与面部贴合,吸入时间15～20 min
	吸毕	取下雾化器,关闭氧气开关,取下氧气表头
	观察评估	(1) 评估患者湿化效果、痰液排出情况。 (2) 观察治疗过程中患者是否出现口干、咳嗽、恶心、呕吐、震颤等状况。 (3) 观察治疗过程中患者是否出现胸闷、气促、呼吸困难、心悸、血氧饱和度下降等状况

（续表）

工作程序		操作要求
操作后处置	患者安置	(1) 协助患者漱口、取舒适体位,整理床单位。 (2) 指导患者或家属有效咳嗽和拍背排痰
	用物处理	(1) 一次性使用物品投入医疗垃圾桶。 (2) 可回收物品,收集归类,统一清洁消毒备用
	记录	洗手、记录雾化吸入的时间及湿化效果等
注意事项		(1) 雾化吸入时,严禁接触烟火和易燃物品。 (2) 操作过程中,嘱患者将喷气口放在舌根部,做深吸气吸氧后,最好再屏气1～2 s。 (3) 湿化瓶内不能放水,否则水易入雾化器而使药液稀释
相关知识点 [深呼吸配合雾化的方法(深而慢的呼吸方法)]		(1) 吸气时用嘴缓慢深吸气(持续3～5 s),使药物随气流深入支气管和肺泡;呼气时用鼻腔自然呼出,避免急促呼气导致药物过早排出。 (2) 吸气后屏气1～2 s,增加药物在肺部的停留时间,但需避免长时间屏气引发不适

操作流程

- **操作者准备**
  - （1）按七步洗手法洗手，戴好帽子、口罩，取病历。
  - （2）核对患者信息，了解病情，向患者及家属解释雾化吸入的目的、注意事项。
  - （3）告知呼吸配合雾化吸入的正确方法。

- **患者准备**
  - （1）患者了解雾化吸入的作用并初步学会深呼吸配合雾化吸入的方法。
  - （2）患者已漱口。

- **物品准备**
  - （1）治疗车上层　雾化器1套、氧气装置1套、纱布、药物。
  - （2）治疗车下层　生活垃圾桶、医疗垃圾桶。
  - （3）检查氧气装置、雾化器。

- **环境准备**
  - （1）整洁，光线明亮柔和，温、湿度适宜（温度22～24℃，湿度50%～60%）。
  - （2）无明火，用氧安全。

- **操作步骤**
  1. 体位　取舒适坐位，不能取坐位者尽量抬高床头。
  2. 安装氧气装置　安装并检查氧气装置，连接连接管，确保各部件连接正确。
  3. 吸入　将药液注入雾化器储药槽内，安装雾化器；将氧流量调至每分钟6～8 L，药液呈雾状喷出；指导患者手持雾化器，将口含嘴放入口中，紧闭口唇，用口吸气，用鼻呼气，雾化过程中间断深呼吸；面罩要尽量与面部贴合，吸入时间15～20 min。
  4. 吸毕　取下雾化器，关闭氧气开关，取下氧气表头。

- **观察评估**
  - （1）评估患者湿化效果、痰液排出情况。
  - （2）观察治疗过程中患者是否出现口干、咳嗽、恶心、呕吐、震颤等状况。
  - （3）观察患者是否胸闷、气促、呼吸困难、心悸、血氧饱和度下降等状况。

- **患者安置**
  - （1）协助患者漱口，取舒适体位，整理床单位。
  - （2）健康教育，指导患者或家属有效咳嗽和拍背排痰。

- **用物处理**　各类物品分类处理，洗手。

- **记　　录**　记录雾化吸入的时间及湿化效果等。

- **注意事项**
  - （1）雾化吸入时，严禁接触烟火和易燃物品。
  - （2）操作过程中，嘱患者将喷气口放在舌根部，做深吸气吸氧后，最好再屏气1～2 s。
  - （3）湿化瓶内不能放水，否则水易入雾化器而使药液稀释。

操作评分表

操作步骤	操作内容	操作质量要求	分值	得分	备注
操作准备 （10分）	操作者	按要求做自身准备，了解病史，与患者沟通	2		
	患者	患者了解雾化吸入目的、方法、注意事项及配合要点，漱口	2		
	物品	用物准备齐全，有序放置在合理位置	4		
	环境	整洁，光线明亮柔和，温、湿度适宜，环境安全	2		
操作步骤 （60分）	体位	取舒适坐位，不能取坐位者尽量抬高床头	10		
	安装氧气装置	安装并检查氧气装置，连接连接管，确保各部件连接正确	15		
	吸入	（1）将药液注入雾化器储药槽内，安装雾化器。 （2）将氧流量调至每分钟6～8 L，药液呈雾状喷出。 （3）指导患者手持雾化器，将口含嘴放入口中，紧闭口唇，用口吸气，用鼻呼气，雾化过程中间断深呼吸；面罩要尽量与面部贴合，吸入时间15～20 min	20		
	吸毕	取下雾化器，关闭氧气开关，取下氧气表头	15		
操作后处置 （30分）	观察评估	（1）评估患者湿化效果、痰液排出情况。 （2）观察治疗过程中患者是否出现口干、咳嗽、恶心、呕吐、震颤等状况。 （3）观察治疗过程中患者是否出现胸闷、气促、呼吸困难、心悸、血氧饱和度下降等状况	5		
	患者安置	协助患者漱口，取舒适体位，整理床单位；指导患者或家属有效咳嗽和拍背排痰	10		
	用物处理	物品归类处理，可收集物品统一清洁消毒备用	5		
	记录	洗手，记录雾化吸入的时间及湿化效果等	5		
	总体评价	体现人文关怀，操作熟练，动作规范	5		
总 分			100		

注意事项
(1) 雾化吸入时，严禁接触烟火和易燃物品。
(2) 操作过程中，嘱患者将喷气口放在舌根部，做深吸气吸氧后，最好再屏气1～2 s。
(3) 湿化瓶内不能放水，否则水易入雾化器而使药液稀释。

五十四、咽拭子采集术

操作规范

操作目的		取患者咽部及扁桃体分泌物做细菌培养,以协助临床诊断,并为判断病情和治疗疾病提供依据
适应证		适用于突发咽痛、扁桃体肿大、颈部或颌下淋巴结肿痛,怀疑上呼吸道感染的患者
禁忌证		咽喉部严重损伤或有手术史、剧烈咳嗽或有呕吐风险、意识障碍或不配合者
工作程序		操作要求
操作前准备	操作者准备	(1) 按七步洗手法洗手,戴好帽子、口罩,取病历。 (2) 核对患者信息,了解病情、口腔及咽喉部黏膜情况,向患者及家属解释咽拭子采集的目的、配合要点及注意事项
	患者准备	(1) 患者了解咽拭子采集的目的、注意事项及操作配合。 (2) 患者进食已 2 h 以上,用清水漱口
	物品准备	(1) 治疗车上层 无菌咽拭子采样管、压舌板、弯盘、手电筒、化验标签、生理盐水、速干手消毒剂。 (2) 治疗车下层 生活垃圾桶、医疗垃圾桶
	环境准备	整洁,光线明亮柔和,温、湿度适宜(温度 22~24℃,湿度 50%~60%)
操作步骤	体位	取坐位或半卧位,面向操作者
	采集标本	(1) 嘱患者张开嘴巴,充分暴露口腔咽喉部。 (2) 取出无菌拭子蘸取少量无菌生理盐水。 (3) 用压舌板轻压舌部,迅速擦拭患者口腔两侧腭弓及咽、扁桃体的分泌物 3~5 次,避免咽拭子触及其他部位。 (4) 迅速把咽拭子插入采样管内塞紧。 (5) 无菌试管贴上化验贴送检
	观察	观察患者口咽部黏膜,有无咳嗽、恶心等情况
操作后处置	患者安置	(1) 协助患者取舒适体位,整理床单位。 (2) 告知患者相关注意事项及疾病相关知识
	用物处理	(1) 一次性使用物品投入医疗垃圾桶。 (2) 可回收物品收集归类,统一清洁消毒备用,洗手。 (3) 送标本检验
	记录	咽拭子采集时间及患者情况

(续表)

注意事项	（1）操作过程中,应注意避免接触采样管口,防止污染。 （2）尽量在首剂抗菌药物使用前及更换抗菌药物前采集标本。 （3）标本采集后及时送检
相关知识点	（1）通常在两侧腭弓、咽、扁桃体采集标本,不可接触其他部位,防止污染标本。 （2）真菌培养须在溃疡面采集分泌物,先用一个拭子擦去溃疡面浅表分泌物,用第二个拭子采集溃疡边缘或底部分泌物

> 操作流程

| 操作者准备 | (1) 按七步洗手法洗手,戴好帽子、口罩,取病历。
(2) 核对患者信息,了解病情、口腔及咽喉部黏膜情况。
(3) 向患者及家属解释咽拭子采集的目的、配合要点及注意事项。 |

| 患者准备 | (1) 患者了解咽拭子采集的目的、重要性、注意事项及操作配合。
(2) 患者进食已 2h 以上,用清水漱口。 |

| 物品准备 | (1) 治疗车上层　无菌咽拭子采样管、压舌板、弯盘、手电筒、化验标签、速干手消毒剂。
(2) 治疗车下层　生活垃圾桶、医疗垃圾桶。 |

| 环境准备 | 整洁,光线明亮柔和,温、湿度适宜(温度 22～24℃,湿度 50%～60%)。 |

| 操作步骤 | 1. 体位　取舒适体位,面向操作者。
2. 采集标本　嘱患者张开嘴巴,充分暴露口腔咽喉部;取出无菌咽拭子蘸取少量无菌生理盐水;用压舌板轻压舌部,迅速擦拭患者口腔两侧腭弓及咽、扁桃体的分泌物 3～5 次,避免咽拭子触及其他部位;迅速把咽拭子插入采样管内塞紧。
3. 送检　无菌试管贴上化验贴送检。 |

| 观　察 | 观察患者口咽部黏膜,有无咳嗽、恶心等情况。 |

| 患者安置 | (1) 协助患者取舒适体位,整理床单位。
(2) 健康教育。告知患者相关注意事项及疾病相关知识。 |

| 用物处理 | 各类物品分类处理,洗手。 |

| 记　录 | 咽拭子采集时间及患者情况。 |

| 注意事项 | (1) 操作过程中,应注意避免接触采样管口,防止污染。
(2) 尽量在首剂抗菌药物使用前及更换抗菌药物前采集标本。
(3) 标本采集后及时送检。 |

> 操作评分表

操作步骤	操作内容	操作质量要求	分值	得分	备注
操作准备 （10分）	操作者	按要求做自身准备,了解病史,与患者沟通	2		
	患者	了解咽拭子采集目的、注意事项及配合要点；用清水漱口	2		
	物品	用物准备齐全,有序放置在合理位置	4		
	环境	整洁,光线明亮柔和,温、湿度适宜	2		
操作步骤 （60分）	体位	取舒适体位,面向操作者	10		
	采集标本	(1) 嘱患者张嘴,暴露口咽喉部。 (2) 取无菌咽拭子蘸取少量无菌生理盐水。 (3) 用压舌板轻压舌部,擦拭患者口腔两侧腭弓及咽、扁桃体的分泌物。 (4) 迅速把咽拭子插入采样管内塞紧	40		
	送检	无菌试管贴上化验贴送检	10		
操作后处置 （30分）	观察	观察患者口咽部黏膜,有无咳嗽、恶心等情况	5		
	患者安置	协助患者取舒适体位,整理床单位；告知患者相关注意事项及疾病相关知识	5		
	用物处理	整理用物,归类处理,可回收物品统一消毒备用	5		
	记录	咽拭子采集时间及患者情况	5		
	总体评价	体现人文关怀,操作熟练,动作规范	10		
总　　分			100		

注意事项
(1) 操作过程中,应注意避免接触采样管口,防止污染。
(2) 尽量在首剂抗菌药物使用前及更换抗菌药物前采集标本。
(3) 标本采集后及时送检。

五十五、灌 肠 术

操作规范

操作目的	(1) 为手术、分娩或者检查的患者进行肠道准备。 (2) 刺激患者肠蠕动,软化粪便,解除便秘,减轻腹胀。 (3) 稀释和清除肠道内有害物质,减轻中毒。 (4) 灌入低温液体,为高热患者降温	
适应证	(1) 常用于便秘、肠胀气患者,分娩患者。 (2) 中毒、高热患者的治疗。 (3) 肠道手术和检查前准备	
禁忌证	急腹症、妊娠早期、消化道出血、严重心血管疾病的患者	
工作程序	操 作 要 求	
操作前准备	操作者准备	(1) 按七步洗手法洗手,戴好帽子、口罩,取病历。 (2) 核对患者信息,了解病情,向患者及家属解释灌肠的目的及注意事项
	患者准备	(1) 患者了解灌肠术的目的、注意事项及操作配合。 (2) 患者处于安静状态,能合作
	物品准备	(1) 治疗车上层　一次性灌肠包(一次性灌肠袋、一次性手套、一次性垫巾、石蜡油)、水温计、0.1%～0.2%肥皂水灌肠液或生理盐水 500～1 000 mL、弯盘、卫生纸、快速手消毒液。 (2) 治疗车下层　生活垃圾桶、医疗垃圾桶
	环境准备	整洁,光线明亮柔和,温、湿度适宜(温度 22～24℃,湿度 50%～60%),拉围帘遮挡
操作步骤	体　位	取左侧卧位,双腿弯曲,脱裤至膝部,臀部移至床沿;臀下垫巾,弯盘置于臀边
	插肛管	(1) 水温计测灌肠液(39～41℃),倒入灌肠袋并挂在输液架上,其液面距离肛门 40～60 cm,排尽管内空气。 (2) 关闭灌肠袋导管的开关。 (3) 润滑肛管,嘱患者深呼吸;插入深度 7～10 cm
	灌液	(1) 固定肛管,打开开关,灌液,观察流速(液面缓慢下降)。 (2) 溶液受阻可移动或挤压肛管。 (3) 患者有便意时嘱其做深呼吸,适当放低灌肠袋

(续表)

工作程序		操 作 要 求
操作步骤	拔出肛管	(1) 溶液即将流完时关闭开关。 (2) 捏紧或折叠肛管无回流。 (3) 用卫生纸包住肛管拔出,放入弯盘内,擦净肛门
操作后处置	观察评估	观察患者有无心悸、气促等情况,评估患者灌肠后排便情况
	患者安置	(1) 协助患者穿裤,整理床单位,去围帘。 (2) 嘱患者平卧,尽可能保留 5~10 min 后解便
	用物处理	(1) 一次性使用物品投入医疗垃圾桶。 (2) 可回收物品收集归类,统一清洁消毒备用,洗手
	记 录	洗手,记录灌肠后排便次数、体温情况
注意事项		(1) 灌肠时患者有腹胀或便意时,嘱其深呼吸,以减轻不适。 (2) 灌肠过程中应观察患者病情变化,如出现脉速、面色苍白、出冷汗、剧烈腹痛、心慌气急,应立即停止灌肠
相关知识点		(1) 正确掌握灌肠溶液的温度、浓度、流速、压力和溶液的量。 (2) 灌肠液(一般 39~41℃,降温 28~32℃,中暑者为 4℃)。 (3) 伤寒患者灌肠时溶液不得超过 500 mL,压力要低(液面不得超过肛门 30 cm)。 (4) 肝昏迷患者禁用肥皂水灌肠,以减少氨的产生和吸收;充血性心力衰竭和水钠潴留患者禁用 0.9%氯化钠溶液灌肠

操作流程

- **操作者准备**
  - (1) 按七步洗手法洗手,戴好帽子、口罩,取病历。
  - (2) 核对患者信息,评估患者病情,向患者及家属解释灌肠的目的及注意事项。
  - (3) 了解排便情况,评估肛门周围皮肤黏膜状况。

- **患者准备**
  - (1) 患者了解灌肠术的目的、重要性、注意事项及操作配合。
  - (2) 患者处于安静状态,能合作。

- **物品准备**
  - (1) 治疗车上层　一次性灌肠包、水温计、弯盘、卫生纸、速干手消毒剂,0.1%~0.2%肥皂水灌肠液或生理盐水 500~1000 mL。
  - (2) 治疗车下层　生活垃圾桶、医疗垃圾桶。
  - (3) 其他　围帘或屏风。

- **环境准备**　整洁,光线明亮柔和,温、湿度适宜(温度 22~24℃,湿度 50%~60%),拉围帘遮挡。

- **操作步骤**
  1. 体位　取左侧卧位,双腿弯曲,脱裤至膝部,臀部移至床沿;臀下垫巾,弯盘置于臀边。
  2. 插肛管　挂灌肠袋,其液面距离肛门 40~60 cm,排尽管内空气,关闭灌肠袋导管的开关;润滑肛管,嘱患者深呼吸,插入深度 7~10 cm。
  3. 灌液　固定肛管,打开开关,灌液;观察流速(液面缓慢下降);溶液受阻可移动或挤压肛管。
  4. 拔出肛管　溶液即将流完时关闭开关,捏紧或折叠肛管无回流;用卫生纸包住肛管拔出,放入弯盘内,擦净肛门。

- **观察评估**　观察患者有无心悸、气促等情况,评估患者灌肠后排便情况。

- **患者安置**
  - (1) 协助患者穿裤,整理床单位,去围帘。
  - (2) 嘱患者平卧,尽可能保留 5~10 min 后解便。

- **用物处理**　各类物品分类处理,洗手。

- **记录**　洗手,记录灌肠后排便次数、体温情况。

- **注意事项**
  - (1) 灌肠时患者有腹胀或便意时,嘱其深呼吸,以减轻不适。
  - (2) 灌肠过程中应随时注意患者病情变化,如出现脉速、面色苍白、出冷汗、剧烈腹痛、心慌气急,应立即停止灌肠。

操作评分表

操作步骤	操作内容	操作质量要求	分值	得分	备注
操作准备 （10分）	操作者	按要求做自身准备，了解病史，与患者沟通	2		
	患者	患者了解灌肠目的、方法、注意事项及配合要点	2		
	物品	用物准备齐全，有序放置在合理位置	4		
	环境	整洁，光线明亮柔和，温、湿度适宜（温度22～24℃，湿度50%～60%）；环境安全、关门窗、拉围帘或屏风遮挡	2		
操作步骤 （60分）	体位	取左侧体位，暴露肛门；臀下垫巾，弯盘置于臀边	10		
	插肛管	挂灌肠袋，液面距离肛门40～60cm；排尽管内空气，关闭灌肠袋导管的开关；润滑肛管，插入深度7～10cm	15		
	灌液	固定肛管，打开开关，灌液；观察流速（液面缓慢下降）；溶液受阻可移动或挤压肛管	20		
	拔出肛管	溶液即将流完时关闭开关，折叠肛管无回流；用卫生纸包住肛管拔出，放入弯盘内；擦净肛门	15		
操作后处置 （30分）	观察评估	观察患者有无心悸、气促等情况，评估患者灌肠后排便情况	5		
	患者安置	协助患者穿裤，整理床单位，开门窗。嘱患者平卧，尽可能保留5～10min后解便	10		
	用物处理	用物整理，分类处理，消毒备用	5		
	记录	洗手，记录灌肠后排便次数、体温情况	5		
	总体评价	体现人文关怀，操作熟练，动作规范	5		
总　　分			100		

注意事项
（1）灌肠时患者有腹胀或便意时，嘱其深呼吸，以减轻不适。
（2）灌肠过程中应随时注意患者病情变化，如出现脉速、面色苍白、出冷汗、剧烈腹痛、心慌气急，应立即停止灌肠。

五十六、关节腔穿刺术（以膝关节为例）

◎ 操作规范

操作目的		（1）检查关节腔内积液，以明确诊断。 （2）抽出关节腔内积液、积血或积脓，减压。 （3）关节腔内注入药物
适 应 证		（1）关节创伤，关节积液、积血。 （2）骨性关节炎、关节积液。 （3）关节腔内药物注射治疗。 （4）感染性关节炎、关节积液。 （5）不明原因的关节积液
禁 忌 证		（1）穿刺部位皮肤有破溃、感染等。 （2）有凝血机制障碍、出血性疾病等。 （3）严重的糖尿病，血糖控制不好。 （4）非关节感染患者，有发烧，有其他部位发热感染病灶
工作程序		操 作 要 求
操作前准备	操作者准备	（1）按七步洗手法洗手，戴好帽子、口罩，取病历。 （2）核对患者信息，了解患者病情，问过敏史，告知患者关节腔穿刺术的目的及注意事项，签署知情同意书
	患者准备	（1）患者或家属了解关节穿刺的目的、操作过程配合要点。 （2）过敏体质者行利多卡因皮试，阴性者方可实施
	物品准备	（1）治疗车上层 ① 消毒用品：一次性镊子2把、消毒碗2个、无菌棉球6个、1％碘伏1瓶、碘伏棉签1盒、无菌纱布1包。 ② 药品：1％利多卡因1支，1mL复方倍他米松1支，透明质酸等药物。 ③ 其他：注射器（5mL 2个，20mL 1～2个），无菌敷贴1个，无菌棉签若干，无菌洞巾1块，垫巾1块，无菌手套2副，关节液检查试管2～3个，绷带等。 （2）治疗车下层　生活垃圾桶、医疗垃圾桶、锐器盒
	环境准备	整洁，光线明亮柔和，温、湿度适宜（温度22～24℃，湿度50％～60％）
操作步骤	体 位	充分暴露穿刺点即可，可取坐位或仰卧位

(续表)

工作程序		操 作 要 求
操作步骤	定 位	(1) 髌上内、外侧入路 患者采取仰卧位，膝下放入垫巾。将患者下肢放于中立位，触及髌骨外上角，在髌骨上极和髌内、外缘两条相切线的垂直交点进针，将穿刺针向内下后方刺入。 (2) 髌下内、外侧入路 患者采取坐位，将患者膝关节屈曲90°，小腿自然下垂，触摸股骨、膑骨和胫骨的位置。以这3块骨围成的三角间隙的中心点作为进针点（膝眼处），从前方以45°左右的角度斜向关节腔，直接进针
	消 毒	(1) 将1%碘伏倒入盛有无菌棉球的治疗碗中，取一次性镊子夹取碘伏棉球，消毒穿刺区。 (2) 消毒以穿刺点为中心，周围半径15 cm以上的环形范围，由内向外不留间隙，消毒3遍，每次范围逐步缩小。 (3) 使用过的碘伏棉球弃入另一消毒碗
	铺 巾	助手打开无菌洞巾包。操作者戴无菌手套，取洞巾打开，将洞巾的中央铺于穿刺部位，暴露穿刺点；请助手协助用胶布固定洞巾
	局 麻	(1) 助手将5 mL针筒包装打开，由操作者取出，2人核对利多卡因；由助手锯开安瓿，操作者抽取利多卡因。 (2) 在穿刺点局部皮下注射形成一个皮丘，将注射器垂直于皮肤表面，缓缓刺入，回抽无血，逐层浸润麻醉各层组织
	穿 刺	于穿刺点进针，左手固定关节，右手操作。穿刺顺利时可感觉到关节囊的突破感，表示穿刺成功
	抽吸关节液	穿刺进入关节囊后，持注射器抽取积液。对于大量积液，更换20 mL注射器。随着积液被抽出，可以微调针头方向，使得针头通畅并继续把关节液抽尽
	注射药物	(1) 助手打开药物和新的5 mL注射器，双方核对药物，抽取药液。 (2) 取出抽关节积液注射器时保持针头不动，更换含药物注射器后，缓慢推注药物
	拔 针	(1) 关节穿刺结束，拔出针头。 (2) 局部消毒，无菌纱布盖住针孔，按压1~3 min（具体时间视出血情况而定），无菌敷贴覆盖。 (3) 如抽取关节积液，则用绷带加压包扎
	关节液收集	标本根据临床需要，将抽取的关节液注入试管内（>2 mL）进行相应检查
操作后处置	观 察	(1) 注射中观察患者有无不适，如出现异常及时停止。 (2) 观察10~15 min，若出现头晕、头昏、步态不稳的情况及时处理。 (3) 观察关节液性状，如颜色、量、透明度、黏稠度等
	患者安置	(1) 协助患者整理衣物，嘱按压穿刺点。 (2) 关注穿刺点有无渗血渗液、关节胀痛等情况。如有不适随时联系告知。 (3) 嘱患者休息，1天内穿刺部位不要着水，并保持清洁干燥
	用物处理	(1) 注射器等锐器放入医疗锐器收集箱。 (2) 使用后的一次性物品投入医疗垃圾桶，洗手。 (3) 如需关节液化验，贴上标签及时送检
	记 录	穿刺时间、部位、关节液的量和颜色、送检项目、所注射的药物及剂量等

(续表)

注意事项	(1) 严格执行无菌操作,预防感染。 (2) 穿刺中动作规范,避免反复穿刺。 (3) 抽液中加强观察,注意有无鲜血流出,有无不适。 (4) 抽出的液体需做化验,穿刺后应加压包扎
并发症处理	(1) 感染　感染可能导致化脓性骨髓炎,严重者造成肢体的残疾,治疗不及时甚至可能截肢。 ① 预防:加强患者评估,严格无菌操作,免疫功能低下者可预防性使用抗生素。 ② 立即行关节液培养及药敏试验。 ③ 经验性抗生素,待药敏调整敏感抗生素。 ④ 化脓性关节炎需关节腔冲洗＋引流。 (2) 穿刺部位血肿或关节积血　穿刺损伤血管或患者凝血异常。 ① 冰敷＋弹力绷带加压包扎。 ② 凝血因子缺乏者(如血友病)补充Ⅷ因子或冷沉淀;必要时行血肿切除术。 (3) 激素注射后可能发生的副作用　如骨质疏松,股骨头无菌性坏死等。 控制激素的量、间隔时间、注射次数,每年不超过 2～3 次。 (4) 局部麻药反应　注射后都可能产生头晕、头昏、步态不稳的情况,局部麻药被吸收后可能全身小血管扩张造成的。 要求患者休息并观察 15～20 min,如出现类似症状可先选择平卧位;观察患者情况,必要时对症处理。 (5) 软骨、周围组织损伤 ① 预防:进针时避免暴力穿透。 ② 处理:关节制动,口服非甾体抗炎药(如塞来昔布)。 (6) 断针　选择合适针头,正确找到穿刺点,避免暴力穿刺;必要时行手术取出

操作流程

操作者准备
(1) 按七步洗手法洗手,戴口罩、帽子。
(2) 核对患者信息,评估患者病情,问过敏史,告知操作目的,签署知情同意书。

患者准备
(1) 患者或家属了解关节穿刺的目的、操作过程配合要点。
(2) 过敏体质者行利多卡因皮试,阴性者方可实施。

物品准备
(1) 治疗车 消毒用品(一次性镊子、消毒碗、无菌棉球、1%碘伏1瓶、无菌纱布),5 mL、20 mL注射器,无菌敷贴1个,无菌洞巾1块,无菌手套。
(2) 药品 1%利多卡因1支,1 mL复方倍他米松1支。
(3) 标本试管及试管架、绷带等。
(4) 治疗车下层 生活垃圾桶、医疗垃圾桶、锐器盒。

环境准备
整洁,光线明亮柔和,温度22~24℃,湿度50%~60%。

操作步骤
1. 体位 仰卧位卧位或坐位。
2. 穿刺点定位 髌上内、外侧入路,髌下内、外侧。
3. 消毒铺巾 用1%碘伏以穿刺点为中心,消毒至少15 cm;戴无菌手套,铺洞巾。
4. 麻醉 抽取利多卡因,在穿刺点局部皮下注射形成一个皮丘,将注射器垂直于皮肤表面,缓缓刺入,逐层浸润麻醉各层组织。
5. 穿刺 于穿刺点进针,左手固定关节,右手操作。穿刺顺利时可感觉到关节囊的突破感,表示穿刺成功。
6. 抽液 穿刺进入关节囊后,持注射器回抽取积液;对于大量积液,更换20 mL注射器。
7. 注射药物 双方核对药物,更换含药物的注射器缓慢推注。
8. 拔针 关节穿刺结束,拔出针头。局部消毒,无菌纱布盖住针孔,按压1~3 min(具体时间视出血情况而定),无菌敷贴覆盖。
9. 标本 根据临床需要,将抽取的关节液注入至试管内(>2 mL)进行相应检查。

观察
(1) 注射中观察患者有无不适,如出现异常及时停止。
(2) 操作后观察10~15 min,若出现头晕、头昏、步态不稳的情况及时处理。
(3) 观察关节液性状,如颜色、量、透明度、黏稠度等。

患者安置
嘱患者休息,按压穿刺部位1~3 min,注意有无出血,有变化及时呼叫医生,术后1天保持穿刺点清洁干燥。

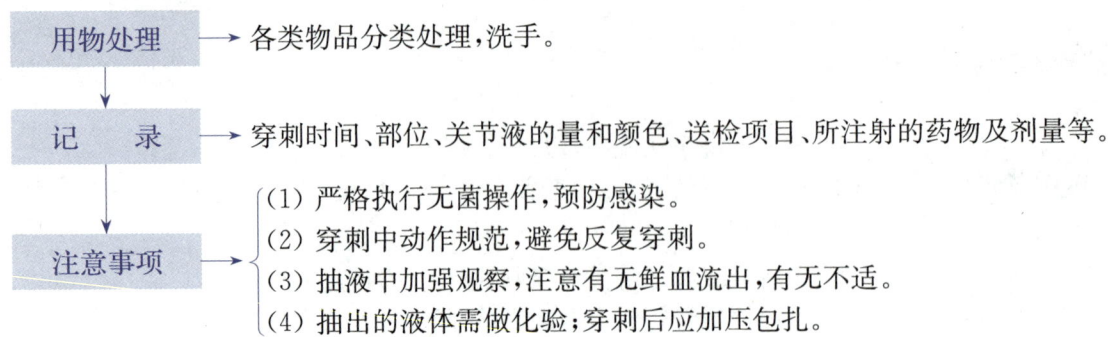

操作评分表

操作步骤	操作内容	操作质量要求	分值	得分	备注
操作准备 （10分）	操作者	按要求做自身准备，了解病史，与患者沟通	2		
	患者	患者了解操作目的、要求	2		
	物品	用物准备齐全，有序放置在合理位置	4		
	环境	整洁，光线明亮柔和，温湿度适宜	2		
操作步骤 （60分）	体位	助患者取仰卧位或坐位	4		
	定位	髌上内、外侧入路；髌下内、外侧入路	4		
	消毒	以穿刺点为中心，消毒至少15 cm，消毒3遍，每次范围缩小	6		
	铺巾	戴无菌手套，取洞巾；助手协助固定洞巾	6		
	麻醉	抽取利多卡因，在穿刺点注射麻醉药，逐层浸润	10		
	穿刺	左手固定关节，右手操作。进入关节囊	12		
	抽吸	穿刺进入关节囊后，回抽取积液；对于大量积液，更换20 mL注射器	8		
	注射药物	核对药物，更换含药物的注射器缓慢推注	4		
	拔针	关节穿刺结束，拔出针头。局部消毒，无菌纱布盖住针孔，按压，无菌敷贴覆盖	4		
	关节液收集	按需要，将抽取的关节液注入试管内（＞2 mL）进行相应检查	2		
操作后处置 （30分）	观察	注射中、操作后观察患者情况，观察关节液	5		
	患者安置	嘱患者休息，观察穿刺部位，术后保持穿刺点干燥	10		
	用物处理	整理物品，分类处理，消毒备用。标本贴上标签送检	5		
	记录	穿刺时间、部位、关节液的量和颜色、送检项目、所注射的药物及剂量等	5		
	总体评价	体现人文关怀，操作熟练，动作规范	5		
总　　分			100		

注意事项
（1）严格执行无菌操作，预防感染。
（2）穿刺动作规范，避免反复穿刺。
（3）抽液中加强观察，注意有无鲜血流出，有无不适。
（4）抽出的液体需做化验；穿刺后应加压包扎。

五十七、局部封闭术

操作规范

操作目的		(1) 通过局部注射药物阻断伤害性刺激传导,抑制神经源性炎症反应(SP、CGRP等致痛介质),减轻关节、软组织无菌性炎症(TNF-α、IL-1β等细胞因子),达到治疗目的。 (2) 鉴别疼痛来源,如腰椎神经根性痛还是关节源性痛。 (3) 预测手术预后,如髋关节封闭阳性者预示 THA 效果良好
适应证		(1) 关节炎急性发作期(K-L分级Ⅱ～Ⅲ级)。 (2) 肩袖损伤继发炎性疼痛(排除全层撕裂)。 (3) 腰椎小关节综合征(经 MRI/CT 证实)。 (4) 慢性肌腱端病(如网球肘、跟腱炎)
禁忌证		(1) 注射区域有活动性感染。 (2) 已知对类固醇、局麻药过敏史。 (3) 凝血功能障碍者
工作程序		操 作 要 求
操作前准备	操作者准备	(1) 按七步洗手法洗手,戴口罩、帽子,取病历。 (2) 核对患者信息,了解病情,问过敏史。告知患者疼痛封闭术的目的及注意事项。 (3) 签署知情同意书
	患者准备	(1) 患者了解操作的目的、操作过程需配合的事项、可能的风险。 (2) 过敏体质需做药物过敏试验,保持安静状态
	物品准备	(1) 治疗车上层 ① 消毒用品:1%碘酒、75%乙醇或安尔碘,免洗消毒液。 ② 药品:麻醉药物(利多卡因或罗哌卡因),复方倍他米松 0.5～1 mL,或曲安奈德 0.5～1 mL。 ③ 其他:注射器(5 mL 2个)、治疗碗2个、输液贴1个、无菌棉球、一次性无菌巾1块、无菌洞巾1块、无菌手套2副、无菌镊子2把。 (2) 治疗车下层 生活垃圾桶、医疗垃圾桶、锐器盒
	环境准备	整洁,光线明亮柔和,温、湿度适宜(温度 22～24℃,湿度 50%～60%)

(续表)

工作程序		操 作 要 求
操作前准备	体 位	患者取坐位,肘关节屈曲外展于操作台上
	定 位	(1) 解剖定位 肱骨外上髁尖端前下方1 cm(伸肌总腱起点处)。 (2) 触诊定位 最大压痛点的远端5 mm(避开肌腱钙化区)。 (3) 超声引导 高频线阵探头纵切显示伸肌总腱-骨交界区
	消 毒	(1) 将1‰碘伏倒入盛有无菌棉球的治疗碗中,取一次性镊子夹取碘伏棉球,消毒穿刺区。 (2) 以穿刺点为中心,周围半径15 cm以上的环形范围,由内向外不留间隙,消毒3遍,每次范围逐步缩小。 (3) 使用过的碘伏棉球弃入另一治疗碗中
	铺 巾	助手打开无菌巾包、洞巾包;操作者戴无菌手套,取无菌巾垫于穿刺点下方;取洞巾打开,将洞巾的中央铺于穿刺部位,暴露穿刺点;助手协助用胶布固定洞巾
	麻 醉	(1) 助手将5 mL针筒包装打开;操作者取出,2人核对利多卡因;助手锯开安瓿,操作者抽取利多卡因。 (2) 在穿刺点局部皮下注射,形成一个皮丘;将注射器垂直于皮肤表面,缓缓刺入,回抽无血,逐层浸润麻醉各层组织,直至骨膜。此时,注射器与骨膜垂直。以定位穿刺点为中心,对骨膜进行多点麻醉,防止因穿刺点与麻醉点不完全相符而引起的疼痛;拔针
	穿刺给药	(1) 取5 mL注射器,助手协助抽取曲安奈德10 mg+0.5%罗哌卡因1 mL+生理盐水1 mL。 (2) 左手拇指、示指固定穿刺点皮肤,右手持针与皮肤呈45°斜面向上,从近端穿刺(顺肌腱纤维走向);再垂直骨面进针,达深筋膜与伸肌总腱之间(深度0.5~1.0 cm)。有突破感且穿刺针已固定,表示穿刺成功,缓慢推注药液
操作后处置	拔 针	给药结束,左手固定皮肤,右手拔针;局部消毒,无菌纱布盖住针孔,按压1~3 min(具体时间视出血情况而定),用胶布固定纱布;脱手套
	观 察	观察生命体征,关注穿刺点有无渗血渗液。身体如有不适及时处理
	患者安置	(1) 协助患者整理衣物,嘱穿刺点按压、休息。 (2) 嘱患者3天内穿刺部位保持清洁干燥
	用物处理	(1) 注射器等锐器放入医疗锐器盒。 (2) 其余物品投入医疗垃圾桶,洗手
	记 录	记录操作过程、操作是否成功,以及局部封闭后患者情况
注意事项		(1) 严格执行无菌操作,预防感染。 (2) 操作过程中注意保持体位,如有胀痛、头晕、心悸、气促等不适及时报告。 (3) 严格掌握药物剂量
并发症处理		(1) 皮下萎缩 ① 早期发现:局部出现橘皮样改变。 ② 处理方案:局部注射透明质酸钠+维生素B_{12}。 (2) 肌腱断裂预警 ① 高风险指征:注射后持续疼痛>72 h。 ② 影像评估:超声显示肌腱连续性中断>50%需手术干预

(续表)

相关知识点	(1) 肌腱保护原则　单次注射剂量≤2 mL(避免肌腱内压力＞50 kPa)；12个月内同一部位注射≤2次(间隔≥6个月)。 (2) 神经损伤预防　桡神经深支防护，穿刺点距桡骨头至少2 cm。注射时要求患者保持前臂旋前位(减少神经张力)。 (3) 激素晶体管理　注射后24 h内禁止热疗(防止类固醇晶体溶解扩散)，出现闪痛反应时立即停止注射并改变针尖方向。 (4) 术后功能康复　注射后48 h禁止手腕背伸抗阻训练，可进行无痛范围内的抓握练习。注射后1周逐步开展离心性伸腕肌训练(弹力带渐进阻力)。 (5) 随访计划　24 h内电话随访(评估疼痛VAS变化及早期并发症)，4周门诊复查(超声评估肌腱结构完整性)。

操作流程

操作者准备
(1) 按七步洗手法洗手,戴口罩、帽子,取病历。
(2) 核对患者信息,评估患者病情,问过敏史。
(3) 告知操作目的,签署知情同意书。

患者准备
(1) 患者了解操作的目的、操作过程需配合的事项、可能的风险。
(2) 过敏体质须做药物过敏试验,保持安静状态。

物品准备
(1) 治疗车上层
  ① 消毒用品:1%碘酒、75%乙醇或安尔碘、免洗消毒液。
  ② 药品:麻醉药物、复方倍他米松或曲安奈德。
  ③ 其他:注射器、治疗碗、输液贴、无菌棉球、一次性无菌巾、无菌洞巾、无菌手套、无菌镊子等。
(2) 治疗车下层 生活垃圾桶、医疗垃圾桶、锐器盒。

环境准备 整洁,光线明亮柔和,温度22~24℃、湿度50%~60%。

操作步骤
1. 体位 取坐位,肘关节屈曲外展于操作台上。
2. 穿刺点定位 解剖定位,触诊定位,超声引导。
3. 消毒铺巾 用1%碘伏,以穿刺点为中心,消毒至少15 cm;戴无菌手套,无菌巾垫于穿刺点下方,铺洞巾。
4. 麻醉 在穿刺点局部皮下注射,形成一个皮丘;将注射器垂直于皮肤表面,缓缓刺入,逐层浸润麻醉各层组织,直至骨膜。对骨膜进行多点麻醉。
5. 穿刺 取5 mL注射器,助手协助抽取曲安奈德10 mg+0.5%罗哌卡因1 mL+生理盐水1 mL。左手拇指、示指固定穿刺点皮肤,右手持针与皮肤呈45°斜面向上,从近端穿刺,再垂直骨面进针,达深筋膜与伸肌总腱之间,有突破感且穿刺针已固定,表示穿刺成功;缓慢推注药液。
6. 拔针 给药结束,左手固定皮肤,右手拔针;伤口消毒,纱布覆盖;按压1~3 min,胶布固定,脱手套。

观察 观察生命体征,关注穿刺点有无渗血渗液。身体如有不适及时处理。

患者安置
(1) 协助患者整理衣物,嘱穿刺点按压,休息。
(2) 嘱患者3天内穿刺部位保持清洁干燥。

用物处理 各类物品分类处理,洗手。

记录 记录操作过程、操作是否成功,以及局部封闭后患者情况。

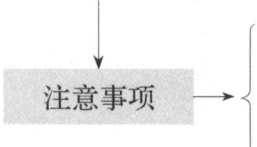注意事项
- （1）严格执行无菌操作，预防感染。
- （2）操作过程中注意保持体位，如有胀痛、头晕、心悸、气促等不适及时报告。
- （3）严格掌握药物剂量。

操作评分表

操作步骤	操作内容	操作质量要求	分值	得分	备注
操作准备 （10分）	操作者	按要求做自身准备，了解病史，与患者沟通	2		
	患者	了解操作目的要求	2		
	物品	用物准备齐全，有序放置在合理位置	4		
	环境	整洁，光线明亮柔和，温湿度适宜	2		
操作步骤 （60分）	体位	助患者取坐位，肘关节屈曲外展于操作台上	5		
	定位	肱骨外上髁尖端前下方1 cm（伸肌总腱起点处）	10		
	消毒	以穿刺点为中心，消毒至少15 cm，消毒3遍，每次缩小范围	8		
	铺巾	无菌巾垫于穿刺点下方，铺洞巾并固定洞巾	5		
	麻醉	在穿刺点皮下形成一个皮丘；垂直进针，回抽无血注射麻醉药。逐层、多点麻醉	10		
	穿刺	抽取药液、针与皮肤呈45°穿刺，再垂直骨面进针，达深筋膜与伸肌总腱之间，有突破感	12		
	注药	缓慢推注药液	4		
	拔针	左手固定皮肤，右手拔针，局部消毒、按压、固定	6		
操作后处置 （30分）	观察	观察生命体征，关注穿刺点有无渗血渗液，身体有无异常	5		
	患者安置	协助患者整理衣物，嘱穿刺点按压，休息。嘱患者3天内穿刺部位保持清洁干燥	10		
	用物处理	物品整理归位，分类处理，消毒备用	5		
	记录	记录操作过程、操作是否成功，以及局部封闭后患者情况	5		
	总体评价	体现人文关怀，操作熟练，动作规范	5		
总　　分			100		

注意事项
(1) 严格执行无菌操作，预防感染。
(2) 操作过程中注意保持体位，如有胀痛、头晕、心悸、气促等不适及时报告。
(3) 严格掌握药物剂量。

五十八、夹板固定术

> 操作规范

		操 作 要 求
操作目的		(1) 通过夹板与固定垫的协同作用,维持骨折对位。 (2) 通过弹性固定,避免过度活动,刺激骨痂形成,促进愈合。 (3) 通过夹板固定,便于邻近关节活动,预防关节僵硬和肌肉萎缩。 (4) 通过限制异常活动,缓解疼痛;抬高患肢促进静脉回流,减轻肿胀
适应证		(1) 四肢闭合性骨折　如桡骨远端、双踝等稳定性骨折。 (2) 开放性骨折(创面小)　经清创缝合后伤口闭合者。 (3) 陈旧性骨折　手法复位后仍可维持对位者。 (4) 不能耐受手术的患者或有手术禁忌证患者等
禁忌证		(1) 严重开放性骨折或感染　创面大、污染重或伴化脓性感染者。 (2) 难以固定的部位　如脊柱、骨盆、股骨颈骨折等。 (3) 软组织损伤严重　大面积皮肤缺损、水疱或血液循环障碍者。 (4) 昏迷或感觉障碍患者　无法感知肢体压迫或疼痛信号
工作程序		操 作 要 求
操作前准备	操作者准备	(1) 按七步洗手法洗手,戴帽子、口罩、手套。 (2) 了解患者肢体骨折情况,告知夹板固定的目的、方法及注意事项并签字
	患者准备	(1) 了解外固定目的、配合要点及注意事项。 (2) 患者(模拟人)环境安全,情绪稳定
	物品准备	敷料、各种规格夹板(上肢规格 2.5 cm×19 cm 及 5.5 cm×20 cm,下肢规格 3 cm×26.5 cm 及 5 cm×31 cm、5 cm×29 cm)、医用一次性手套、口罩、帽子、绷带、胶布、棉垫、剪刀、生理盐水、过氧化氢溶液等
	环境准备	整洁,光线明亮柔和,温湿度适宜(温度 22～24℃,湿度 50%～60%)
操作步骤	体位	根据外伤现场将模拟患者置于相应体位。 坐位:上肢(桡骨远端骨折);平卧位:下肢(双踝关节骨折)
	评估	(1) 患者(模拟人)生命体征平稳,骨折部位,皮肤轻度挫伤等。 (2) 阅片,判断骨折类型
	皮肤处理	(1) 初步处理　消毒。 (2) 消毒挫伤皮肤　以生理盐水冲洗,过氧化氢溶液消毒,无菌纱布覆盖,胶布固定

(续表)

工作程序		操 作 要 求
操作步骤	固 定	1. 桡骨远端骨折夹板固定 (1) 稳定骨折　保持腕关节功能位(背伸15°~30°,尺偏10°)。 (2) 放置衬垫　骨突处放置棉垫。 (3) 夹板固定　选用上肢夹板： ① 背侧板(5.5 cm×20 cm)覆盖前臂背侧至掌骨基底部(约2 cm)。 ② 掌侧板(5.5 cm×20 cm)覆盖前臂掌侧至大鱼际肌(约3 cm)。 ③ 桡侧板(2.5 cm×19 cm)固定超腕关节(约1 cm)。 ④ 尺侧板(2.5 cm×19 cm)用于平腕横纹,保护尺骨茎突。 (4) 绷带捆扎　3~4根绷带,先中间后两端,松紧度以可上下移动1 cm为宜。 (5) 悬吊与检查　上肢屈肘90°三角巾悬吊,观察末梢血运及皮肤受压情况。 2. 双踝骨折夹板固定 (1) 稳定骨折　保持踝关节中立位(背伸90°)。 (2) 放置压垫　骨突(内外踝)及跟腱处垫棉垫,避免压疮。 (3) 夹板固定　选用下肢夹板： ① 外侧板(5 cm×29 cm)用于小腿外侧至足底。 ② 内侧板(5 cm×29 cm)用于小腿内侧至足底。 ③ 后侧板(5 cm×31 cm)用于小腿后侧至足跟,维持踝关节中立位。 ④ 前侧板(3 cm×26.5 cm),两块窄板分别从胫骨结节至踝关节上方。 (4) 扎带捆扎　4根扎带,远端8字固定,近端小腿上1/3,骨折端上下端,松紧度以可上下移动1 cm为宜。 (5) 固定后体位　患肢抬高20 cm,屈膝30°
操作后处置	观 察	(1) 观察患肢血运感觉是否良好。 (2) 判断夹板固定是否牢固。 (3) 观察绷带固定松紧
	患者安置	告知夹板固定注意事项,指导功能锻炼及复诊时间
	用物处理	(1) 一次性使用物品投入医疗垃圾桶。 (2) 可回收物品收集归类,统一清洁消毒备用,洗手
注意事项		(1) 血液循环监测　术后24~72 h观察末梢血运(颜色、温度、感觉),警惕骨筋膜室综合征。 (2) 松紧调整　肿胀消退后及时收紧扎带,防止松动移位;肿胀加重时放松,防止缺血。 (3) 功能锻炼　早起进行肌肉等长收缩等。 (4) 压疮预防　骨突处加厚衬垫,定期调整夹板位置。 (5) 定期复查　术后3天、1周、2周X线复查,评估骨折愈合
相关知识点		(1) 骨折复位标准　短缩<1 cm,成角<10°,对位>1/2。 (2) 功能位定义　腕关节背伸15°~30°,尺偏10°;踝关节中立位(背伸90°)。 (3) 愈合标准　无压痛及反常活动,X线示骨痂通过骨折线。 (4) 并发症处理　压疮,骨突处加垫;夹板松动,及时调整松紧带

操作流程

操作者准备
(1) 按七步洗手法洗手,戴帽子、口罩、手套。
(2) 了解患者四肢骨折的情况,告知骨折夹板外固定的目的、方法及注意事项。

患者准备
(1) 环境安全,安抚患者情绪,评估生命体征。
(2) 检查患肢情况,包括肿胀程度、皮肤完整性、末梢血运。

物品准备
敷料、各种规格夹板(上肢规格 2.5 cm×19 cm 及 5.5 cm×20 cm;下肢规格 3 cm×26.5 cm 及 5 cm×31 cm、5 cm×29 cm)、医用一次性手套、口罩、帽子、绷带、胶布、棉垫、剪刀、记号笔、卷尺、棉签、过氧化氢溶液、生理盐水等。

环境准备
整洁,光线明亮柔和,温湿度适宜。

操作步骤
1. 体位　根据外伤现场,将患者置于坐位(桡骨远端骨折)、平卧位(双踝骨折)。
2. 评估　患者生命体征、骨折部位、皮肤有无挫伤,读片判断骨折类型。
3. 处理　初步处理,皮肤挫伤消毒,无菌纱布覆盖,固定。
4. 固定
   (1) 腕关节骨折夹板固定
   ① 稳定骨折:保持腕关节功能位。
   ② 放置衬垫:骨突处(桡骨茎突、尺骨茎突)放置衬垫。
   ③ 选择上肢夹板放置:背侧板(5.5 cm×20 cm)覆盖前臂背侧至掌骨基底部;掌侧板(5.5 cm×20 cm)覆盖前臂掌侧至大鱼际肌;桡侧板(2.5 cm×19 cm)用于超腕关节固定;尺侧板(2.5 cm×19 cm)用于平腕横纹,保护尺骨茎突。
   ④ 绷带固定:3~4 根绷带,先中间后两端,松紧度以可上下移动 1 cm 为宜。
   ⑤ 患肢悬吊固定:悬臂带把患臂屈肘 90°挂于胸前。
   (2) 双踝骨折夹板固定
   ① 稳定骨折:保持踝关节中立位。
   ② 放置衬垫:重点保护内外踝、跟腱。
   ③ 选择下肢夹板放置:外侧板(5 cm×29 cm)用于小腿外侧至足底;内侧板(5 cm×29 cm)用于小腿内侧至足底;后侧板(5 cm×31 cm)用于小腿后侧至足跟,维持踝关节中立位;前侧板用两块窄板(3 cm×26.5 cm),分别从胫骨结节至踝关节上方。
   ④ 绷带捆扎:4 根扎带,远端 8 字固定,近端小腿上 1/3,骨折端上下端,松紧度以可上下移动 1 cm 为宜。

观　察	→	(1) 观察患肢血运是否良好。 (2) 复查夹板是否牢固,绷带松紧程度。
患者安置	→	告知夹板固定注意点,指导功能锻炼及复诊时间。
用物处理	→	各类物品分类处理,洗手。
记　录	→	记录受伤部位及夹板固定时间。
注意事项	→	(1) 血液循环监测　术后 24~72 h 观察末梢血运(颜色、温度、感觉),警惕骨筋膜室综合征。 (2) 松紧调整　肿胀消退后及时收紧扎带,防止松动移位;肿胀加重时放松,防止缺血。 (3) 功能锻炼　早起进行肌肉等长收缩等。 (4) 压疮预防　骨突处加厚衬垫,定期调整夹板位置。 (5) 定期复查　术后 3 天、1 周、2 周复查 X 线,评估骨折愈合。

> 操作评分表

操作步骤	操作内容	操作质量要求	分值	得分	备注
操作准备（10分）	操作者	按要求做自身准备，了解病史，与患者沟通	2		
	患者	患者了解操作目的、要求	2		
	物品	用物准备齐全，有序放置在合理位置	4		
	环境	整洁，光线明亮柔和，温湿度适宜，保护隐私	2		
操作步骤（60分）	体位	坐位（桡骨远端骨折），平卧位（双踝骨折）	5		
	伤情评估	(1) 患者生命体征，骨折部位，皮肤有无轻度挫伤等。 (2) 阅片，判断骨折类型	10		
	消毒	口述：皮肤挫伤消毒	5		
	固定	桡骨远端骨折夹板固定：(1) 维持腕关节功能位。 (2) 放置衬垫　骨突处垫棉垫。 (3) 夹板固定　背侧板、掌侧板、桡侧板、尺侧板。 (4) 绷带捆扎　松紧度以可上下移动1cm为宜。 (5) 悬吊与检查　上肢屈肘90°三角巾悬吊，末梢血运良好	20		
		双踝骨折夹板固定：(1) 维持踝关节中立位 (2) 放置棉垫垫　骨突（内外踝）及跟腱处垫棉垫。 (3) 夹板固定　外侧板、内侧板、后侧板、前侧板。 (4) 绷带捆扎　远端8字固定，近端小腿上1/3，骨折端上下端，松紧度以可上下移动1cm为宜 (5) 固定后体位　患肢抬高20cm，屈膝30°	20		
操作后处置（30分）	观察	再次确认血运及感觉夹板放置、固定松紧	5		
	患者安置	告知夹板固定注意事项，指导功能锻炼及复诊时间	10		

（续表）

操作步骤	操作内容	操作质量要求	分值	得分	备注
操作后处置 （30分）	用物处理	整理用物，归类处理，消毒备用	5		
	记录	标记日期及骨折类型	5		
	总体评价	体现人文关怀，操作熟练，轻柔，动作规范	5		
总　　分			100		

注意事项
(1) 血液循环监测　术后 24~72 h 观察末梢血运（颜色、温度、感觉），警惕骨筋膜室综合征。
(2) 松紧调整　肿胀消退后及时收紧扎带，防止松动移位；肿胀加重时放松，防止缺血。
(3) 功能锻炼　早起进行肌肉等长收缩等。
(4) 压疮预防　骨突处加厚衬垫，定期调整夹板位置。
(5) 定期复查　术后 3 天、1 周、2 周 X 线复查，评估骨折愈合。

五十九、石膏固定术

> 操作规范

	工作程序	操作要求
操作目的		(1) 骨折部位通过石膏塑形固定,防止骨折再移位,促进骨折愈合。 (2) 限制关节活动,保护患处,减轻疼痛症状。 (3) 减少软组织损伤,有利邻近关节早期活动,避免关节僵硬,促进功能恢复
适应证		(1) 无移位或轻度移位的稳定性骨折。 (2) 老年患者、手术禁忌者(如严重心肺疾病)。 (3) 复位后对位良好,术前临时固定或非手术治疗
禁忌证		(1) 前臂或小腿肿胀明显,怀疑可能发生骨筋膜室综合征的尺桡骨或胫腓骨骨折。 (2) 创面较大的开放性骨折,术后需经常换药。 (3) 患肢伴有较大面积皮肤擦伤的四肢骨折。 (4) 骨折伴有重要神经损伤
操作前准备	操作者准备	(1) 按七步洗手法洗手,戴帽子、口罩、手套,取病历。 (2) 了解患者四肢骨折的情况,告知外固定的目的、方法及注意事项并签署知情同意书。
	患者准备	(1) 了解石膏固定目的、配合要点及注意事项。 (2) 患者(模拟人)环境安全,情绪稳定
	物品准备	敷料、石膏、医用一次性手套、口罩、帽子、绷带、胶布、棉垫、剪刀、水盆、温水、记号笔、卷尺、过氧化氢溶液、生理盐水等
	环境准备	整洁,光线明亮柔和,温湿度适宜(温度22~24℃,湿度50%~60%)
操作步骤	体位	根据外伤现场将患者置于相应体位:坐位(桡骨远端骨折),平卧位(双踝骨折)
	评估	(1) 患者(模拟人)生命体征平稳,骨折部位,有皮肤挫伤。 (2) 阅片,判断骨折类型
	皮肤处理	初步处理,消毒包扎,消毒皮肤挫伤,无菌纱布覆盖,胶布简单固定

(续表)

工作程序			操 作 要 求
操作步骤	固 定	桡骨远端骨折石膏固定	(1) 稳定骨折　保持腕关节功能位(背伸15°～30°,尺偏10°)。 (2) 测量　用卷尺测量从掌指关节至前臂上2/3长度;掌侧托止于远侧掌横纹长度,并记录。 (3) 放置衬垫　前臂均匀包裹棉纸,骨突处(桡骨茎突、尺骨茎突)加厚衬垫。 (4) 准备石膏　确定石膏长度(测量值)、石膏层数10～14层;选用温水浸泡石膏(10～15 s至无气泡排除),挤压石膏水分(不滴水)。 (5) 石膏放置　背侧石膏托从掌指关节至前臂上2/3,掌侧托不超过远侧掌横纹。 (6) 绷带缠绕固定　绷带螺旋缠绕(远端→近端),塑形期维持腕关节功能位。 (7) 石膏干燥硬化　塑形期维持牵引,判断石膏硬化(敲击声音清脆,无滴水等)。 (8) 患肢悬吊固定　悬臂带把患臂挂于胸前
		双踝骨折石膏固定	(1) 稳定骨折　保持踝关节中立位(背伸90°)。 (2) 测量　测后侧石膏托,卷尺从第一足趾→足跟→小腿中上段,并记录;测U型石膏,卷尺从外侧小腿中上段→足跟→内侧小腿中上段,并记录。 (3) 放置衬垫　手法复位后,小腿及足部包裹棉纸,重点保护内外踝、跟腱。 (4) 准备石膏　石膏层数8～12层,选用温水浸泡石膏(10～15 s至无气泡排除),挤压石膏水分(不滴水)。 (5) 石膏放置　后侧石膏托从足趾至小腿中上段,U型石膏从小腿外侧→足跟→小腿内侧。 (6) 绷带缠绕固定　绷带均匀加压,维持踝关节中立位及足弓形态,踝关节处8字固定。 (7) 石膏干燥硬化　塑形期维持牵引,判断石膏硬化(敲击声音清脆,无滴水等)。 (8) 抬高患肢　抬高20 cm,膝关节屈曲30°
操作后处置	观　察		(1) 观察患肢血运是否良好。 (2) 判断石膏固定是否牢固。 (3) 绷带固定松紧
	患者安置		需告知石膏固定注意事项、功能锻炼及复诊时间
	整理物品		一次性使用物品投入医疗垃圾桶。可回收物品收集归类,统一清洁消毒备用,洗手
	记　录		骨折类型、部位及石膏固定方法和时间
注意事项			(1) 血液循环监测　术后24～72 h观察末梢血运(颜色、温度、感觉),警惕骨筋膜室综合征。 (2) 关节活动限制 ① 腕关节:避免掌指关节固定,背侧石膏不超过掌骨头。 ② 踝关节:石膏靴需超过足趾,防止足下垂。 (3) 定期复查 ① 术后1周、4周X线复查,评估复位及愈合情况。 ② 肿胀消退后及时更换松动石膏。 (4) 功能锻炼 ① 桡骨远端:手指屈伸、肩肘关节活动。 ② 踝关节:早期踝泵运动,预防深静脉血栓。

(续表)

相关知识点	(1) 骨折复位标准　短缩<1 cm,成角<10°,对位>1/2。 (2) 功能位定义 ① 腕关节背伸15°～30°,尺偏10°。 ② 踝关节中立位(背伸90°)。 (3) 愈合标准　无压痛及反常活动,X线示骨痂通过骨折线。 (4) 石膏类型选择 ① 腕关节:背托石膏。 ② 踝关节:短腿石膏管型或高分子石膏。 (5) 并发症处理 ① 压疮:修剪石膏边缘,骨突处加垫。 ② 肢体缺血:立即松解石膏,必要时切开减压

操作流程

操作者准备
(1) 按七步洗手法洗手,戴帽子、口罩、手套。
(2) 了解患者四肢骨折的情况,告知骨折石膏外固定的目的、方法及注意事项。

患者准备
(1) 环境安全,安抚患者情绪,评估生命体征。
(2) 检查患肢情况,包括肿胀程度、皮肤完整性、末梢血运。

物品准备
敷料、石膏、医用一次性手套、口罩、帽子、绷带、胶布、棉垫、剪刀、水盆、温水、记号笔、卷尺、棉签、过氧化氢溶液、生理盐水等。

环境准备
整洁,光线明亮柔和,温湿度适宜。

操作步骤
1. 体位　根据外伤现场,将患者(模拟人)置于坐位(桡骨远端骨折)、平卧位(双踝骨折)。
2. 评估　患者生命体征、骨折部位、骨折类型等。
3. 处理　初步处理,皮肤挫伤处消毒。
4. 固定
   (1) 桡骨远端骨折骨折石膏固定
      ① 稳定骨折:无需复位,保持腕关节功能位。
      ② 测量:用卷尺测量从掌指关节至前臂上 2/3 长度,掌侧托止于远侧掌横纹长度,并记录。
      ③ 放置衬垫:前臂均匀包裹棉纸,骨突处(桡骨茎突、尺骨茎突)加厚衬垫。
      ④ 准备石膏:石膏层数 10~14 层,选用温水浸泡石膏(10~15 s 至无气泡排出),挤压石膏水分(不滴水)。
      ⑤ 石膏放置:背侧石膏托从掌指关节至前臂上 2/3,掌侧托不超过远侧掌横纹。
      ⑥ 绷带缠绕固定:绷带螺旋缠绕(远端→近端)。
      ⑦ 石膏干燥硬化:塑形期维持牵引,判断石膏硬化(敲击声音清脆,无滴水)。
      ⑧ 患肢悬吊固定:悬臂带把患臂挂于胸前。
   (2) 双踝骨折石膏固定
      ① 稳定骨折:无需复位,保持踝关节中立位(背伸 90°)。
      ② 测量:测后侧石膏托,卷尺从第一足趾→足跟→小腿中上段,并记录。测 U 型石膏,卷尺从外侧小腿中上段→足跟→内侧小腿中上段,并记录。
      ③ 放置衬垫:手法复位后,小腿及足部包裹棉纸,重点保护内外踝、跟腱。

| 操作步骤 | ④ 准备石膏：石膏层数 8～12 层，选用温水浸泡石膏（10～15 s 至无气泡排出），挤压石膏水分（不滴水）。
⑤ 石膏放置：后侧石膏托从足趾至小腿中上段，U 型石膏从小腿外侧→足跟→小腿内侧。
⑥ 绷带缠绕固定：绷带均匀加压，维持踝关节中立位（或复位后）及足弓形态。
⑦ 石膏干燥硬化：塑形期维持牵引，判断石膏硬化（敲击声音清脆，无滴水）。
⑧ 抬高患肢：抬高 20 cm，膝关节屈曲 30°。 |

| 观察评估 | (1) 观察患肢血运是否良好。
(2) 复查石膏是否牢固，绷带松紧程度。 |

| 患者安置 | 告知石膏固定注意点、功能锻炼及随访时间。 |

| 整理物品 | 各类物品分类处理，洗手。 |

| 记　　录 | 记录骨折类型、部位及石膏固定方法和时间。 |

| 注意事项 | (1) 固定过程中密切观察生命体征变化。
(2) 全程注意动作轻柔、一致。
(3) 固定完成后，注意患肢血运、感觉。
(4) 禁止石膏未干时用硬物支撑，避免局部压迫形成压疮。 |

操作评分表

操作步骤	操作内容	操作质量要求		分值	得分	备注
操作准备 （10分）	操作者	按要求做自身准备，了解病史，与患者沟通		2		
	患者	患者了解操作目的、要求		2		
	物品	用物准备齐全，有序放置在合理位置		4		
	环境	整洁，光线明亮柔和，温湿度适宜，保护隐私		2		
操作步骤 （60分）	体位	坐位（桡骨远端骨折）、平卧位（双踝骨折）		5		
	评估	（1）患者外伤部位，判断患肢血运、感觉，判断有无皮肤挫伤。 （2）读片，判断骨折类型		10		
	皮肤处理	口述：皮肤挫伤消毒		5		
	固定	桡骨远端骨折石膏固定	（1）前臂功能位，腕关节背伸15°～30°，尺偏10°。 （2）测量长度，准备石膏（石膏干湿度）。 （3）衬垫与石膏放置 ① 骨突处（桡骨茎突、尺骨茎突）加厚棉纸衬垫。 ② 背侧石膏托从掌指关节至前臂上2/3，掌侧托不超过远侧掌横纹。 （4）包扎与塑形 ① 石膏层数10～14层，绷带螺旋缠绕（远端→近端），覆盖1/2宽度。 （5）判断石膏硬化，患肢悬吊	40		
		双踝骨折石膏固定	（1）维持中立位。测量长度，准备石膏（石膏干湿度）。 （2）测量长度，准备石膏（石膏干湿度）。 （3）衬垫与石膏放置，重点保护内外踝、跟腱。放置石膏，小腿后侧石膏托从胫骨结节至足趾。 （4）包扎与塑形，石膏层数8～12层，绷带均匀加压，踝关节处8字固定。 （5）判断石膏硬化，抬高患肢			

(续表)

操作步骤	操作内容	操作质量要求	分值	得分	备注
操作后处置（30分）	观察	再次确认血运及感觉、石膏放置、固定松紧	5		
	患者安置	告知石膏固定注意事项,指导功能锻炼及复诊或及时转诊	10		
	整理物品	整理现场器材,放置原位	5		
	记录	标记骨折类型、部位及石膏固定方法和时间	5		
	总体评价	体现人文关怀,操作熟练,轻柔,动作规范	5		
总　分			100		

注意事项
（1）固定过程中密切观察生命体征变化；
（2）全程注意动作轻柔、一致。
（3）固定完成后,注意患肢血运、感觉。
（4）禁止石膏未干时用硬物支撑,避免局部压迫形成压疮。

六十、结膜异物取出术

操作规范

操作目的	取出结膜表层的各种异物
适应证	(1) 球结膜表面异物。 (2) 上睑睑板下沟异物
禁忌证	(1) 复杂眼外伤需先处理其他眼部问题。 (2) 异物嵌入深层组织或粘连严重

工作程序		操作要求
操作前准备	操作者准备	(1) 按七步洗手法洗手,戴口罩、帽子。 (2) 核对患者信息,了解患者病情,告知患者结膜异物取出术的目的及注意事项
	患者准备	(1) 了解结膜异物取出术的目的及注意事项。 (2) 患者保持舒适的体位,头部固定,避免晃动,以便操作
	物品准备	无菌棉签1包、无菌纱布1包、胶布、生理盐水10 mL、无菌眼科镊子、表面麻醉眼药水、抗生素眼药水及抗生素眼膏各1支、7号无菌针头、手电筒,医疗垃圾桶、锐器盒
	环境准备	整洁,光线明亮柔和,温湿度适宜(温度22~24℃,湿度50%~60%)
操作步骤	体位	患者取坐位或仰卧位
	麻醉	左手下拉患者下睑,嘱患者上转眼球;右手持表面麻醉眼药水滴入患者结膜囊1滴,5 min后再滴1次
	异物定位	(1) 若异物明显可见,可直接观察确定位置。 (2) 若异物较小或不易看清,可使用手持光源如手电筒照亮眼睛,配合患者眼球的自然闪烁或转动,找到异物位置
	取异物	(1) 用蘸有生理盐水的棉签轻轻擦出异物。 (2) 嵌入结膜浅层的异物,如用棉签轻擦不出,可用7号针头轻挑一下,然后再以含生理盐水棉签擦出。 (3) 上睑睑板下沟异物,翻转上睑,用蘸有盐水的棉签擦出。 (4) 术后点抗生素眼液。 (5) 结膜深层异物取出后,结膜有损伤者术后涂抗生素眼膏,无菌纱布覆盖,胶布固定

（续表）

工作程序		操 作 要 求
操作后处理	观　　察	患者有无不适，异物感是否消失
	患者安置	嘱患者避免揉眼，抗生素眼药水点眼4次/日，次日门诊复查
	用物处理	（1）金属物品归还指定位置，统一消毒，备用。 （2）注射器等锐器放入锐器盒。 （3）使用后的一次性物品投入医疗垃圾桶，洗手
	记　　录	病历记录异物位置、取出物的性状
注意事项		（1）操作过程中应严格遵守无菌原则，避免交叉感染。 （2）对于深层或复杂异物，应及时转诊至手术室或请专业眼科医生处理。 （3）术后应密切观察患者病情变化，如有异常应及时处理
相关知识点 （特殊情况处理）		（1）化学性异物　尽快用大量生理盐水冲洗，冲洗时让患者转动眼球，确保冲洗充分。 （2）金属性异物　取出后，检查有无铁锈残留，若有铁锈残留，需进一步处理。 （3）儿童患者　取异物时，要注意安抚其情绪，使其配合。 （4）老年患者　取异物时，要考虑其眼部敏感度和身体状况，操作要更加谨慎

操作流程

操作者准备
(1) 按七步洗手法洗手,戴口罩、帽子。
(2) 核对患者信息,了解患者病情,告知患者结膜异物取出术的目的及注意事项。

患者准备
(1) 了解结膜异物取出术的目的及注意事项。
(2) 患者保持舒适的体位,头部固定,避免晃动,以便操作。

物品准备
无菌棉签1包、无菌纱布1包、胶布、生理盐水10 mL、无菌眼科镊子、表面麻醉眼药水、抗生素眼药水及眼膏各1支、7号无菌针头、手电筒、医疗垃圾桶、医疗锐器收集箱。

环境准备
整洁,光线明亮柔和,温湿度适宜。

操作步骤
1. 体位　患者取坐位或仰卧位。
2. 麻醉　左手下拉患者下睑,嘱患者上转眼球,右手持表面麻醉眼药水滴入患者结膜囊1滴,5 min后再滴1次。
3. 异物定位　异物明显的直接定位,不明显的配合光源定位。
4. 取出异物
   (1) 用生理盐水棉签轻轻擦出异物。
   (2) 嵌入结膜浅层的异物,用棉签或7号针头轻挑一下取出。
   (3) 上睑睑板下沟异物,翻转上睑,用生理盐水棉签擦出异物。
   (4) 术后点抗生素眼药水。
   (5) 结膜有损伤者,涂抗生素眼膏,无菌纱布覆盖并胶布固定。

观　察
患者有无不适,异物感是否消失。

患者安置
嘱患者避免揉眼,抗生素眼药水点眼4次/日,次日门诊复查。

用物处理
各类物品分类处理,洗手。

记　录
病历记录异物位置、取出物的性状。

注意事项
(1) 严格遵守无菌原则,避免交叉感染。
(2) 对于深层或复杂异物,应及时转诊至手术室或请专业眼科医生处理。
(3) 术后应密切观察患者病情变化,如有异常应及时处理。

操作评分表

项目步骤	项目总分	质量要求	分值	得分	备注
操作准备 （10分）	操作者	按要求做自身准备，了解病史，与患者沟通	2		
	患者	患者了解操作目的要求	2		
	物品	用物准备齐全，有序放置在合理位置	4		
	环境	整洁，光线明亮适宜，温湿度适宜	2		
操作步骤 （60分）	体位	助患者取坐位或仰卧位	5		
	麻醉	表面麻醉眼药水滴入患者结膜囊1滴，5 min后再滴1次	10		
	异物定位	（1）异物明显的直接定位。 （2）不明显的配合光源定位	5		
	取异物	（1）用生理盐水棉签轻轻擦出异物。 （2）嵌入结膜浅层的异物，用棉签或7号针头轻挑取出。 （3）上睑睑板下沟异物，用生理盐水棉签擦出异物。 （4）术后点抗生素眼药水。 （5）结膜有损伤者，涂抗生素眼膏，无菌纱布覆盖并胶布固定	40		
操作后处置 （30分）	观察评估	患者有无不适，异物感是否消失	5		
	患者安置	避免揉眼，抗生素眼药水点眼4次/日，次日门诊复查	10		
	用物处理	（1）金属物品回收，放指定位置，统一消毒。 （2）注射器等锐器放入锐器盒。 （3）其余物品投入医疗垃圾桶	5		
	记录	病历需记载异物位置、取出物的性状	5		
	总体评价	体现人文关怀，操作熟练，动作规范	5		
总　分			100		

注意事项
（1）操作过程中应严格遵守无菌原则，避免交叉感染。
（2）对于深层或复杂异物，应及时转诊至手术室或请专业眼科医生处理。
（3）术后应密切观察患者病情变化，如有异常应及时处理。

六十一、结膜囊冲洗术

操作规范

操作目的	(1) 去除结膜囊内异物及分泌物。 (2) 眼部化学物质烧伤时,冲洗中和化学物质,减轻损伤。 (3) 眼部手术前清洁消毒
适应证	(1) 眼大量分泌物。 (2) 大量结膜异物。 (3) 结膜或角膜化学物。 (4) 眼科手术前准备
禁忌证	(1) 角膜溃疡穿孔。 (2) 急性感染性结膜炎。 (3) 眼球开放性损伤

工作程序		操作要求
操作前准备	操作者准备	1. 按七步洗手法洗手,戴口罩、帽子,戴一次性手套,取病历。 2. 核对患者信息,了解病情。 3. 告知患者冲洗的目的、注意事项和配合要点
	患者准备	(1) 了解结膜囊冲洗的目的及注意事项。 (2) 了解冲洗操作过程中的配合要点
	物品准备	(1) 治疗车上层　表面麻醉眼药水1支、洗眼壶1个、受水器1个、无菌纱布1包、一次性垫巾、一次性手套、消毒棉签1包、抗生素滴眼液1瓶、生理盐水1瓶(35℃左右)、速干手消毒剂。 (2) 治疗车下层　生活垃圾桶、医疗垃圾桶、锐器盒
	环境准备	整洁,光线明亮柔和,温、湿度适宜(温度22~24℃,湿度50%~60%)
操作步骤	体位	患者取坐位或仰卧位
	麻醉	操作者左手下拉患者下睑,嘱患者上转眼球,右手持表面麻醉眼药水滴入患者结膜囊1滴,5 min后再滴1滴
	铺巾	将垫巾铺于患者患眼侧肩部,头稍向冲洗侧倾斜。让患者手托受水器,紧贴在洗眼一侧的面颊部

(续表)

工作程序		操 作 要 求
操作步骤	结膜囊冲洗	(1) 生理盐水倒入洗眼壶中,试水温。 (2) 左手辅助分开患者上下眼睑,右手持洗眼壶,距眼球 3～4 cm。先使水流冲于面颊部,然后再移至眼部冲洗结膜;距离由近至远以增大水的冲力,防止洗眼壶触及眼睑、睫毛等,以免污染洗眼壶。 (3) 嘱患者闭睑,先行冲洗眼睑及眼周皮肤。 (4) 嘱患者下视,翻转上眼睑,冲洗上穹窿部。 (5) 嘱患者上视,拉开下眼睑,冲洗下穹窿部。 (6) 分开上、下眼睑并固定,嘱患者眼球向各方向转动数次,充分冲洗眼球表面、内外眦。 (7) 冲洗毕用无菌纱布擦干水迹,取下受水器。 (8) 冲洗结束眼内滴入抗生素滴眼液 1～2 滴。
操作后处置	观　察	询问患者异物感是否消失,有无不适,观察冲洗是否彻底
	患者安置	告知患者避免揉眼,回家后继续用抗生素眼药水 4 次/日,不适及时复诊
	用物处理	(1) 金属物品归还指定位置,统一消毒,备用。 (2) 锐器放入锐器盒。 (3) 使用后的一次性物品投入医疗垃圾桶,洗手
	记　录	记录冲洗情况
注意事项		严格掌握适应证与禁忌证,注意无菌操作及人文关怀
相关知识		(1) 水温适宜 32～37℃。 (2) 冲洗彻底,化学烧伤患者必须翻转眼睑,冲洗时间不少于 15 min。 (3) 传染性眼病,使用物品应严格消毒,预防交叉感染。 (4) 冲洗液不可直接冲洗角膜。冲洗时,冲洗液不可溅入患者健眼或医护人员的眼内。 (5) 眼球穿通伤及接近穿孔的角膜溃疡不可冲洗,以免异物、细菌冲入眼内。 (6) 小儿冲洗眼时应取仰卧位,头部放在操作者两腿之间,固定头部并拉开眼睑后冲洗

六十一、结膜囊冲洗术

操作流程

操作者准备
(1) 按七步洗手法洗手,戴口罩、帽子,戴一次性手套,取病历。
(2) 核对患者信息,评估患者病情,告知结膜囊冲洗术的目的及注意事项及配合要点。

患者准备
(1) 了解结膜囊冲洗的目的及注意事项。
(2) 了解冲洗操作过程中的配合要点。

物品准备
(1) 治疗车上层　表面麻醉眼药水1支、洗眼壶1个、受水器1个、一次性垫巾、消毒棉签1包、无菌纱布包、一次性手套、抗生素滴眼液1瓶、生理盐水1瓶、速干手消毒剂。
(2) 治疗车下层　生活垃圾桶、医疗垃圾桶、锐器盒。

环境准备 → 整洁,光线明亮柔和,温、湿度适宜(温度22～24℃,湿度50%～60%)。

操作步骤
1. 体位　患者取坐位或半、仰卧位。
2. 麻醉　左手下拉患者下睑,嘱患者上转眼球,右手持表面麻醉眼药水滴入患者结膜囊1滴,5 min后再滴1滴。
3. 铺巾　将垫巾铺于患者患眼侧肩部,头稍向冲洗侧倾斜。让患者手托受水器,紧贴在洗眼一侧的面颊部。
4. 结膜囊冲洗
 (1) 生理盐水倒入洗眼壶中,试水温。
 (2) 左手辅助分开患者上下眼睑,右手持洗眼壶距眼球3～4 cm。
 (3) 嘱患者闭睑,冲洗眼睑及眼周皮肤。
 (4) 嘱患者下视翻转上睑,冲洗上穹窿部。
 (5) 嘱患者上视拉开下睑,冲洗下穹窿部。
 (6) 分开眼睑,充分冲洗眼球表面、内外眦。
 (7) 洗毕用棉球擦干水迹,取下受水器。
 (8) 抗生素眼药水点眼。

观察 → 询问患者异物感是否消失,有无不适,冲洗是否彻底。

患者安置 → 告知患者避免揉眼,回家后继续用抗生素眼药水4次/日,不适及时复诊。

用物处理 → 各类物品分类处理,洗手。

记录 → 病历记录冲洗情况。

注意事项 → 严格掌握适应证与禁忌证,注意无菌操作及人文关怀。

操作评分表

项目步骤	项目总分		质量要求	分值	得分	备注
操作准备 （10分）	操作者		按要求做自身准备，了解病史，与患者沟通	2		
	患者		患者了解操作目的要求	2		
	物品		用物准备齐全，有序放置在合理位置	4		
	环境		整洁，光线明亮柔和，温湿度适宜	2		
操作步骤 （60分）	体位		助患者取坐位或仰卧位	5		
	麻醉		左手下拉患者下睑，嘱患者上转眼球，右手持表面麻醉眼药水滴入患者结膜囊1滴，5min后再滴1滴	5		
	铺巾		将垫巾铺于患者患眼侧肩部，头稍向冲洗侧倾斜。让患者手托受水器，紧贴在洗眼一侧的面颊部	5		
	结膜囊冲洗		（1）生理盐水倒入洗眼壶中，试水温。	5		
			（2）左手辅助分开患者上下眼睑，右手持洗眼壶。	6		
			（3）嘱患者闭睑，先行冲洗眼睑及眼周皮肤。	6		
			（4）嘱患者下视，翻转上眼睑，冲洗上穹隆部。	6		
			（5）嘱患者上视，拉开下眼睑，冲洗下穹隆部。	6		
			（6）分开眼睑，充分冲洗眼球表面、内外眦。	6		
			（7）冲洗毕用无菌纱布擦干水迹，取下受水器。	5		
			（8）眼内滴入抗生素滴眼液1～2滴	5		
操作后处置 （30分）	观察		询问是否有异物感，有无不适，冲洗是否彻底	5		
	患者安置		（1）帮助整理衣物，感谢患者配合。 （2）交代患者注意事项：告知患者避免揉眼，回家后继续用抗生素眼药水4次/日，不适及时复诊	10		
	用物处理		物品整理归位，分类消毒处理	5		
	记录		做好相关记录	5		
	总体评价		体现人文关怀，操作熟练，动作规范	5		
总　　分				100分		

注意事项　严格掌握适应证与禁忌证，注意无菌操作及人文关怀。

六十二、眼底检查

操作规范

操作目的		评估眼底(视网膜、视神经和黄斑等)的健康状况
适应证		眼底健康体检,眼底疾病判断
禁忌证		(1) 瞳孔明显偏小,闭角型青光眼不能散瞳者。 (2) 眼部急性传染病。 (3) 角膜等屈光间质混浊明显者
工作程序		操作要求
操作前准备	操作者准备	(1) 按七步洗手法洗手,戴口罩、帽子,取病历。 (2) 核对患者信息,了解患者病情,告知患者检查的目的及注意事项
	患者准备	(1) 了解眼底检查的目的及注意事项。 (2) 保持舒适的体位,头部固定,取下眼镜,以便操作
	物品准备	直接眼底镜1个、散瞳眼药水1支
	环境准备	整洁,相对暗室,温度、湿度适宜
操作步骤	体位	检查者体位:采用三左三右方法: (1) 检查患者右眼时,检查者右手持眼底镜,站在患者右侧,用右眼检查患者右眼。 (2) 检查患者左眼时,检查者左手持眼底镜,站在患者左侧,用左眼检查患者左眼
		检查者手位:一手持眼底镜,示指放在眼底镜透镜转盘上,其余握住镜柄;另一手固定患者头部及上睑
		患者体位:调整座椅,眼睛略低于检查者眼睛位置;舒适坐姿,头微上抬,检查者指导其看前方目标
	眼底检查	散瞳:瞳孔较小患者,询问无青光眼病史,裂隙灯检查无浅前房,提前20 min点散瞳眼药水1次。瞳孔较大者无需散瞳
		屈光间质检查:单眼检查:打开眼底镜光源,由远及近对准患者瞳孔区,将眼底镜透镜盘拨到+8D,距被检眼10~15 cm,与视线呈15°夹角,检查屈光间质有无混浊

（续表）

工作程序			操 作 要 求
操作步骤	眼底检查	眼底检查	(1) 将眼底镜透镜盘往"0"处拨，逐渐移向患者，以不触睫毛为度，调整透镜转盘，直至看清眼底结构。 (2) 嘱患者正视前方，先检查视盘。 (3) 从视盘开始依次颞上、颞下、鼻上、鼻下象限，检查周边眼底时可嘱患者眼球向相应部位转动。 (4) 嘱患者注视眼底镜光源，检查黄斑部。 (5) 按上述步骤检查另外一只眼睛
操作后处置	观察		患者有无不适
	整理物品		告知注意事项，如有头痛、眼痛及时复查
	用物处理		眼底镜及时关闭电源，物归原处；散瞳眼药水及时回收
	记录		(1) 视盘　颜色、边界、视杯比、近视弧。 (2) 血管　有无先天异常、动静脉直径比、反光和交叉、血管搏动、新生血管。 (3) 视网膜　有无出血、渗出，色素、疤痕、豹纹状改变，视网膜脱离。 (4) 黄斑　中心凹反光情况，有无出血、渗出、水肿、裂孔、机化
注意事项			(1) 散瞳前需询问有无青光眼史，了解眼压前房情况。 (2) 散瞳 6 h 后近视力才恢复。 (3) 操作中密切观察患者的反应和舒适度，随时与患者沟通并提供必要的照顾
相关知识点			(1) 直接眼底镜检查　将直接眼底镜直接放在患者的眼前，观察眼底的情况。这种方法简单、快速，但只能观察到眼底的一小部分，而且需要患者配合。 (2) 间接眼底镜检查　将间接眼底镜放在患者的眼前，通过目镜观察眼底的情况。这种方法可以观察到眼底的大部分区域，但需要患者的眼球配合。 (3) 眼底照相　这是一种非侵入性的检查方法，通过特殊的相机拍摄眼底照片，可以记录眼底的详细情况，便于后续比较和分析

六十二、眼 底 检 查

⊙ 操作流程

| 操作者准备 | → | (1) 按七步洗手法洗手,戴口罩、帽子,取病历。
(2) 核对患者信息,了解患者病情,告知患者检查的目的及注意事项。 |

| 患者准备 | → | (1) 了解眼底检查的目的及注意事项。
(2) 保持舒适的体位,头部固定,取下眼镜,以便操作。 |

| 物品准备 | → | 直接眼底镜1个、散瞳眼药水1支。 |

| 环境准备 | → | 整洁,相对暗室,温湿度适宜。 |

| 操作步骤 | → | 1. 体位
　(1) 检查者体位　采用三左三右方法。
　(2) 检查者手位　检查者一手持眼底镜,示指放在眼底镜透镜转盘上,其余握住镜柄;另一手固定患者头部及上睑。
　(3) 患者体位　调整座椅,眼睛略低于检查者眼睛位置,舒适坐姿,头微上抬,看前方目标。
2. 散瞳　根据需要提前20 min散瞳。
3. 屈光间质检查　打开眼底镜光源,由远及近对准患者瞳孔区,将眼底镜透镜盘拨到+8D,距被检眼10~15 cm,与视线呈15°夹角,检查屈光间质有无混浊。
4. 眼底检查
　(1) 将眼底镜透镜盘往"0"处拨,逐渐移向患者,以不触睫毛为度,调整透镜转盘,直至看清眼底结构。
　(2) 嘱患者正视前方,先检查视盘。
　(3) 从视盘开始依次颞上、颞下、鼻上、鼻下象限,检查周边眼底时可嘱患者眼球向相应部位转动。
　(4) 嘱患者注视眼底镜光源,检查黄斑部。
　(5) 按上述步骤检查另外一只眼睛。 |

| 观　察 | → | 患者有无不适。 |

| 患者安置 | → | 告知注意事项,如点散瞳告知6 h后近视力才恢复,如有头痛眼痛及时复查。 |

| 整理物品 | → | 眼底镜及时关闭电源,物归原处;散瞳眼药水及时回收。 |

记 录
- (1) 视盘　颜色、边界、视杯比、近视弧。
- (2) 血管　有无先天异常、动静脉直径比、反光和交叉、血管搏动、新生血管。
- (3) 视网膜　有无出血、渗出、色素、疤痕、豹纹状改变，视网膜脱离。
- (4) 黄斑　中心凹反光情况，有无出血、渗出、水肿、裂孔、机化。

注意事项
- (1) 散瞳前需询问有无青光眼史，了解眼压前房情况。
- (2) 散瞳 6 h 后近视力才恢复。
- (3) 操作中密切观察患者的反应和舒适度，随时与患者沟通并提供必要的照顾。

六十二、眼底检查

> 操作评分表

项目步骤	项目总分	质量要求		分值	得分	备注
操作准备（30分）	操作者	按要求做自身准备，了解病史，与患者沟通		2		
	患者	患者了解操作目的要求，取下眼镜		2		
	物品	用物准备齐全，有序放置在合理位置		4		
	环境	室内环境清洁，相对暗室		2		
操作步骤（60分）	体位	检查者体位	采用三左三右方法	15		
		检查者手位	一手持眼底镜，另一手固定患者头部及上睑			
		患者体位	舒适坐姿，头微上抬，看前方目标			
	眼底检查	散瞳	提前20 min点散瞳眼药水1次。瞳孔较大者无需散瞳	5		
		屈光间质检查	将眼底镜透镜盘拨到＋8D，距被检眼10～15 cm，与视线呈15°夹角，检查屈光间质有无混浊	10		
		眼底检查	(1) 调整透镜转盘，往0处拨，逐渐移向患者，直至看清眼底结构。 (2) 嘱患者正视前方，检查视盘。 (3) 从视盘开始依次颞上、颞下、鼻上、鼻下象限，检查周边眼底。 (4) 嘱患者注视眼底镜光源，检查黄斑部。 (5) 按上述步骤检查另外一只眼睛	30		
操作后处置（10分）	观察评估	患者有无不适		5		
	患者安置	告知注意事项，如点散瞳告知6 h后近视力才恢复，有头痛眼痛及时复查		5		
	用物处理	及时关闭眼底镜电源，物归原处，散瞳眼药水及时回收		5		
	记录	视盘、血管、视网膜、黄斑		5		
	总体评价	体现人文关怀，操作熟练，动作规范		10		
总 分				100		

注意事项
(1) 散瞳需询问有无青光眼史，了解眼压前房情况。
(2) 散瞳6 h后近视力才恢复。
(3) 操作中密切观察患者的反应和舒适度，随时与患者沟通并提供必要的照顾。

六十三、耳鼻咽喉科基本检查

操作规范

操作目的		明确耳鼻咽喉的基本结构和功能是否正常
适应证		耳鼻咽喉器官的炎症、变态反应性疾病、先天性疾病、肿瘤、外伤、瘢痕、功能障碍及退行性疾病等
禁忌证		重症哮喘、心力衰竭,生命体征不稳定的及无法取坐位的患者
工作程序		操 作 要 求
操作前准备	操作者准备	(1) 按七步洗手法洗手,戴口罩、帽子,取病历。 (2) 核对患者信息,了解病情,告知耳鼻咽喉体格检查的目的及配合事项
	患者准备	(1) 患者及家属了解耳鼻咽喉体格检查目的、意义、配合要点及注意事项。 (2) 患者处于安静状态
	物品准备	耳镜、电耳镜、喷雾器、压舌板、枪状镊、膝状镊、卷棉子、间接鼻咽镜、间接喉镜、前鼻镜、体检记录表、免洗消毒液、100 W 附聚光透镜的检查灯、额镜或头灯,另备有酒精灯、污物盆、消毒纱布、75%酒精消毒棉球
	环境准备	整洁,光线明亮柔和,温、湿度适宜(温度 22~24℃,湿度 50%~60%)
操作步骤	体 位	(1) 患者与检查者相对而坐,两腿各稍微向侧方。患者正坐,腰靠检查椅背,上身稍前倾,腰直,头正。 (2) 检查小儿时可让家长怀抱患儿,两腿将患儿腿部夹紧,一手将头固定于胸前,另一手抱住两上肢和身体
	光源准备	100 W 附聚光透镜的检查灯置于检查者使用眼侧,高于患者耳后上方 10~20 cm
	戴额镜	额镜戴于前额正中。使用时将镜面调整与额面平行,中央镜孔应正对检查者的一只眼;先让光源投射到额镜上,再调整镜面,使光线反射聚焦到检查部位。此时检查者视线向正前方通过镜孔,看到反射光束的焦点,检查。 一般检查鼻部时焦点集中于鼻尖部,咽喉集中于悬雍垂,耳部则集中于外耳道口

（续表）

工作程序		操 作 要 求
操作步骤	视　诊	(1) 初步观察　观察患者的面颊部、耳廓、外鼻、咽喉及颈部等部位，是否有破损、溃烂、湿疹及外形等病变。 (2) 前鼻镜检查法　将前鼻镜放入鼻前庭内，张开上下两叶，扩大前鼻孔；检查鼻中隔、下鼻甲、中鼻甲、总鼻道、下鼻道、中鼻道和嗅裂等部位。 (3) 间接鼻咽镜检查法　左手持压舌板，压下舌的前2/3；将后鼻镜送入软腭与咽后壁之间，检查后鼻孔、各鼻甲及鼻道的后缘、咽鼓管咽口、咽隐窝及鼻咽顶部。 (4) 口咽检查法　用压舌板轻压患者舌前2/3，检查扁桃体、舌腭弓、咽腭弓、咽后壁等处，观察软腭活动情况。 (5) 间接喉镜检查法　患者张口伸舌，检查者用纱布捏住舌前部并向外拉，将间接喉镜放入口咽部；检查舌根、舌扁桃体、会厌谷、咽喉等处；然后令患者发出"yi"音，观察会厌喉面、杓会厌襞、杓间区、梨状窝、室带及声带等处，并观察声带运动情况。 (6) 耳道检查法　用一手将耳廓向后上方牵拉，使外耳道变直；另手示指将耳屏推向前方以扩大耳道；检查耳道及鼓膜。耳毛长或耳道弯曲度较大者，可将耳镜插入耳道检查。电耳镜有光源和放大镜，能更为细微地观察鼓膜。鼓气耳镜能观察鼓膜的运动情况
	触　诊	洗手。 (1) 触诊面颊、眼眶内上角等处，了解有无压痛、隆起等。 (2) 耳廓的大小、位置、有无畸形及两侧是否对称，耳廓和乳突部及耳周围淋巴结有无肿胀。 (3) 触诊检查颈部。患者取坐姿，颈部稍前屈。检查颈部是否有压痛、淋巴结肿大和包块。 (4) 鼻骨骨折触诊常出现鼻骨有不延续性、有断端或错位活动的情况，严重时也能感觉到有骨擦音的情况
操作后处置	观　察	观察患者有无不适反应
	患者安置	(1) 帮助整理衣物，嘱休息。 (2) 告知检查基本情况，进行健康宣教
	整理物品	(1) 非一次性用物回收归类，统一消毒。 (2) 一次性用物投入医疗垃圾桶，洗手
	记　录	耳鼻咽喉体格检查结果
注意事项		(1) 检查前保持安静，加强沟通，避免紧张和焦虑。 (2) 保持手温暖，手法要温柔，循序渐进。 (3) 避免在检查中出现移动或咳嗽，以免影响检查效果
相关知识点 （使用额镜）		(1) 应保持瞳孔、镜孔、反光焦点和检查部位成一直线，以使检查部位明亮清晰。 (2) 检查时姿势端正，不得扭颈、弯腰、迁就光源。 (3) 额镜与检查部位保持一定距离，不应太近或太远。 (4) 光源投射方向与额镜距离、额镜反光角度均应仔细调整准确，否则影响效果

操作流程

操作者准备
(1) 按七步洗手法洗手,戴口罩、帽子,取病历。
(2) 核对患者信息,了解病情,告知耳鼻咽喉体格检查的目的及配合事项。

患者准备
(1) 患者及家属了解耳鼻咽喉体格检查目的、意义、配合要点及注意事项。
(2) 患者处于安静状态。

物品准备
耳镜、电耳镜、喷雾器、压舌板、枪状镊、膝状镊、卷棉子、间接鼻咽镜、间接喉镜、前鼻镜、体检记录表、免洗消毒液、100 W 附聚光透镜的检查灯、额镜或头灯,另备酒精灯、污物盆、消毒纱布、消毒棉球。

环境准备
整洁,光线柔和明亮,温、湿度适宜(温度 22~24℃,湿度 50%~60%)。

操作步骤
1. 体位　患者与检查者相对而坐,两腿各稍微向侧方。患者正坐,腰靠检查椅背,上身稍前倾,腰直,头正。
2. 光源准备　100 W 附聚光透镜的检查灯置于检查者使用眼侧,高于患者耳后上方 10~20 cm。
3. 戴额镜　额镜戴于前额正中,检查鼻部时焦点集中于鼻尖部,咽喉集中于悬雍垂,耳部则集中于外耳道口。
4. 视诊
  (1) 初步观察患者的面颊部、耳廓、外鼻、咽喉及颈部等,是否有破损、溃烂、湿疹及外形等病变。
  (2) 前鼻镜检查法　检查鼻中隔、下鼻甲、中鼻甲、总鼻道、下鼻道、中鼻道和嗅裂等部位。
  (3) 间接鼻咽镜检查法　检查后鼻孔、各鼻甲及鼻道的后缘、咽鼓管咽口、咽隐窝及鼻咽顶部。
  (4) 口咽检查法　检查扁桃体、舌腭弓、咽腭弓、咽后壁等处,观察软腭活动情况。
  (5) 间接喉镜检查法　检查舌根、舌扁桃体、会厌谷、喉咽等处,观察会厌喉面、杓会厌襞、杓间区、梨状窝、室带及声带等情况。
  (6) 耳道检查法　检查耳道及鼓膜情况。
5. 触诊部位　面颊、鼻部、眼眶内上角、耳廓和乳突部及耳周围、颈部有无异常。

观察　观察患者有无不适反应。

患者安置
(1) 帮助整理衣物,嘱休息。
(2) 告知检查基本情况,进行健康宣教。

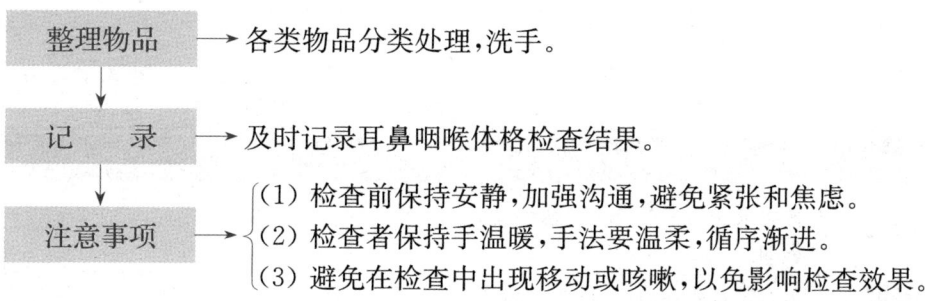

整理物品 → 各类物品分类处理,洗手。

记 录 → 及时记录耳鼻咽喉体格检查结果。

注意事项 → (1) 检查前保持安静,加强沟通,避免紧张和焦虑。
(2) 检查者保持手温暖,手法要温柔,循序渐进。
(3) 避免在检查中出现移动或咳嗽,以免影响检查效果。

操作评分表

操作步骤	操作内容	操作质量要求	分值	得分	备注
操作准备 （10分）	操作者	按要求做自身准备，了解病史，与患者沟通	2		
	患者	患者了解检查目的，处于安静状态	2		
	物品	用物准备齐全，有序放置在合理位置	4		
	环境	整洁，光线明亮柔和，温湿度适宜	2		
操作步骤 （60分）	体位	患者与检查者相对而坐，患者正坐，腰靠检查椅背，腰直，头正	6		
	光源准备	100 W附聚光透镜的检查灯放置正确	8		
	戴额镜	额镜戴于前额正中，检查鼻部时焦点集中于鼻尖部，检查咽喉集中于悬雍垂，检查耳部则集中于外耳道口	12		
	视诊	（1）初步观察患者的面颊部，耳廓、外鼻、咽喉及颈部。 （2）前鼻镜检查法　检查鼻中隔、下鼻甲、中鼻甲、总鼻道、下鼻道、中鼻道和嗅裂等部位。 （3）间接鼻咽镜检查法　检查后鼻孔、各鼻甲及鼻道的后缘、咽鼓管咽口、咽隐窝及鼻咽顶部。 （4）口咽检查法　检查扁桃体、舌腭弓、咽腭弓、咽后壁等处，观察软腭活动情况。 （5）间接喉镜检查法　检查舌根、舌扁桃体、会厌谷、喉咽等处，观察会厌喉面、杓会厌襞、杓间区、梨状窝、室带及声带等情况。 （6）耳道检查法　检查耳道及鼓膜情况	24		
	触诊	检查面颊、鼻部、眼眶内上角、耳廓和乳突部及耳周围、颈部有无异常	10		
操作后处置 （30分）	观察	观察患者有无不适反应	5		
	患者安置	（1）帮助整理衣物，嘱休息。 （2）告知检查基本情况，进行健康宣教	5		
	整理物品	整理用物，物品归位	5		
	记录	记录耳鼻咽喉体格检查结果	5		

（续表）

操作步骤	操作内容	操作质量要求	分值	得分	备注
操作后处置 （30分）	总体评价	关爱患者，动作规范、轻柔，保护患者隐私	10		
		总　　分	100		

注意事项

（1）检查前保持安静，加强沟通，避免紧张和焦虑。

（2）检查者保持手温暖，手法要温柔，循序渐进。

（3）避免在检查中出现移动或咳嗽，以免影响检查效果。

六十四、新生儿身高、体重、二围测量法

> 操作规范

	操作目的	判断新生儿体格生长发育水平
	适应证	需进行生长发育测量的新生儿
	禁忌证	暖箱养育中的早产儿
	工作程序	**操作要求**
操作前准备	操作者准备	(1) 按七步洗手法洗手,戴好帽子,口罩,取病历。 (2) 评估新生儿基本情况,询问家长喂奶时间,告知测量目的、方法及配合要点。 (3) 注意手的温度,了解新生儿是否排便
	患儿准备	(1) 喂奶后 1 h,无哭闹。 (2) 尿布干净
	环境准备	操作台整洁,光线明亮,温、湿度适宜(室温 26～28℃,湿度 50%～60%)
	物品准备	(1) 10～15 kg 的盘式杠杆秤或盘式电子秤。 (2) 新生儿身长测量床、软尺。 (3) 垫巾、一次性尿布、新生儿衣帽、软垫、记录纸、笔
操作步骤	铺操作台	推婴儿车至操作台旁,测体重前操作台上铺软垫;将电子秤铺上垫巾,调零
	体重测量	(1) 洗手,抱新生儿至操作台上,尽可能脱去孩子衣帽和一次性尿布,或扣除衣帽、纸尿裤重量。 (2) 一手托头,一手托住臀部,放于体重秤上。读数以千克为单位,精确到小数点后 2 位,将数据记录在表上
	身高测量	一手托头,一手托住臀部;小儿安全放在量床的正中线上,仰卧位;两人配合,助手将头扶正,头顶接触顶板,两耳在同一水平;躯干伸直,腘窝接触量床;左手握住新生儿两膝,右手推足板,使之接触双脚跟部,足板面与量床底板呈直角。注意使量床两侧读数一致,读数精确到 0.1 cm。将数据记录在表上
	头围测量	新生儿取仰卧位,测量者站立于婴儿双脚一侧,面向婴儿;用拇指将软尺零点固定于一侧眉弓上缘处,软尺经过耳上方,经枕骨结节最高点,两侧对称,从另一侧眉弓上缘回至零点后读数。读数精确到 0.1 cm,将数据记录在表上

(续表)

工作程序		操 作 要 求
操作步骤	胸围测量	新生儿取仰卧位，测量者位于小儿前方或一侧，用手指将软尺零点固定于一侧乳头的下缘，手拉软尺，绕经新生儿后背，以两肩胛骨下角下缘为准。注意前后左右对称，经另一侧回到起点，然后读数。取平静呼、吸气时的中间数，读数精确到0.1 cm，将数据记录在表上
操作后处置	患儿安置	协助新生儿穿好衣物，抱放婴儿床上或交家长
操作后处置	整理物品	(1) 体重秤、测量床、软尺归位统一消毒备用。 (2) 新生儿衣帽统一清洗备用。 (3) 一次性物品放医疗垃圾桶
注意事项		(1) 测量中动作要轻柔，快速，暴露要少，以防着凉。 (2) 密切观察新生儿情况，若有不适，及时停止操作。 (3) 动作规范，确保测得数据正确

操作流程

操作者准备
(1) 按七步洗手法洗手,戴好帽子,口罩,取病历。
(2) 评估新生儿基本情况,询问家长喂奶时间,交代测量目的,解释测量方法,取得家长的同意和配合。
(3) 注意手的温度,了解新生儿是否排便。

患儿准备
(1) 喂奶后1h,无哭闹。
(2) 尿布干净。

物品准备
体重秤或体重计、婴儿身长测量床、软尺、垫巾、一次性尿布、婴儿衣帽、记录纸、笔。

环境准备
操作台整洁,光线明亮,室温26~28℃,湿度50%~60%。

操作过程
1. 铺操作台　推婴儿车至操作台旁,测体重前操作台上铺上软垫;将电子秤铺上垫巾、调零。
2. 体重测量　洗手;一手托头,一手托住臀部,放于体重秤上。读数,记录。
3. 身高测量　一手托头,一手托住臀部;小儿安全放在量床的正中线上,测量,读数,记录。
4. 头围测量　新生儿取仰卧位;用拇指将软尺零点固定于一侧眉弓上缘处,软尺经过耳上方,经枕骨结节最高点,两侧对称,从另一侧眉弓上缘回至零点后读数,记录。
5. 胸围测量　用手指将软尺零点固定于一侧乳头的下缘,绕经新生儿后背,以两肩胛骨下角下缘为准,经另一侧回到起点;然后读数,记录。

患儿安置
协助新生儿穿好衣物,抱放婴儿床上或交家长。

整理物品
整理用物,各类物品分类处理。

注意事项
(1) 测量中动作要轻柔,快速,暴露要少,以防着凉。
(2) 密切观察新生儿情况,若有不适,及时停止操作。
(3) 动作规范,确保测得数据正确。

六十四、新生儿身高、体重、二围测量法

> 操作评分表

项目步骤	项目内容	质量要求	分值	得分	备注
操作准备（10分）	操作者	按要求做自身准备，了解病史，与家长沟通	2		
	新生儿	家长了解操作目的、要求，新生儿喂奶后1h，尿布干净	2		
	物品	用物准备齐全，有序放置在合理位置	4		
	环境	确认环境安全操作台整洁，光线明亮，温、湿度适宜	2		
操作步骤（60分）	铺操作台	推婴儿车至操作台旁，操作台上铺上软垫，将电子秤铺上垫巾，调零	10		
	体重	(1) 洗手，抱新生儿至操作台上，尽可能脱去孩子衣帽和一次性尿布，或扣除衣帽、一次性尿布重量。 (2) 一手托头，一手托住臀部，放于体重秤上。读数以千克为单位，精确到小数点后2位，将数据记录在表上	15		
	身高	一手托头，一手托住臀部；新生儿安全放在量床的正中线上，让新生儿仰卧位；两人配合，让助手将头扶正，头顶接触顶板；两耳在同一水平，躯干伸直，腘窝接触量床；左手握住新生儿两膝，右手推足板，使之接触双脚跟部，足板面与量床底板呈直角。注意使量床两侧读数一致，读数精确到0.1cm。将数据记录在表上	15		
	头围	取仰卧位，测量者站立于婴儿双脚一侧，面向患儿；用拇指将软尺零点固定于一侧眉弓上缘处，软尺经过耳上方，经枕骨结节最高点，两侧对称，从另一侧眉弓上缘回至零点后读数。读数精确到0.1cm，将数据记录在表上	10		
	胸围	取仰卧位，测量者位于小儿前方或一侧，用手指将软尺零点固定于一侧乳头的下缘，手拉软尺，绕经小儿后背，以两肩胛骨下角下缘为准；注意前后左右对称，经另一侧回到起点，然后读数。取平静呼、吸气时的中间数，读数精确到0.1cm，将数据记录在表上	10		

(续表)

项目步骤	项目内容	质量要求	分值	得分	备注
操作后处置（30分）	安置患儿	协助患儿穿好衣物,抱放床上或交家长	5		
	整理物品	(1) 体重秤、测量床、软尺归位统一消毒备用。 (2) 新生儿衣帽统一清洗备用。一次性物品放医疗垃圾桶	10		
	注意事项	(1) 测量中动作要轻柔,快速,暴露要少,以防着凉。 (2) 密切观察新生儿情况,若有不适,及时停止操作。 (3) 动作规范,确保测得数据正确	10		
	总体评价	体现人文关怀,操作熟练,动作规范	5		
总　　分			100		

图书在版编目(CIP)数据

临床技能操作指导手册/李锋主编. --上海：复旦大学出版社, 2025.7. -- ISBN 978-7-309-17931-6

Ⅰ. R4-62

中国国家版本馆 CIP 数据核字第 2025RB9596 号

临床技能操作指导手册
李　锋　主编
责任编辑/贾凌莹

复旦大学出版社有限公司出版发行
上海市国权路 579 号　邮编：200433
网址：fupnet@fudanpress.com　http://www.fudanpress.com
门市零售：86-21-65102580　　团体订购：86-21-65104505
出版部电话：86-21-65642845
上海华业装璜印刷厂有限公司

开本 787 毫米×1092 毫米　1/16　印张 24.25　字数 590 千字
2025 年 7 月第 1 版第 1 次印刷

ISBN 978-7-309-17931-6/R·2171
定价：98.00 元

如有印装质量问题，请向复旦大学出版社有限公司出版部调换。
版权所有　侵权必究